Eliane Zimmermann

Aromatherapie

Die Heilkraft ätherischer Pflanzenöle

IRISIANA

Die Inhalte des Buches wurden von der Verfasserin nach bestem Wissen erstellt und mit größtmöglicher Sorgfalt geprüft. Sie bieten jedoch keinen Ersatz für eine kompetente medizinische Beratung. Weder Autorin noch Verlag können für eventuelle Nachteile oder Schäden, die aus den im Buch gegebenen Hinweisen resultieren, eine Haftung übernehmen.

Penguin Random House FSC® N001967

MIX
Papier | Fördert gute Waldnutzung
FSC® C010328

2. Auflage 2025

Neumarkter Str. 28, 81673 München
produktsicherheit@penguinrandomhouse.de
(Vorstehende Angaben sind zugleich Pflichtinformationen nach GPSR)

Bildnachweis
Alle Bilder stammen von Eliane Zimmermann, mit Ausnahme von:
AdobeStock: 8 (Drobot Dean), 18 (lovelyday 12), 78 (Naris), 140 (miwa), 188 (Zffoto), 195 (dusk), 210 (moodboard)
Shutterstock: 14 (Chamille White), 36 (YamabikaY), 58 (Denis Moskvinov), 117 (DSLucas), 148 (Okrasiuk), 161 u. (Wagner Campelo), 183 o. (nnattalli), 185 u. (Predrag Lukic), 258 (Triff)
Wikipedia: 77 (J.M.Garg_https://commons.wikimedia.org/wiki/File:Bursera_citronella)
Maienfelser: 40; Doris Ilg-Hewelt: 48; Karin Hollfoth: 56 u.; Thomas Krummer: 95; Waltraud Reischer: 100; Monika Volkmann: 163; Sibylle Broggi-Läubli: 268

Umschlaggestaltung: Geviert, Grafik & Typografie, unter Verwendung eines Motivs von © Getty Images: U1 (Anthony Masterson)
Satz: Der Buchmacher, Arthur Lenner, Windach
Layout: Josefine Britz, Hamburg
Druck und Bindung: Alföldi, Debrecen
Printed in Hungary

ISBN: 978-3-424-15427-6

»Der Riechsinn ist der Sinn der Fantasie.«

Jean-Jacques Rousseau (Philosoph, 1712–1778)

Meinen Lehrern und Pionieren der Aromatherapie gewidmet
Susanne Fischer-Rizzi,
Shirley Price und
Martin Henglein

Inhalt

Vorwort

Dieses Buch entstand ursprünglich aus dem tief gehegten Wunsch, mit Ihnen, liebe Leserinnen und Leser, leicht umsetzbare Gesundheitstipps aus meinem damals über 20-jährigen Erfahrungsschatz in der Naturheilkunde zu teilen. Nach wie vor erhalte ich E-Mails von engagierten Eltern, Ehepartnern und Enkelkindern mit Anfragen: Welche Mittel können bei dem Wehwehchen des Kindes eingesetzt, was könnte bei Krisen des Partners helfen oder wie kann ich der leidenden Schwiegermutter zur Seite stehen? Auch kranke Haustiere und mickernde Zimmerpflanzen möchten Ratsuchende gerne mithilfe der Aromatherapie unterstützen. Nicht selten werden bewegende Schicksale geschildert und allzu oft erscheint die Hilflosigkeit in Anbetracht schlechter Erfahrungen mit unkommunikativen bis unwilligen Ärzten überwältigend. Dieses Buch soll eine Antwort für alle sein, die auf persönliche Ratschläge warten, denn leider kann ich aus Zeitgründen längst nicht mehr alle Anfragen direkt beantworten.

Ich selbst wende seit gut 30 Jahren ätherische und fette Pflanzenöle an. Es vergeht kaum ein Tag in meinem Leben, an dem ich diese nicht beruflich, in meiner Familie inklusive Haustieren und Pflanzen einsetze – und immer noch kann ich über besondere Heilungserfolge überrascht staunen. Zudem genieße ich das große Privileg, in meinen vielen Kursen von den Erfahrungen von Hunderten von Menschen dazulernen zu dürfen. Denn jeder Mensch ist anders und reagiert sehr individuell auf natürliche Hausmittel. Das ist eine der Stärken der Naturheilkunde, jedoch gleichzeitig auch ein großer Nachteil, wenn man ungeduldig den sofortigen Erfolg erwartet.

Ich bin nicht gegen die sogenannte Schulmedizin eingestellt, im Gegenteil: Ich tausche mich regelmäßig mit Ärzten aus und arbeite auch mit Medizinern zusammen. Doch ich leide zusammen mit all den vielen Krankenpflegerinnen und -pflegern, die ich unterrichte, an der Bürokratisierung des modernen Gesundheitssystems. Es bietet nur noch wenig Raum für Gespräche, für Beratung und Berührung. Das bewegte Innenleben der erkrankten Menschen wird reduziert auf ein defektes Organ.

Nicht ohne Grund war der Einsatz von Teebaumöl vor einigen Jahren in vielen Haushalten so populär, denn dieses Öl wirkt gegen zahlreiche Beschwerden des Alltags. Das hat sich im vergangenen Vierteljahrhundert herumgesprochen. Genau diesen deutlichen Marktanteil der Selbstmedikation sehen Konzerne und Politiker allerdings gar nicht gerne, sodass eine Zeit lang ein unerbittlicher Kampf gegen das Teebaumöl gefochten wurde, der 2007 fast mit einem Verkaufsverbot geendet hätte. Allerdings nur fast.

Wir Verbraucher sollen durch Verbote vor diesem und anderen angeblich haut- und leberschädigenden Naturdüften (Rose, Bergamotte, Lorbeer, Tonka etc.) geschützt werden, doch wer klärt uns auf über die nachweislich schädlichen Emissionen von diversen Duftbäumen fürs Auto? Wer schützt uns vor synthetischen Raumsprays, giftigen Ausdünstungen von Möbeln und Baumaterialien sowie möglicherweise Brustkrebs auslösenden Ingredienzien in Deos?
Viele Naturprodukte haben offenbar so positive Effekte, dass sie den Nahrungs-, Kosmetik- und Pharmakonzernen zu einem Dorn im Auge wurden. Deshalb wohl müssen immer wieder die vermeintlichen Schattenseiten der Natur vorgeführt werden, damit Verbraucher endlich lernen, nach den ach so fantastischen Produkten der Großindustrie zu lechzen.
Seit gut zehn Jahren sind einige US-amerikanische Ätherische-Öle-Anbieter dabei, den deutschsprachigen Markt zu erobern. Sie machen damit Umsätze, von denen die etablierten lokalen Bio-Anbieter nur träumen können. Mithilfe von Schneeball-Marketing gewinnen sie rasch neue Mitarbeiter, die ohne oder nur mit minimaler Schulung fragwürdige Rezepturen in extremen Überdosierungen propagieren. Ätherische Öle sind seit der ersten Auflage dieses Buches im Jahr 2008 immer mehr zu Lifestyle-Produkten geworden. Sie sollen nicht nur bei jedem Zipperlein helfen, sondern werden auch zur Behandlung von Krebs und anderen schweren Krankheiten angepriesen. Ätherische Öle werden inzwischen auf erschreckende Weise in sozialen Medien vermarktet, haarsträubende Überdosierungen und tägliche Einnahmen werden als »gesund« angepriesen. Kaum jemandem scheint bewusst zu sein, dass ätherische Öle extrem konzentrierte Pflanzenwirkstoffe sind: Beispielsweise steckt eine riesige Salatschüssel voller Oreganokraut in einem einzigen Tropfen Oreganoöl, welches durch den Wirkstoff Carvacrol reizend auf Haut und Schleimhäute wirkt. In einem Tropfen Pfefferminzöl stecken umgerechnet circa 35 Teebeutel voller Pfefferminzkraut (circa 45 g getrocknete Pfefferminze).
Mit häufig wiederholten Überdosierungen können regelrecht Allergien »gezüchtet« werden, darum rate ich dringend davon ab. Beachten Sie die in diesem Buch empfohlenen Verdünnungen (ab Seite 218), insbesondere für Kinder und Menschen mit sensibler Haut!
Um diesen Bestrebungen ein positives und eigenverantwortliches Handeln im Sinne der eigenen Gesunderhaltung und Heilung entgegenzusetzen, ist es mir eine Freude, mit Ihnen, liebe Leserinnen und Leser, auf den folgenden Seiten Erfahrungen und Rezepturen zu teilen.
Glengarriff/Irland, im Januar 2025
Eliane Zimmermann

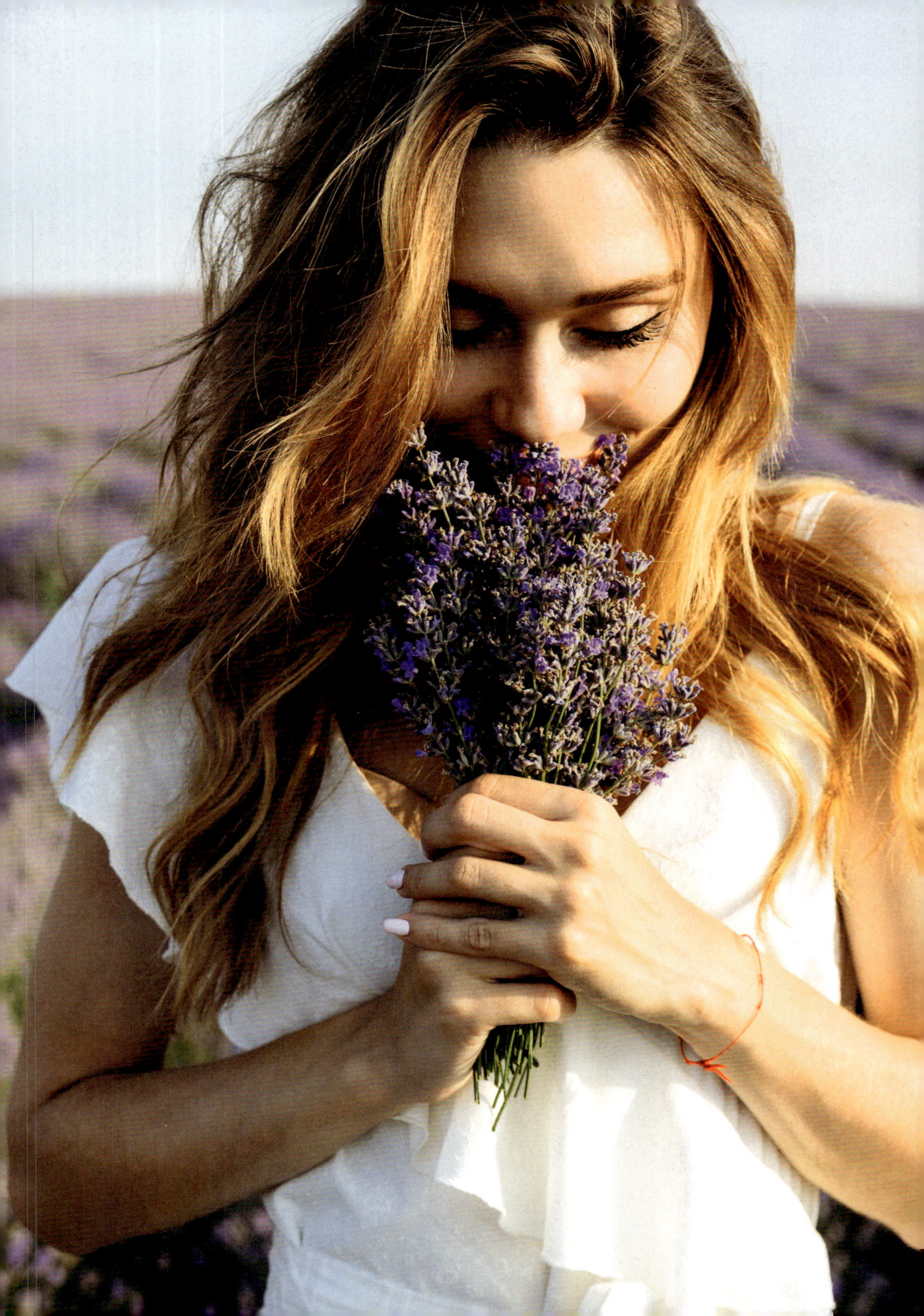

Die Welt ist Duft

Die Welt ist Duft, keine Luft ist ohne Duft

In unserer unsichtbaren Umgebung aus Sauerstoff und anderen Gasen sind immer Duftpartikelchen gelöst, auch wenn wir diese meistens gar nicht wahrnehmen. Wenn sie uns plötzlich angenehm auffallen, beschreiben wir sie als Duft. Wenn sie uns stören, empfinden wir sie als lästigen Gestank.

Die Bewertungen zu Gerüchen lernen wir erst von unseren Bezugspersonen. Das erklärt, warum wir in unterschiedlichen Kulturkreisen völlig unterschiedliche Duftvorlieben finden können. Viele Japaner beispielsweise fühlen sich bei Lavendelduft unbehaglich, finden ihn seltsam oder gar unangenehm. Wie sich Japaner auch sonst im Leben gerne bedeckt und unauffällig verhalten, mögen sie zarte und diskrete Düfte. In Saudi-Arabien dagegen können viele Menschen von schweren, hochkonzentrierten Blütendüften gar nicht genug bekommen, da sie damit Reichtum und Macht nach außen tragen möchten.

Die Welt ist Duft, ohne Duft kein Leben

Wie auch immer unsere Prägungen in frühester Kindheit verlaufen, sind wir doch duftgesteuerte Wesen, deren Existenz ohne eine Duftspur gar nicht erst möglich wäre. Diese Spur des Duftens und Riechens führt sogar ganz an den Beginn der Entstehung neuen Lebens zurück, dorthin, wo Eizelle und Spermien sich finden. Vor gut zwanzig Jahren wurde entdeckt, dass unter anderem mithilfe eines maiglöckchenartigen Duftes (Bourgeonal), den die reife weibliche Keimzelle aussendet, die mit Riechzellen ausgestatteten männlichen Samenzellen den Weg zum Ziel finden.

Entwickelt sich dann nach geglückter Vereinigung ein Embryo, beginnt er bereits zwischen dem 42. und 52. Lebenstag Geruch wahrzunehmen. Alles das, was er dann im Laufe der kommenden Monate in der Geborgenheit des Fruchtwassers zu schnuppern bekommt, wird seine olfaktorischen Vorlieben beeinflussen.

Düfte begleiten uns also buchstäblich ab der ersten Lebenssekunde. Vielleicht macht diese Urvertrautheit ihre Faszination aus, vielleicht versetzen uns manche Gerüche in den Mutterleib zurück, ohne dass uns dies bewusst wird. Möglicherweise imitieren wir bei der Benutzung von Parfüms und Kosmetikartikeln naturgegebene Bindungsmechanismen.

Die Welt ist Duft, kein Weiterkommen ohne Duft

An zahlreichen Experimenten mit Tieren wurde bereits bewiesen, dass ihre Partnerwahl mithilfe des Körperduftes erfolgt, der wiederum genetisch gesteuert vom Immunsystem festgelegt wird. Vieles deutet darauf hin, dass beispielsweise Frauen, die die Pille nehmen, oft den »falschen« Partner wählen. In einem Versuch in der Schweiz mit Trennungspaaren stellte sich heraus, dass die Nasen der Frauen erst nach Absetzen der Pille den eigentlichen Geruch ihres Partners wahrnehmen konnten (und die Frauen ihre Männer plötzlich nicht mehr leiden konnten).
Auch sonst lassen wir uns mehr an der Nase herumführen, als uns lieb ist. Das zeigen steigende Verkaufszahlen bei Firmen, die Räume und Verkaufsgegenstände beduften, um ein besseres Konsumverhalten bei den Kunden zu erzielen.

Die Welt ist Duft, ohne Duft keine Spiritualität

Das uralte Ritual des Räucherns benutzten unsere Vorfahren, um eine Verbindung »nach oben« mit Gott oder den Göttern herzustellen: Wohlriechender Rauch, der in die unendlichen Weiten des fernen *Äthers* aufsteigt, war jahrtausendelang die einzige Möglichkeit, den Himmel buchstäblich zu berühren, um den Gottheiten ein Geschenk oder ein Opfer zu überbringen. Auch heute noch nutzt die katholische Kirche unterschiedliche Räucherungen, die je nach Zeremonie und Rezeptur sogar leicht bewusstseinsverändernde Wirkungen haben können. Denn Olibanum (Boswellia sacra), der gebräuchlichste Weihrauch, kann Spuren von THC (Tetrahydrocannabinol) enthalten, das auch im Haschisch enthalten ist.

Die Welt ist Duft, kein Land ohne Duftpflanze

Wenn wir auf die Preisliste eines guten Lieferanten für ätherische Öle schauen, sehen wir zahlreiche Länder dieser Erde vertreten. Beim Öffnen der unterschiedlichen Ölfläschchen kommen uns olfaktorische Grüße aus vielen Gegenden dieses Globus entgegen.
Da der überwiegende Anteil der ätherischen Öle aus sehr armen Ländern importiert wird, unterstützen wir mit dem Kauf vieler Düfte zahlreiche Kräuter- und Duftpflanzenbauern weltweit. Viele Familien können erst durch Anbauprojekte von Ätherisch-Öl-Firmen in diversen Ländern ein einigermaßen sicheres und menschenwürdiges Dasein führen.

Jedoch können wir mit dem verschwenderischen Gebrauch mancher Öle von bedrohten Pflanzenarten auch Schaden anrichten. Der steigende weltweite Handel beispielsweise mit ätherischen Ölen aus Hölzern und aus Harzen führt bereits zu Engpässen. Bestände von Atlaszedern und der Narden gelten bereits als bedroht, Weihrauchbäume sind auch zunehmend gefährdet. Sogar Eucalyptus radiata gilt seit Januar 2021 als bedrohte Art. Der bewusste und achtsame Umgang mit ätherischen Ölen sollte also zu den Grundtugenden von Aromatherapeuten und auch von Laien gehören. Wer einmal abgeholzte Wälder, vergiftete Monokulturen und sklavenartig schuftende Menschen in Plantagen gesehen hat, wird fast selbstverständlich mit dem Thema sensibel umgehen.

Die Welt ist Duft, kein Zeitalter ohne Duft

Das Vorkommen von Duftpflanzen beeinflusste auf der ganzen Welt religiöse und kulturelle Bräuche, prägte Lebensgewohnheiten, Handwerk und Kunst, beeinflusste Küche und Medizin. Pflanzen vor der Haus- oder Höhlentür wurden schon immer vom Menschen beobachtet, ausprobiert und für verschiedene Zwecke zubereitet. Gestalt und Farbe gaben oft Hinweise auf ihre Einsatzmöglichkeiten. Die begehrte Ware wurde rege zwischen vielen Ländern gehandelt, doch sie führte auch zu Kriegen und Eroberungen.
Schon vor 5.000 Jahren wurden Duftstoffe vor allem für religiöse Zwecke eingesetzt. Das Heilige und das Heilende waren damals noch eine Einheit. In Indien ist der Gebrauch von Sandelholz seit mindestens 4.000 Jahren bekannt.

Die Wiege der Destillation liegt in *Taxila*, einem Ruinenort in der Provinz Punjab, der seit 1980 zum UNESCO-Weltkulturerbe zählt. Er liegt nicht weit von Islamabad, der Hauptstadt Pakistans. Am Rande der riesigen Ausgrabungsstätte steht heute ein einfaches Museum, das umfangreiche archäologische Funde zeigt: Neben fast zerstörten Buddhastatuen, Münzen, Glasobjekten, Waffen und Werkzeugen befindet sich dort auch ein Destilliergerät aus Terrakotta samt vielen Aufbewahrungsgefäßen und einem Mörser mit Pistille. Die Bibel erwähnt das hocharomatische Sandelholz als geschätztes Gastgeschenk genauso wie Weihrauch und Myrrhe. Die vielen Stellen, an denen in der Bibel Salbungen beschrieben werden, lesen sich fast wie eine frühe Anleitung zur Aromatherapie. Je nach Übersetzung finden sich gut 1.000 Stellen, an denen Düfte, Ätherisch-Öl-Pflanzen oder deren Anwendungen erwähnt sind.

Die alten Griechen wurden in Sachen Parfümherstellung von den Ägyptern beeinflusst. ***Herodot*** (ca. 485–424 v. Chr.) schildert ein Destillationsverfahren von Harzen zu Terpentin, der Philosoph und Naturforscher Aristoteles (384–322 v. Chr.) empfahl: »Das Auftragen lieblicher Düfte auf das Haupt ist das beste Rezept gegen Krankheit.« ***Hippokrates*** (ca. 460–370 v. Chr.), der als geistiger Vater der modernen Medizin angesehen wird, verschrieb wohlriechendes Räucherwerk und warme Umschläge.
Eher profan ging es bei den Herrscherinnen ***Hatschepsut*** (um 1479–1458 v. Chr.) und ***Kleopatra*** (69–30 v. Chr.) zu, denen ein verschwenderischer Umgang mit Düften und Kosmetika nachgesagt wird, und auch bei den wenig später lebenden römischen Regenten wurde Duftkultur ganz großgeschrieben.

Als der Erfinder der Wasserdampfdestillation im großen – industrieartigen – Maßstab gilt der arabische Arzt ***Ibn Sina*** (Avicenna, 980–1037 n. Chr.). Er experimentierte zunächst mit Rosendüften und destillierte später auch viele andere Pflanzen. Dieses Wissen gelangte mit den Kreuzrittern in den Westen, sodass die sprichwörtlichen »Wohlgerüche Arabiens« rasch in ganz Europa bekannt wurden. Durch die alchemistischen Studien des Schweizer Arztes und Naturforschers ***Philipp Aureolus Theophrast Bombast von Hohenheim*** (Paracelsus, 1493–1541 n. Chr.) und die Erfindung des Buchdrucks wurde das Wissen über die Kunst der Destillation und weiterführender Verfahren relativ schnell verbreitet.

Zu den Zeiten, als die Herrschaft über Leben und Tod als Privileg der christlichen Kirche betrachtet wurde, ging durch Verfolgung und Verbrennung der meisten weisen Kräuterfrauen ein bereits sehr profundes Wissen über die Eigenschaften von Duftkräutern verloren. Frauen, die gefährdete Leben durch geheimnisvolle Elixiere und Wässerchen retten konnten, die Pülverchen gegen Unfruchtbarkeit kannten und durch Wurzelsüppchen auch noch unerwünschtem Kindersegen Einhalt bieten konnten, hatten keinen Platz in der mittelalterlichen Gesellschaft.
Als im 17. Jahrhundert die Pest und andere infektiöse Krankheiten zur Plage in den dicht besiedelten und unsauberen Städten Europas wurden, versuchte man sich mit Kräutersträußen, mit Fußböden, die mit Duftharzen beschmiert waren, und mit duft- und essiggetränkten Atemmasken vor einer Ansteckung zu schützen.

Das Parfümzeitalter wurde eingeläutet, als man im 18. Jahrhundert ganz offiziell Waschen als ungesund deklarierte: Duftpflanzen wurden immer systematischer kultiviert, die ersten Duftkompositionen wurden vermarktet, Perücken, Kleidung, Wäsche parfümierte man ausgiebig.

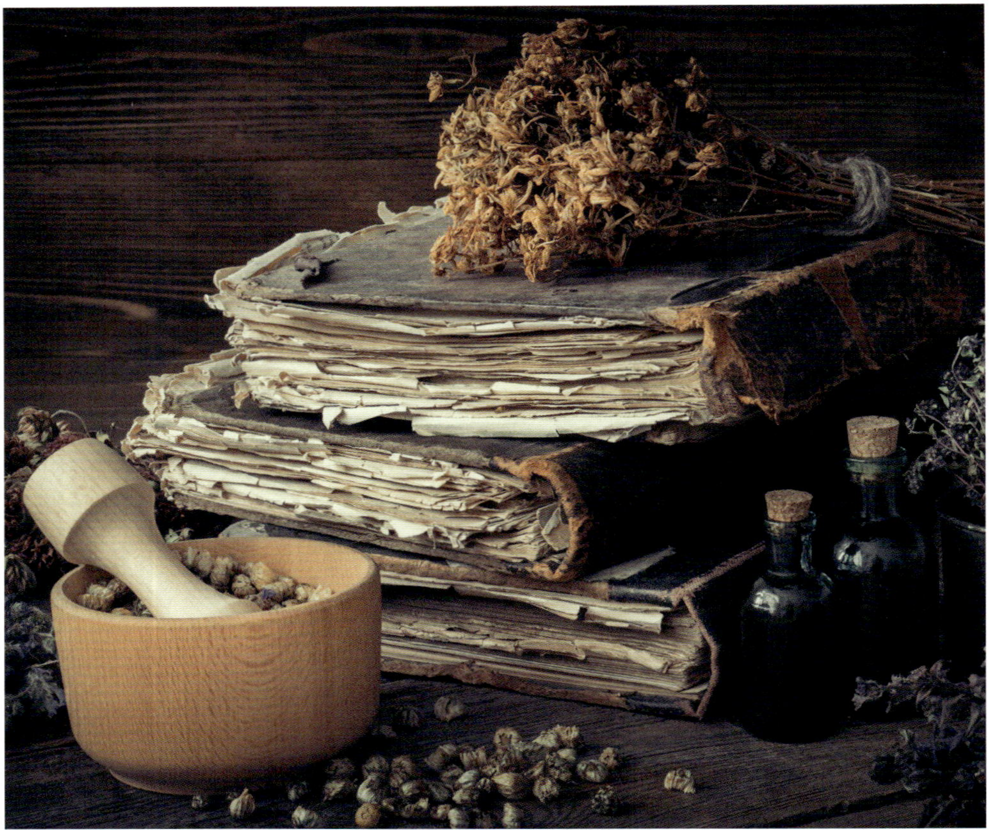

Um 1700 hatte jeder Spezereienhändler in Deutschland Duftkompositionen unter verschiedenen Sammelbegriffen im Angebot, wie Ungarisch Wasser, Eau impériale, Engelswasser oder Aqua mirabilis. Durch den Zusatz eines Herstellernamens wurde der Duft erst zur Marke. *Farina aqua mirabilis* war lange Zeit als einziges Rezept bekannt. Sein Erschaffer *Johann Maria Farina* (1685–1766) hatte die Kunst des Destillierens von Alkohol und Kräutern nach Köln gebracht und mischte seine Düfte mit neuartigem, reinem, hochprozentigem Alkohol. So wurde er nicht nur in den feinen Salons über die Grenzen hinaus bekannt, er fand damit auch Gefallen bei den Ärzten, die feststellen konnten, dass sein »Kölnisch Wasser« so manches Leiden kurieren konnte. Vor allem galt es als ein Mittel gegen die Pest. Viele Jahre später, auf der Pariser Weltausstellung 1867, war ein Konkurrenzprodukt des *Farina Kölnisch Wasser*, das *Eau de Cologne* mit der Hausnummer 4711 in der Kölner Glockengasse, eine der größten Attraktionen.

Als die Geburtsstunde der weltweiten Riechstoffindustrie gilt der September 1829: In Leipzig wurde die Firma *Spahn & Büttner* gegründet, aus der später *Schimmel & Co. – Fabrik ätherischer Öle, Essenzen und chemischer Präparate* hervorging. In deren Auftrag schrieben *Eduard Gildemeister* und *Friedrich Hoffmann* 1899 ihr berühmtes, vielfach ergänztes Werk *Die Ätherischen Öle*. In ihm werden unter anderem über 1.370 ätherische Öle genauestens beschrieben.
Ab Mitte des 19. Jahrhunderts begann eine rasend schnelle Entwicklung der chemischen Fertigung von Duftstoffen. So wurde 1870 erstmals der feine Duft der Bittermandeln (Benzaldehyd) nachgebaut, 1884 entzückte Zimtduft aus dem Labor (Zimtaldehyd) die Nasen der Parfümeure. Die ersten schweren Parfüms wurden im großen Maßstab kreiert und verbreitet. Von der Öffentlichkeit weniger wahrgenommen, wurde gleichzeitig dank der neuen Kenntnisse und Apparaturen in den chemischen Labors untersucht, wie ätherische Öle eigentlich wirken.

Nun war es kein weiter Schritt mehr zur Entdeckung der eigentlichen, medizinisch orientierten Aromatherapie. Dieser Begriff wurde bekannt durch das Buch gleichen Namens von *René-Maurice Gattefossé* (1881–1950), das 1937 in französischer Sprache erschien. Mitte 1910 machte ein mittlerweile berühmter Unfall Gattefossé zum Vater der Aromatherapie: Er verbrannte sich Hände und Kopfhaut bei einer Explosion in seinem Labor. Als die Wunden sich infizierten, erinnerte er sich an das duftende »Wundermittel« Lavendel und konnte die keimtötenden und heilenden Wirkungen am eigenen Körper studieren.
Während des Ersten Weltkrieges wurde die antiseptische Wirkung der ätherischen Öle bei Kriegsverletzungen genutzt. Gattefossé produzierte 1918 eine keimtötende Seife auf der Basis von ätherischen Ölen. Damit wurden Verbandsmaterialien und Kleidungsstücke gewaschen. Ab 1923 interessierten Gattefossé nur noch die medizinischen Eigenschaften der duftenden Öle, sodass er vermehrt mit Ärzten und Krankenhäusern zusammenarbeitete. 1937 verfasste er sein bekanntestes Buch *Aromathérapie: Les Huiles essentielles hormones végétales*, das bis heute verbreitet ist. Bis zu seinem Tod im Jahr 1950 betreute er zusammen mit seinem Bruder Jean in Marokko neue Anbauprojekte. Die Firma Gattefossé befindet sich immer noch in Lyon, von wo aus sie die Duftwelt mit neuen wissenschaftlichen Informationen versorgt

Nur wenig jünger war *Marguerite Maury* (geb. König, 1895–1968), deren Liebe zu den duftenden Ölen während ihrer Zeit als chirurgische Assistentin im Elsass begann und die sich von Gattefossé in Aromatherapie schulen ließ. Ab den frühen Dreißigerjahren forschte sie gemeinsam mit dem homöopathischen Arzt Dr. Maury. Sie schrieben zusammen Bücher und versuchten in den Vierzigerjahren nachzuweisen, wie ätherische Öle auf das Nervensystem wirken. Sie gab Seminare in ganz Europa und eröffnete Aromatherapie-Kliniken in Paris, in der Schweiz und in Großbritannien. Zusammen mit ihrer späteren Nachfolgerin *Danièle Ryman* war sie eine Pionierin, die dem interessierten Publikum die gesundheitlichen und schönheitsfördernden Eigenschaften der ätherischen Öle vorstellte. Marguerite Maury starb 1968 an einem Hirnschlag, sie wurde in der Schweiz begraben.

Auch *Jean Valnet* (1920–1995) erhielt sein Wissen über die medizinischen Eigenschaften der ätherischen Öle von René-Maurice Gattefossé. Er hatte bereits mit neun Jahren beschlossen, Arzt zu werden und mit Pflanzen zu therapieren. Nach seinem Studium der Medizin in Lyon wurde er 1945 Armeearzt. Im Indochinakrieg (1946–1954) pflegte er als Chirurg die Verwundeten mit ätherischen Ölen und erzielte bemerkenswerte Heilungserfolge; 1954 erhielt er die Medaille für wissenschaftliches Arbeiten.

1959 beendete Valnet seine Armeezeit, ließ sich in Paris nieder und widmete sich auch seinen Forschungsprojekten. 1964 veröffentlichte er das Buch *Aromathérapie: Traitement des Maladies par les Essences des Plantes*, das internationale Beachtung fand und diverse Auflagen und Übersetzungen erlebte. Jean Valnet starb am 29. Mai 1995.

Erst vor Kurzem – in den ersten Jahren des 21. Jahrhunderts – fanden Ausgrabungen in Pyrgos auf Zypern statt, bei denen die Archäologin Dr. Maria Rosaria Belgiorno Überreste einer frühen Duftmanufaktur aus der Zeit vor 1850 v. Chr. fand. Neben 14 Behältern mit 14 unterschiedlichen Parfums, Amphoren, Trichtern und Krügen wurden zwei vierteilige Apparaturen gefunden, welche der Destillation von Duftpflanzen dienten. Somit könnte die älteste Destille der Menschheit ca. 4.000 Jahre alt sein.

Ob darin Wasser gereinigt, Alkohol oder gar kleinste Mengen von ätherischen Ölen gewonnen wurde, lässt sich nicht eindeutig feststellen. Wissenschaftler haben unterschiedliche Theorien. Die Gewinnung und Verwendung von größeren Mengen an ätherischen Ölen ist eine relativ moderne Erscheinung, die wir großen Destillationsanlagen industriellen Ausmaßes zu verdanken haben.

Bis vor wenigen Hundert Jahren lag das Augenmerk auf der Gewinnung von duftenden Pflanzenwässern. Die »Fettaugen«, also die ätherischen Öle, waren eher nur ein

Nebenprodukt. Eine ganz primitive Form der Gewinnung und Anwendung bestand darin, den duftenden Wasserdampf in Rohwolle aufzufangen. Diese wurde dann immer wieder gesättigt und die Flüssigkeit in ein Gefäß ausgedrückt oder aber direkt auf der Haut verwendet. Die Kombination aus frischen Pflanzenmolekülen, Wärme und Wollfett hatte in den Augen unserer Vorfahren sicherlich wundersame Qualitäten.

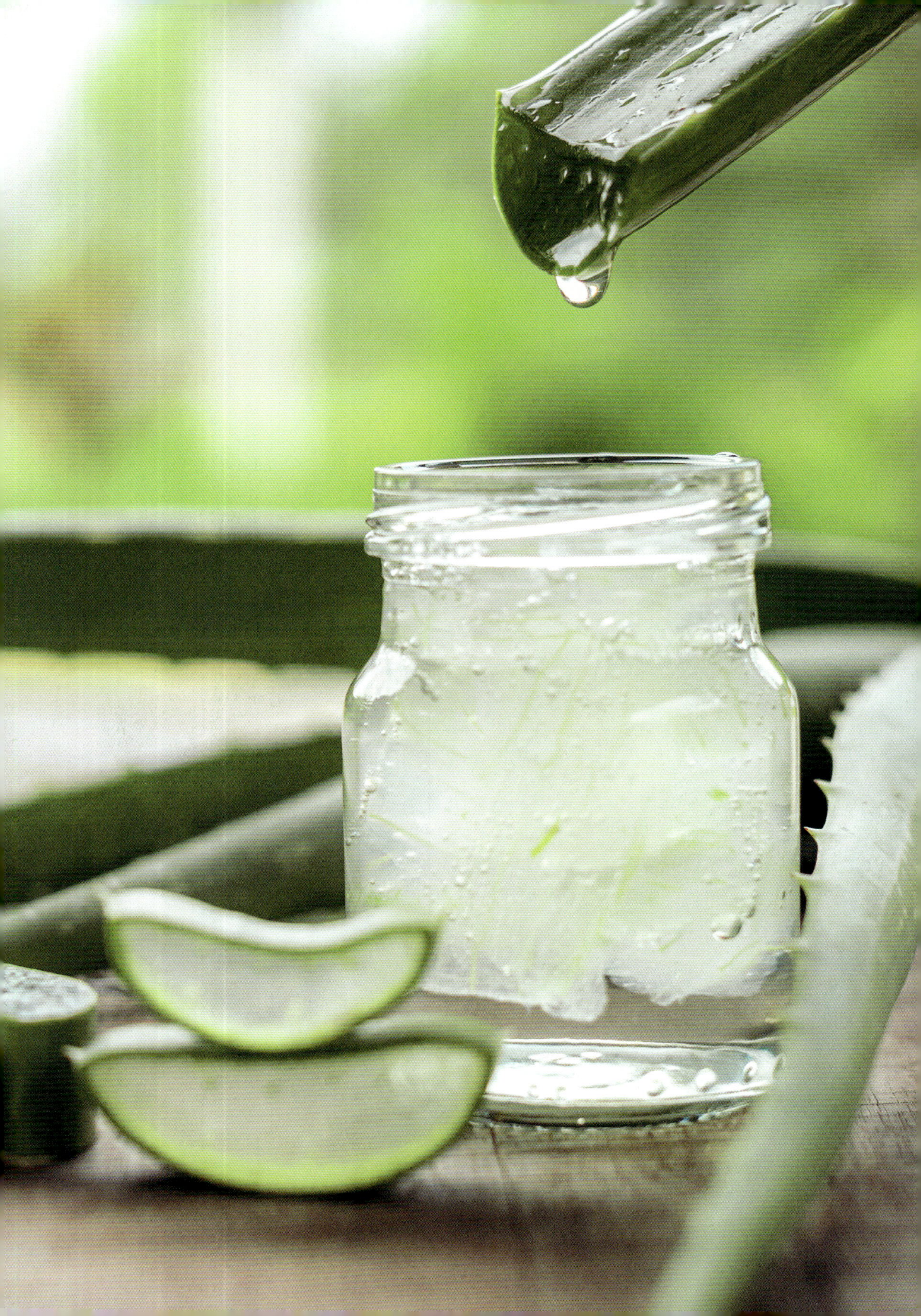

Die Pflanze – unterschätztes Lebewesen

Es gibt ca. 345.000 Pflanzenarten auf der Erde, davon werden etwa 2.300 Gewächse zu den Ätherisch-Öl-Pflanzen gezählt, aus denen sogenannte Ätherisch-Öl-Drogen hergestellt werden können: z. B. Tees, alkoholische Tinkturen, wässrige Auszüge und eben ätherische Öle. Zahlreiche Pflanzen enthalten zwar Spuren von ätherischen Ölen, doch die kommerzielle Verwertung lohnt sich nicht. Da wir in der Aromatherapie mit Wirkstoffen aus Pflanzen arbeiten, ist es wichtig, den Ursprung der ätherischen Öle, nämlich die Spenderpflanze, genauer kennenzulernen.

Die Signaturenlehre

Nach der alten Lehre der »Signatur« gibt die äußere Erscheinung einer Pflanze dem geschulten Auge bereits mögliche Hinweise auf deren Verwendung. Bei den ätherischen Ölen haben wir zwei sehr deutliche Beispiele: Der sich breitmachende, vor Kraft strotzende und auffällige Atlaszeder-Baum versorgt uns mit einem Öl, das bei Minderwertigkeitsgefühlen, zehrenden chronischen Erkrankungen und auch bei Erschöpfung enorm hilfreich ist. Die schlanke, zum Himmel strebende Zypresse unterstützt uns mit einem Öl, das beim Konzentrieren und Sammeln hilft: Alles, was irgendwie aus den Fugen geraten ist, wird »geordnet«, seien es nun Krampfadern oder mangelnde Konzentrationskraft.

Pflanzen und ihre Namen: Botanik

Sprechen Sie Lateinisch? Nein? Das macht nichts, als Aromatherapie-Fan lernen Sie mit der Zeit die Weltsprache »Botanisch« und können sich dann bestens mit anderen Aroma-Fans austauschen. Diese internationale Sprache haben wir einem Schweden zu verdanken.
Über ihn, den Pfarrer und Naturforscher *Carl von Linné* oder Linnaeus (1707–1778) wurde geschrieben: »Gott schuf, Linnaeus ordnete.« Er erfand ein Klassifizierungs- und Namenssystem für Pflanzen, das bis heute Gültigkeit hat. Damit ermöglicht er uns für die Therapie schnelle Zuordnungen. Beispielsweise wirken viele ätherische Öle der Korbblütengewächse (wie Kamille) hautpflegend, die Öle der meisten Lorbeergewächse (wie Zimt) dagegen hautreizend. Ätherische und fette Öle, die aus Angehörigen der Rosenfamilie gewonnen werden, sind in der Regel auch für sehr empfindliche Menschen bestens verträglich. Nadeldüfte eignen sich hervorragend bei Problemen mit den Atemwegen.

Linnés zweites großes Erbe ist die von ihm geschaffene sogenannte *binäre Nomenklatur* (zwei Namen, mindestens einer davon lateinisch). Sie wird weltweit eingesetzt – Botaniker der ganzen Welt wissen auf diese Weise genau, um welche Pflanze es sich handelt, wenn sie beschrieben wird oder in botanischen Gärten gezeigt wird: Man spricht »Botanisch«.

Gattung und Art

Der erste Name nennt immer die *Gattung*, das ist eine Art Familienname, beispielsweise Rosa (alle Rosen) oder Citrus (alle Arten von Zitrusfrüchten). Der zweite Name beschreibt die *Art*. Ähnlich wie früher in Dörfern: Man sprach von der rothaarigen Frau Müller und dem krummbuckligen Herrn Schmidt. In der Pflanzensprache liest sich das folgendermaßen:

Name	Bedeutung
angustifolia	schmalblättrig
citrata, citriodora	zitronig, zitronig duftend
lavandulifolia	lavendelblättrig
montana	am Berg wachsend
decumbens	kriechend, niederwachsend
officinalis	offizinell, in der Apotheke/ Heilkunde gebräuchlich
odorata, graveolens oder aromatica	(stark) duftend, aromatisch
sempervirens, viridiflora	immergrün, grünblütig
alba, album	weiß, hell
centifolia	hundertblättrig
damascena	aus Damaskus

Dieser »Zweitname« – er wird immer kleingeschrieben – gibt Fachleuten (und Lateinkennern) oft wertvolle zusätzliche Hinweise.

Pflanzen im Anbau und wild wachsend

Ätherische Öle, die der Gesundheitserhaltung und dem Wohlbefinden dienen sollen, lassen sich nur aus Pflanzen gewinnen, die so naturnah wie möglich angebaut werden. Die Bezeichnungen »konventionell«, »Wildsammlung« oder »kontrolliert biologischer Anbau« lassen Rückschlüsse auf den Zustand der Pflanze vor der Herstellung des jeweiligen ätherischen Öles zu und lassen bereits auf dem Etikett des Fläschchens erkennen, ob es sich um ein Öl mit höchstmöglichem therapeutischem Potenzial handeln könnte (über weitere Qualitätsfaktoren lesen Sie später im Text).

Konventioneller Anbau

Ätherische Öle aus Zitrusfrüchten, die ***konventionell*** angebaut werden, können beispielsweise stark mit Pflanzenschutzmitteln belastet sein. Da diese durch das Gewinnungsverfahren des Raspelns der Fruchtschalen in unseren Naturduft übergehen, können diese Gifte zu unnötigen Hautreizungen führen.
Es gibt jedoch einzelne Landwirte, die sich gegen kostenpflichtige Kontrollen und Zertifizierungen entscheiden und dennoch Pflanzen ganz ohne Gifte und Kunstdünger produzieren. Ihre Öle entsprechen Bioölen, der Verkauf erfolgt auf Vertrauensbasis.

Kontrolliert biologischer Anbau

Im Katalog einer der ersten Ätherisch-Öl-Firmen im deutschsprachigen Bereich (Farfalla) steht der treffende Satz: »Warum bio? Die Natur hat nie etwas anderes vorgesehen.« Bei Pflanzen aus *»kontrolliert biologischem Anbau«* wird darum auf den Einsatz von Pflanzengiften verzichtet. Es darf mit natürlichen Spritzmitteln aus Kräutern, Ölen und Mineralien gearbeitet werden. Das sogenannte Unkraut, also die in der Nähe wachsenden und unerwünschten Wildkräuter, werden nicht chemisch ausgerottet, sondern aufwendig von Hand gejätet, es wird mit Kompost gedüngt und Fruchtfolgewechsel praktiziert.

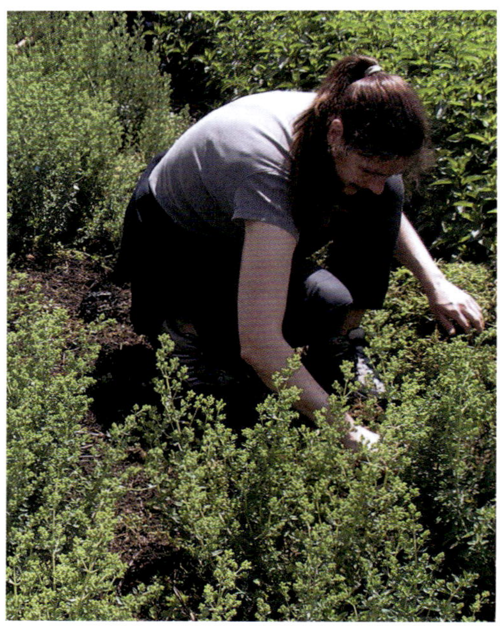

Insektizide und andere Pestizide stellen nicht nur eine Gefahr für die Gesundheit von Menschen, Tieren und

Insekten dar, sondern sie verändern auch den Stoffwechsel der behandelten Pflanze. Diese reagiert mit Abwehrmechanismen, die sogar das Aussehen ihrer kleinsten Strukturen beeinflussen. Sie kann auch als Reaktion die Zusammensetzung ihrer Inhaltsstoffe umstrukturieren, andere therapeutische Eigenschaften entwickeln oder eventuell sogar zum vermehrten Auftreten von Allergien führen. Im Farfalla-Katalog steht weiter: »Es ist weder logisch noch fair, dass Bioprodukte durch Abgaben verteuert werden, um die ganzen Kontrollen zu finanzieren. Eigentlich sollten solche Produkte belastet werden, die nicht naturgemäß, sprich biologisch produziert werden. Warum? Weil die Natur nie etwas anderes vorgesehen hat.«

Bio bedeutet mehr als »ohne Gift«

- Kaum Giftbelastung auf dem Produkt
- Schonung des Bodens und der Umwelt
- Umweltfreundliche Herstellungsmethoden, Müllentsorgung und Verpackungen
- Keine Belastung der Landwirte und Arbeiter mit Agrargiften
- Verringerung des Allergiepotenzials des Produktes
- Meist faire Bezahlung und soziale Absicherung der Produzenten und Arbeiter
- Vollständige Nachvollziehbarkeit der Herkunft und Wege des Produktes
- Keine Beimischung von synthetischen Substanzen

Die Aufschrift »aus kontrolliert biologischem Anbau« garantiert jedoch nicht automatisch ein hervorragendes, schadstofffreies Öl. Erntemethoden, Weiterverarbeitung, Lagerung, Transport und weitere Faktoren entscheiden mit über die Qualität. Auch können durch Regen, Wind, Grundwasser oder durch Insekten Umweltgifte und genmanipulierte Samen auf ein ökologisch bewirtschaftetes Feld gelangen.

Bei Pflanzen, die mit so hohem Aufwand angebaut werden, entstehen manchmal Lieferengpässe. Wenn also eine Ätherisch-Öl-Firma bestimmte Öle zeitweise nicht liefern kann, ist das eher ein gutes Zeichen.

Erzeuger und Zwischenhändler von Bioölen müssen sich regelmäßigen Kontrollen von anerkannten Verbänden unterziehen. Die Prüfungen und das Führen des jeweiligen Siegels auf Preislisten und Etiketten kosten erhebliche Geldsummen, die von kleinen Abfüllern selten aufgebracht werden können. Die Kosten für diese Zertifizierungen tragen auch die Endverbraucher, dafür können sie sich meist auf hervorragende und verträgliche Ware verlassen.

Wildsammlung

Pflanzen aus *Wildsammlung* sind sehr widerstandsfähig, da sie alle Naturwidrigkeiten ohne menschliche Hilfe überlebt haben. Sie ergeben ein in Duft und Wirkung kräftiges Öl. Selbstverständlich werden sie nicht gerade in der Nähe einer Autobahn oder eines Kernkraftwerkes geerntet. Es sollte jedoch nicht gewildert werden und es sollten nur nachwachsende Pflanzen gesammelt werden. Leider wird das in Schwellenländern oft nicht beachtet, tropische Dufthölzer und Harze verhelfen der armen Bevölkerung meist zu einem bescheidenen Einkommen. Mittlerweile gelten etliche Öle liefernde Baumarten aus Wildbeständen laut CITES (Convention on International Trade in Endangered Species) als stark gefährdet bzw. dezimiert:

Baumart	Duftholz
alle Aniba-Arten	Rosenholz (Südamerika)
Amyris balsamifera	Westindisches Sandelholz (Karibik)
Aquilaria malaccensis (früher A. agallocha)	Oud/Adlerholz (Laos, Vietnam, Kambodscha etc., wird vermutlich noch zu unserer Lebenszeit ausgerottet sein)
Cedrus atlantica	Atlaszeder (Nordafrika)
Santalum album	Ostindisches Sandelholz (Indien)

Genuin und authentisch

Genuin bedeutet unverändert, authentisch, dass das Öl von einer definierten Pflanzenart stammt.

In Frankreich, dem Land der medizinisch orientierten Aromatherapie, wurde Mitte der Neunzigerjahre des letzten Jahrhunderts das Siegel H.E.B.B.D. (Huile Essentielle Botaniquement et Biochimiquement Définie) etabliert, das genuine und authentische Öle auszeichnet. So sollte die gute Verträglichkeit garantiert werden. Ganz anders ist die Betrachtungsweise aus Sicht der jeweils herrschenden Arzneibücher (in Deutschland des DAB): Es werden nur ätherische Öle beschrieben und zum medizinischen

Einsatz befürwortet, die bestimmten Standards entsprechen und die gegebenenfalls auch mit synthetischen Stoffen versehen sind.

Kosten

Als ich noch komplette Ausbildungen anbot, führte ich möglichst viele Kursteilnehmer zu einer Produktionsstätte für Ätherisch-Öl-Pflanzen. Wer einmal, wenn auch nur wenige Stunden, meterlange Reihen von Wildkräutern (Unkraut) gejätet hat, wer in sengender Sonne Kräuter geschnitten und dann, von Bienen zerstochen, erlebt hat, wie wenig Öl nach dieser Schinderei entsteht, wird sich sicherlich nie wieder über die Preise von ätherischen Ölen beschweren. Vor allem, wenn man weiß, was der Bauer dafür bekommt, egal, wie viele Menschen ihm beim Pflanzen oder bei der Ernte geholfen haben.

Für 1 Kilo ätherisches Öl werden benötigt

- 7.000 kg Melissenkraut
- 3.000–5.000 kg Rosenblütenblätter
- 1.000 kg Orangenblüten (Neroli)
- 150 kg Zimtrinde

Die Preise, die wir für ätherische Öle zahlen, sind Fantasiepreise und entsprechen niemals dem Aufwand, der zu ihrer Gewinnung führt. Oder haben Sie schon einmal 30 duftende Rosen für drei Euro erstanden? Das ist ein mittlerer Preis für einen Tropfen Rosenöl, darin sind nicht nur die Rosenblütenblätter enthalten, sondern auch Pacht, Pflege, Dünger, Bewässerung, Bezahlung der Erntearbeiter, Energiekosten bei der Destillation, Transporte, Zölle, Kontrollen, Analysen, Fläschchen, Etikettendruck und vieles mehr.

Pflanzen und ihre Inhaltsstoffe

Pflanzen enthalten drei unterschiedliche Gruppen von Inhaltsstoffen: wasserlösliche und fettlösliche Stoffe sowie unlösliche Faserstoffe. Ein Großteil aus allen drei Gruppen dient Mensch und Tier als Nahrung, ein winziger Anteil sind pharmakologisch aktive Stoffe. Nur einige Ätherisch-Öl-Pflanzen gelten im klassischen Sinn als Heilpflanzen, da sie – oberflächlich betrachtet – Parfümlieferanten sind.

Ätherische Öle

Die meisten Duftpflanzen enthalten höchstens ein bis zwei Prozent ätherisches Öl, viele wesentlich weniger, nur einige wenige wie beispielsweise die Gewürznelke viel mehr. Mit dieser von der Natur vorgegebenen »Verdünnung« haben wir bereits einen deutlichen Hinweis auf die erforderliche Konzentration in unseren Produkten, die mit Haut und Schleimhäuten in Berührung kommen. Ein Fläschchen mit ätherischem Öl enthält also säckeweise Pflanzenmaterial, das muss man sich einfach vor Augen führen, wenn man fünf oder zehn Tropfen eines Duftes in ein Körperöl oder in die Badewanne gibt! Man glaubte früher, ätherische Öle seien Stoffwechselabfälle der Pflanze. Mittlerweile zeigt sich, dass sie – je nach Pflanze und Umweltbedingungen – vielfältige Funktionen erfüllen:

- Bei Tierfraß oder übermäßigem Insektenbefall sind sie »*chemische Waffe*«. Hungrige Tiere werden so abgehalten, zu viel von einer großen Pflanze oder zu viele Pflanzen einer Art zu fressen.
- Viele Pflanzen sind auf Insekten angewiesen, um die *Bestäubung* und damit den Fortbestand der Art abzusichern. Sie locken mit ihren ätherischen Ölen z. B. Bienen oder Schmetterlinge an.
- Die ätherischen Öle dienen als »*pflanzeneigene Apotheke*«: Durch ihre keimtötenden Eigenschaften können die Pflanzen Krankheiten durch Mikroorganismen abwenden.
- Ätherische Öle oder besonders flüchtige Bestandteile daraus dienen bei manchen Pflanzen als »*Kommunikationsmittel*«, um andere Pflanzen mithilfe des Windes vor dem Gefressenwerden zu »warnen«. Diese sondern dann beispielsweise Bitterstoffe ab, damit sie selbst nicht angegriffen werden. Auch können Pflanzen mithilfe der sehr leichten Duftmoleküle buchstäblich in Windeseile bestimmte Insekten »herbeirufen«, welche Fraßschädlinge zerstören.
- Manche Pflanzen sichern sich durch ätherische Öle ihren *Lebensraum* ab. Sie sondern Düfte ab, die es anderen Pflanzen schwer machen, sich zu nah bei ihnen anzusiedeln.
- Ätherische Öle können manche Pflanzen vor übermäßiger UV-Strahlung und Wasserverdunstung schützen: Ein gasförmiger *Schutzschleier* legt sich um ihre Blätter oder Nadeln.

Andere pharmakologisch wirksame Stoffe

Eine Reihe von Pflanzen enthält andere ***pharmakologisch wirksame Wirkstoffe***, man spricht von Heilpflanzen oder Drogen: Dazu gehören Alkaloide wie beispielsweise Koffein oder Nikotin, Bitterstoffe wie in der Artischocke, Glykoside wie im Maiglöckchen, Schleimstoffe wie im Spitzwegerich und viele andere. Heilpflanzen sind nicht für den täglichen Genuss geeignet, manche sind giftig und müssen pharmakologisch aufbereitet werden, sind also nicht für den Hausgebrauch zu verwenden. Diese Stoffe haben alle eines gemeinsam: Sie sind – im Gegensatz zu den ätherischen Ölen – wasserlöslich. Die ungiftigen unter ihnen eignen sich für wässrige Zubereitungen wie Tees.

Fette Öle

Wir haben nun gesehen, dass der Anteil an Duftpflanzen im Pflanzenreich eher gering ist. Dahingegen bilden fast alle Pflanzen dieser Erde *fette Öle*. Diese werden vornehmlich in deren Samen gespeichert. Sie dienen der Pflanze zur Versorgung der Nachkommenschaft, solange diese noch keine eigenen Blättchen hat. Menschen und Tieren dienen diese Fette als wichtiger »Treibstoff« in der Nahrung, denn im Gegensatz zu den ätherischen Ölen versorgen sie den Körper mit Energie.

Ätherische Öle	Fette Öle
»Hausapotheke der Pflanze«: wirken gegen Keime	Nahrungsreserve (meistens im Samen) für nachwachsende Pflanzen
enthalten keine Kalorien	enthalten 9 Kalorien pro Gramm
sind flüchtig, hinterlassen keinen bleibenden Fettfleck auf Papier	sind ölig-fettig, hinterlassen einen bleibenden Fettfleck auf Papier
wirken antioxidativ, »entgiftend«	wirken antioxidativ, »entgiftend«

Gewinnung von ätherischen Ölen

Bei der gebräuchlichsten Methode zur Gewinnung von ätherischen Ölen, der Wasserdampfdestillation, wird das Pflanzenmaterial in einem sich nach oben verjüngenden Behälter (Alambik) auf ein Sieb platziert, unter dem sich siedendes Wasser befindet. Wasserdampf reißt die winzigen Duftmoleküle im »Huckepackverfahren« mit sich hoch und muss anschließend so schnell wie möglich kondensiert, also abgekühlt, werden. Dieses Kondenswasser wird zusammen mit dem ätherischen Öl in einen zweiten Behälter namens Florentiner Vase aufgefangen. Dort scheidet es sich wegen seiner geringeren Dichte an der Oberfläche ab und kann entnommen werden (ätherische Öle schwimmen wie Fettaugen auf der Suppe). Es gibt auch ätherische Öle, die schwerer als Wasser sind, also zu Boden sinken (Zimt, Nelke). Das ätherische Öl, das so frisch noch nicht sehr fein duftet, wird gefiltert und in Glasflaschen oder Fässer abgefüllt.

Einige Öle müssen nun noch einige Tage belüftet werden, d. h. ohne Verschluss lagern, und anschließend noch einige Wochen in einem kühlen, gut belüfteten Keller ruhen, damit sie ihre charakteristischen Dufteigenschaften entfalten können.

Nach dem Prozess des Destillierens ist das kondensierte Wasser kein konventionelles destilliertes Wasser mehr, sondern ein Hydrolat (siehe ab Seite 189), das mit den wasserlöslichen Stoffen der destillierten Pflanze angereichert ist. Es kann bis zu zwei Prozent des jeweiligen ätherischen Öles enthalten. Dieses kondensierte Wasser wird bei den gängigen Produkten weitestgehend abgeschöpft. Selbst destillierte Hydrolate enthalten in der Regel noch relevante Anteile an ätherischen Ölen.

Da die meisten Bestandteile von ätherischen Ölen aus sehr kleinen Molekülen bestehen und gasförmig sind, können sie aus der Pflanze gelöst werden. Manche Düfte sind jedoch hitzeempfindlich und können nicht mit dieser Methode gewonnen werden.

Gewinnungsmethode	Beispiele
Wasserdampfdestillation	Blätter und Zweige, Hölzer, Wurzeln, Harze, Duftgeranien
Wasserdestillation	Rosenblüten, Kamillenblüten, Orangenblüten, Ylang-Ylang-Blüten
Expression (mechanisches Auspressen), Raspeln	Zitrusschalen
Extraktion mit Fett: Enfleurage	Jasmin, Tuberose
Extraktion mit Lösungsmitteln wie Hexan oder Petroläther	die meisten Blütendüfte: Rosen, Orangenblüten, Tuberose, Champaca
Extraktion mit Lösungsmitteln wie Alkohol (Äthanol)	Benzoe, Tolu, Vanille, Tonka
Extraktion mit überkritischem Kohlenstoffdioxid (»CO_2-Extraktion«)	alle Duftpflanzen

Pflanzenteil	Beispiel
Blätter/Zweige	Cajeput, Eukalyptus, Zitronenmyrte
Nadeln	Fichte, Tanne, Wacholder
Oberirdische Teile der Pflanze (Kraut)	Basilikum, Kamille, Patchouli
Blüte	Jasmin, Lavendel, Neroli
Blütenknospe	Cassiazimt, Gewürznelke
Früchte, Beeren	Anis, Fenchel, Vanille
Fruchtschale	Mandarine, Orange, Zitrone
Harz	Benzoe, Myrrhe, Weihrauch
Holz	Amyris, Sandelholz, Zeder
Rinde	Cassiazimtbaum, Zimtbaum
Wurzel	Angelika, Baldrian, Vetiver
Rhizome (verdickte Wurzel)	Alant, Kurkuma, Iris

Name	Duftqualität
ätherisches Öl	feine und frische Duftkomponenten verschwinden, Duft manchmal anders als in der Pflanze
ätherisches Öl	feine und frische Duftkomponenten verschwinden, Duft manchmal anders als in der Pflanze
Essenz oder ätherisches Öl	Duft genau wie in der Pflanze, auch Wachse, Farbstoffe und fotosensitivierende Stoffe werden herausgelöst
ätherisches Öl	Duft fast genau wie in der Pflanze
Concrète, Absolue	Duft fast genau wie in der Pflanze, auch Wachse und Farbstoffe werden herausgelöst
bei Harzen: Resinoid; bei Gewürzen: Extrakt	Duft fast genau wie in der Pflanze
Extrakt	Duft extrem ähnlich wie in der Pflanze, Scharfstoffe wie in Ingwer oder Pfeffer werden auch herausgelöst

Das dufte Universum der freundlichen Moleküle

Nun, da der Produzent seinen Duft gewonnen hat, entscheidet natürlich zunächst der menschliche Geruchssinn, ob das Öl den Erwartungen entspricht. ***Physikalische Analysen*** geben Aufschluss über das spezifische Gewicht (Dichte), den Lichtbrechungsindex (Refraktionsindex), die optische Drehung (Polarisation) sowie die Löslichkeit in Äthanol (Trinkalkohol), da sich bestimmte zur Fälschung verwendete Substanzen nicht darin lösen lassen.

Wie weiß man eigentlich, dass im Duft wirklich das drinsteckt, was hineingehört? Für die unumgängliche ***chemische Analyse*** gibt es komplizierte Geräte, mit denen Gaschromatogramme und Massenspektralanalysen erstellt werden können. Speziell dafür ausgebildete Chemiker müssen diese Ergebnisse auswerten. Diese elektronische Aufzeichnung des Inhaltsstoffe-Profils des getesteten Öles, gewissermaßen sein Fingerabdruck, gibt Aufschluss über eventuelle Verfälschungen, aber auch darüber, ob die Pflanze ihre üblichen Bestandteile gebildet hat. Das hängt von verschiedenen Faktoren ab, beispielsweise von den Sonnenstunden, die es in dem betreffenden Jahr gab, von der Regenmenge, von eventuellen Pflanzenschutzmitteln und Düngern sowie auch von noch unbekannten Faktoren. Auch Pflanzen haben ihre Rhythmen.

Das Gaschromatogramm ist Teil des »Ausweises«, den der Produzent dem Großhändler zusammen mit dem bestellten Öl übergibt, sodass dieser weiß, was er gekauft hat. An dieser Stelle kann ein Öl »schön deklariert« werden, ein minderwertiges Öl kann also die Analyse eines Superöles mit auf den Weg bekommen. Gute Firmen müssen also jede Charge der bei ihr eingelieferten Öle selbst testen oder testen lassen. Pro Öl und Charge kostet dieser Test ca. 75 Euro. Jeder einzelne Kunde einer guten Firma muss sich an diesen nicht geringen Kosten beteiligen: Neben den nicht billigen Ökosiegeln führt diese Absicherung zu einem höheren Preis als bei einem Öl aus dem Supermarkt oder Drogeriemarkt.

Gaschromatogramme haben aber auch Vorteile für die Endverbraucher, manchmal stellen Firmen sie auf Anfrage zur Verfügung. Der Aromatherapeut kann die therapeutischen Eigenschaften anhand der aufgeschlüsselten Inhaltsstoffe beurteilen und auch, ob unerwünschte Nebenwirkungen zu erwarten sind und wie lange das Öl haltbar sein wird. Dazu ist ein Grundwissen an Chemie nötig, das in seriösen Ausbildungen vermittelt wird.

Bunter Bausteine-Mix mit vielfältigen Wirkungen

Ätherische Öle sind pharmakologisch betrachtet ein Vielstoffgemisch. Einige bestehen aus wenigen Inhaltsstoffen, wie beispielsweise Ackerminze und Rosenholz, andere – wie manche Rosenöle – enthalten bis zu 400 und mehr unterschiedliche Moleküle. Das ist auch ein Grund, warum naturidentische (synthetische) Rosenöle flach oder seifig riechen, denn diese Vielfalt wird im Labor nicht nachgebaut.

Die Nuancen, die nur im Nach-dem-Komma-Bereich vorkommen, entscheiden jedoch oft über die schillernden Facetten eines Duftes und auch über Verträglichkeit und therapeutische Einsatzgebiete. Im Mandarinenöl z. B. ist das zu weniger als einem Prozent enthaltene Methylanthranilat für die ungewöhnlich entkrampfende und beruhigende Wirkung des beliebten Duftes verantwortlich.

Den größten Anteil in den meisten ätherischen Ölen bildet eine Gruppe von Inhaltsstoffen namens *Terpene*. Sie sind »Nebenprodukte« des Kohlenhydratstoffwechsels und kommen als einfache Kohlenwasserstoffmoleküle vor sowie als Sauerstoff-Abkömmlinge davon. Für einen Chemiker sind viele solcher Verbindungen nichts anderes als Lösungsmittel – sie lösen beispielsweise Fett auf. Menschen und Tiere mit ihren fettähnlichen Zellmembranen vertragen ätherische Öle auf Dauer nur in hochverdünnter Form. Darum haben sich Verdünnungen, wie sie natürlicherweise in Pflanzen vorkommen, als besonders verträglich erwiesen. Je nach Alter und Hauttyp sollte der Anteil ätherischer Öle bei ein bis zwei Prozent liegen, nur in Ausnahmefällen höher. Je nachdem, wie und wo die einzelnen Moleküle miteinander verbunden sind und wo sich Doppelbindungen befinden, birgt das Molekül sehr unterschiedliche therapeutische Eigenschaften und duftet auch anders. Wenn zehn Kohlenstoffmoleküle enthalten sind, spricht man von *Monoterpenen*, das ganze Spiel mit 15 Molekülen ergibt *Sesquiterpene*.

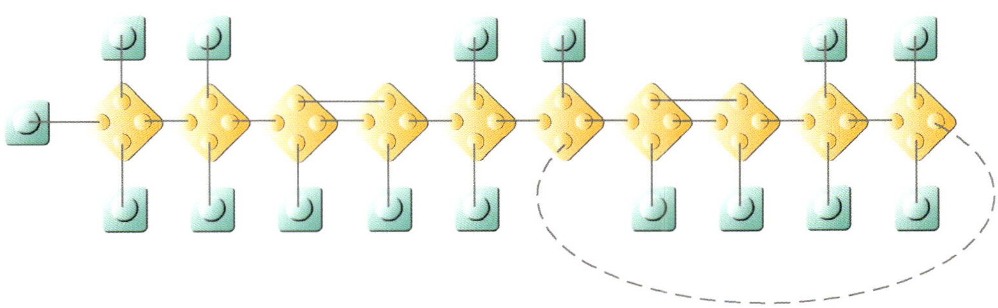

Eine kleine zweite Gruppe von Inhaltsstoffen – Phenole und die davon abgeleiteten *Phenylderivate* – besteht aus einem Ring von sechs Kohlenstoffmolekülen, der auf bestimmte Weise mit unterschiedlichen Ketten aus Kohlenstoff, Wasserstoff und Sauerstoff bestückt sein kann. Sie sind »Nebenprodukte« des Kohlenhydratstoffwechsels und befinden sich in nennenswerten Mengen nur in wenigen Ölen, die meist sehr aggressiv zur Haut, aber auch gegen Bakterien und Pilze sind, sodass einige davon als pflanzliche Antibiotika bezeichnet werden können.
Auf diesen Benzolring (Benzen), wie er von Fachleuten genannt wird, sind auch einige »normale« Antibiotika aufgebaut. Einige dieser Moleküle haben auch eine besondere Wirkung auf unsere Botenstoffe im Gehirnstoffwechsel, sodass wir sie für stimmungsaufhellende Parfümmischungen verwenden können.

Zusammenhänge von Inhaltsstoffen, Wirkung und Haltbarkeit

Viele ätherische Öle sind instabile Substanzen, die sehr sorgfältig gelagert werden müssen. Die jeweilige Zusammensetzung bestimmt die Haltbarkeit jedes einzelnen ätherischen Öles, zumindest wenn es auf der Haut angewendet werden soll. Ähnlich wie beim Wein gibt es solche, die innerhalb von kurzer Zeit aufgebraucht werden sollten (fast alle Zitrusöle), andere können mit zunehmendem Alter immer besser werden (Rosen-Absolue, Patchouli, Sandelholz, Vetiver, Zeder). Unten genannte Faktoren müssen beachtet werden.
Je höher der Anteil von Monoterpenen im ätherischen Öl, desto kürzer seine Eignung zur Therapie. Das betrifft vor allem alle Zitrusöle – bis auf Bergamotte –, alle Nadelöle und Teebaumöl. Sie werden mit zunehmendem Alter hautreizend, insbesondere wenn sie in warmen Bädern verwendet werden. In Frankreich war es darum auch üblich, Nadel- und Zitrusöle nachzudestillieren, um diese potenziell unangenehmen Stoffe zu entfernen. Da sie jedoch auch über schmerzlindernde Wirkungen verfügen, ist man davon abgekommen und achtet stattdessen auf frische Öle. Achten Sie beim Einkauf immer auf Fläschchen mit Originalverschluss, denn der Inhalt in angebrochenen sowie in Testerflaschen kann bereits oxidiert und somit hautreizend sein.
Unangebrochene, volle Flaschen können im Kühlschrank gelagert werden, am besten in einem gut geschlossenen Behälter im Gemüsefach, damit fettige Nahrungsmittel wie Butter, Käse, Wurst den Duft nicht annehmen. Besser wäre eine Lagerung im gleichmäßig kühlen Keller. Temperaturschwankungen, wie sie beispielsweise im Auto herrschen können, mindern die Haltbarkeit von ätherischen Ölen erheblich.

Haltbarkeit nach Anbruch für die Anwendung auf der Haut	
Teebaumöl	je nach Lagerung 6–12 Monate
Zitrusschalenöle (bis auf Bergamotte)	ein Jahr, Zitrone und Grapefruit eventuell etwas länger
Nadelöle	anderthalb Jahre
zitrusartig duftende Öle (Lemongrass, Litsea, Melisse)	je nach Lagerung bis zu eineinhalb Jahre
eukalyptusartig duftende Öle (Cajeput, Myrte)	zwei bis drei Jahre
Kräuteröle (Basilikum, Minzen, Rosmarin)	zwei bis drei Jahre
herbe Harze (Weihrauch, Galbanum)	zwei bis drei Jahre
vanillig-balsamische Harze (Benzoe, Tolu, Styrax)	fünf bis sechs Jahre
schwere Blütendüfte	fünf Jahre
Holzöle (Adlerholz, Sandelholz), schwere Düfte (Patchouli, Vetiver)	bis zehn Jahre, beste Qualitäten auch länger

Ätherische Öle, die in fetten Ölen gelöst sind, halten erfahrungsgemäß länger als ihre puren Entsprechungen. Therapeutische Mischungen in fetten Ölen sollten dennoch nicht viel länger als ein halbes Jahr aufbewahrt werden, da die Öle »arbeiten« und miteinander neue Moleküle bilden können. In der Parfümerie ist dieser Prozess der Reifung ausdrücklich erwünscht.

> Je jünger, älter oder empfindlicher die zu behandelnde Person ist, desto frischer muss das Öl sein, vor allem, wenn man die Person und ihre Reaktion auf die Düfte noch nicht gut kennt.

Mit Ölen für die Duftlampe oder für die Parfümerie kann etwas großzügiger umgegangen werden als mit solchen, die auf die Haut von kranken oder angeschlagenen Menschen aufgetragen werden. Diese Angaben zur Haltbarkeit sind darum nur ganz grobe Richtwerte, die je nach Lagerzeit, Temperatur und Beleuchtung im Laden, auch je nach Flaschenfarbe sowie persönlichem Umgang mit den Ölen schwanken können.

Um den Überblick zu behalten, sollte der Tag des erstmaligen Öffnens auf dem Etikett notiert werden. Bei manchen Ölen, wie allen stark zitronig duftenden Naturdüften, sollte unbedingt der Tropfeinsatz im Auge behalten werden: Wenn das vorher dünnflüssige Öl klebrig und zäh, der frische Duft stumpf oder holzig wird, ist es Zeit, das Öl einer neuen Bestimmung zuzuführen. Einige Tropfen alter Öle eignen sich beispielsweise noch …

- als Motten- und Mückenvertreibungsmittel (auf Holz, in Kerzen),
- zur Umleitung von Ameisenstraßen,
- in duftneutralen Putzmitteln und Toilettenreinigern,
- um übel riechende Abflussrohre zu entkeimen und zu desodorisieren, dafür in Spülmittel 20-prozentig verdünnen (bei Plastikrohren keine Zitrus- und Nadelöle),
- Orangenöl zum Entfernen von Etiketten und Preisschildern oder von Pflasterspuren auf der (nicht-allergischen) Haut,
- Zitrus- und Nadelöle als Möbelpolitur für Echtholzmöbel und Furniere (zehnprozentig in Jojobaöl),
- Teebaum-, Bohnenkraut-, Gewürznelken- und Oreganoöl gegen schimmelige Stellen in Bad und Keller und in einem Spray gegen müffelnde Sportschuhe,
- scharfe Öle gegen Holzwurmbefall (in die Löcher spritzen).

Die Öle, die schnell verderben, können aufgrund ihrer chemischen Beschaffenheit (hoher Anteil an Monoterpenen) auch bestimmte Kunststoffe angreifen, machen Sie deshalb vorab an unsichtbarer Stelle einen Materialverträglichkeitstest. Empfindliche Materialien sind beispielsweise Autoarmaturen, Gemüsefächer im Kühlschrank und starres, leicht zerbrechliches Plastik wie CD-Hüllen.

Bedeutung des Chemotyps

Das Prinzip der Chemotypen wurde bereits 1906 vom österreichischen Botaniker Otto Stapf (1857–1933) beobachtet. Für das *Bulletin Nr. 8* 1906 der *Royal Botanic Gardens* in Kew bei London schrieb er einen interessanten Artikel über ein und dieselbe botanische Art, nämlich *Cymbopogon nardus (L.) Rendle*, und wie sie unterschiedliche chemische Schwerpunkte, also Inhaltsstoffe ausbilden kann. Er wies auf die Ähnlichkeit mit dem eng verwandten Lemongrass (*Cymbopogon citratus und C. flexuosus*) hin und beleuchtete auch andere ähnliche, kaum unterscheidbare tropische Süßgräser. Er sprach von »physiologischen Rassen«.

In dieser Zeit arbeiteten die französischen Chemiker und Parfümeure Eugène Charabot (1870–1938) und Charles-Louis Gatin (1877–1916) an einem ähnlichen Thema. Sie hatten das ätherische Öl des Wermutkrauts (*Artemisia absinthium L.*) untersucht und festgestellt, dass es je nach Wuchsort der destillierten Pflanzen anders zusammengesetzt war.

Die australischen Chemiker und Museumsdirektoren Arthur de Ramon Penfold (1890–1980) und Frank Richard Morrison (1895–1967) beobachteten am Anfang des 20. Jahrhunderts in Australien ein vergleichbares Phänomen bei *Eucalyptus dives*. Diese Bäume sind morphologisch, also anhand ihrer äußeren Gestalt, nicht zu unterscheiden, sondern nur indem die Inhaltsstoffe, beispielsweise aus ihren Blätter, chemisch analysiert werden. Die Forscher sprachen von der jeweiligen »physiologischen Gestalt«.

Bei Vergleichen von unterschiedlichen Thymianölen wurde in den Sechzigerjahren des 20. Jahrhunderts entdeckt, dass diese Pflanze stark auf Standorteinflüsse reagiert. Deren ätherisches Öl kann ein mildes, blumig duftendes Antiseptikum sein, das selbst hochempfindliche Menschen gut vertragen. Es kann jedoch auch ein haut- und schleimhautreizendes, penetrant riechendes Breitbandantibiotikum sein, das nur von gut in Naturheilkunde geschulten Fachpersonen verabreicht werden sollte.

Der damals geprägte Begriff *Chemotyp* bezieht sich auf die »chemische Rasse« von Pflanzen, welche durch differierende Standorte (Höhe, Längen- und Breitengrad, also Winkel und Menge der UV-Licht-Einstrahlung sowie lokale Klima- und Bodenverhältnisse) mit der Bildung von völlig unterschiedlichen Inhaltsstoffen reagieren können. Unter den Ätherisch-Öl-Drogen ist dieser sogenannte chemische *Polymorphismus* bei Pflanzen aus den Familien der Lippenblütengewächse und den Myrtengewächsen sowie bei Mitgliedern der Lorbeergewächse verbreitet.

Der hinter einem Pflanzennamen genannte Chemotyp ist also eine Art *biochemische* Beschreibung der individuellen Pflanze, er zeigt die therapeutisch relevante Leitsubstanz an; diese kann erst nach der Analyse der Inhaltsstoffe des jeweiligen Naturduftes bestimmt werden. Die Abkürzung für Chemotyp lautet in Deutschland meist »Ct.«, oder der dominierende Inhaltsstoff, z. B. Thymol, steht direkt hinter dem wissenschaftlichen Namen. Vor allem bei den häufig verwendeten Ölen von *Thymian, Rosmarin, Myrte* und bei den Ölen der verschiedenen *Kampferbäume* (Kampferöl, aber auch Ravintsara- und Ho-Blätter-Öl) können die Unterschiede erheblich sein.

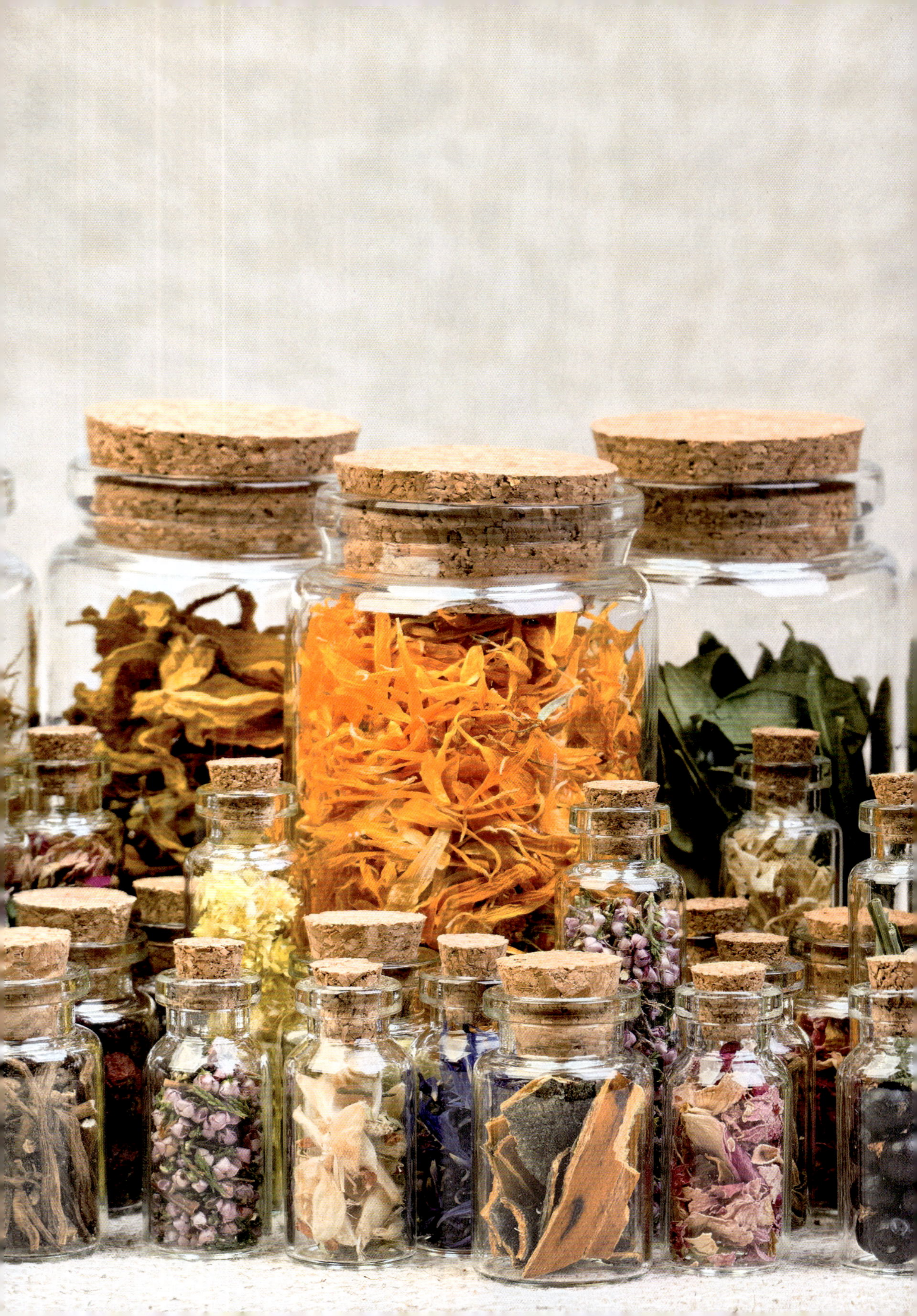

Ätherische Öle von A bis Z

Hinweise zur Benutzung

Ätherische Öle, die vor allem der Pflege dienen, sind mit einem Ⓟ gekennzeichnet, solche, die medizinisch-therapeutisch eingesetzt werden können, mit einem Ⓜ.

Bei der Beschreibung der ätherischen Öle und zum Teil auch der Fette und Hydrolate werden folgende Symbole verwendet:

Symbolübersicht

- Ⓟ Pflege
- Ⓜ Medizinisch-therapeutischer Einsatz
- Verwendeter Pflanzenteil
- Pflanzenfamilie
- Herstellungsart
- Haltbarkeit für die Anwendung auf der Haut
- Eignung
- Duftnote
- Warnhinweis
- Herkunftsland

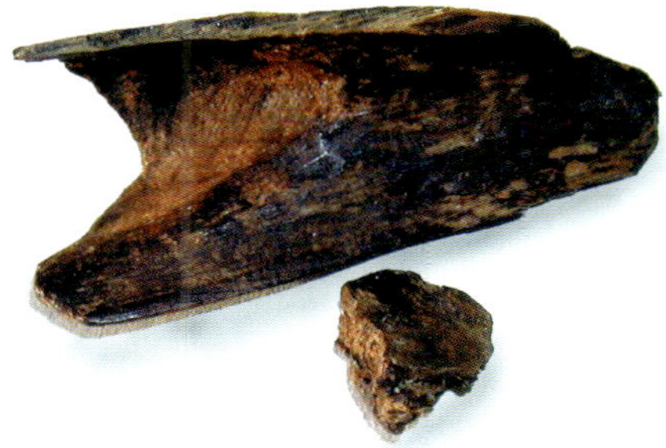

ADLERHOLZ Ⓟ

Das Zugang-zur-Tiefe-der-Seele-Öl |
Aquilaria malaccensis Lam.
(früher: Aquilaria agallocha)

- Holz (infiziert)
- Seidelbastgewächse, Thymelaeaceae
- Rarität, kostbar
- Wasserdestillation
- 10 Jahre und mehr
- bedrohte Art!
- schwere, würzig-holzige Duftnote
- Vietnam (Halbinsel)

Dieses auch unter den geheimnisvoll klingenden Namen Oud oder Agarwood bekannte ätherische Öl ist sicherlich der ungewöhnlichste Duft, den wir für die Aromatherapie zur Verfügung haben. Gleichzeitig ist es eines der teuersten ätherischen Öle der Welt: Ein Milliliter kostet je nach Anbieter 100 Euro und mehr. Es kann nur gewonnen werden, wenn dieser Baum von einem Pilz (Aspergillus niger) befallen wird und wenn anschließend über Jahrzehnte entsprechende Reaktionen im Holz stattfinden, die zur Absonderung des schweren, rauchig-erdigen Duftstoffes führen.
Da dieser Baum sowohl für die Herstellung von hochwertigem japanischen Räucherwerk unentbehrlich ist als auch – bis zur Erfindung des pharmazeutischen Produktes – als hochwirksames pflanzliches »Viagra« galt, wird dieser Baum, der nur noch selten in den tiefsten Urwäldern Kambodschas, Vietnams, Laos' und Koreas zu finden ist, als fast ausgerottet eingestuft. Anbieter, die sich für nachhaltige Landwirtschaft einsetzen, nahmen diese Rarität inzwischen aus ihrem Katalog.
Wenige ätherische Öle berühren Menschen so tief wie dieser Duft, es können schon mal spontan Tränen fließen, Euphorie und Hochgefühle (Fliegen wie ein Adler) ergreifen manche Menschen. Schon die Bibel erwähnt diesen Duft als Kostbarkeit, allerdings wird er im heiligen Buch Aloe oder Aloes genannt.
Schon aufgrund des hohen Preises ist Adlerholz kein Alltagsöl, es wird wohl auch von kaum jemandem für die körperlichen Indikationen wie Krampfadern und Hämorrhoiden eingesetzt werden. Es schenkt einem vielmehr eine kleine Auszeit aus dem Alltagstrott und es führt in einem Besinnungs- oder sinnlichen Moment auf das Wesentliche. Dafür wird es maximal 0,5-prozentig verdünnt und mit feinen Lieblingsölen wie Champaca, Jasmin oder Vanille in Jojobaöl gemischt. Oder ganz biblisch mit Myrrhe, Weihrauch und Rose sowie jeweils einer Spur Kalmuswurzel und Cassiazimt.

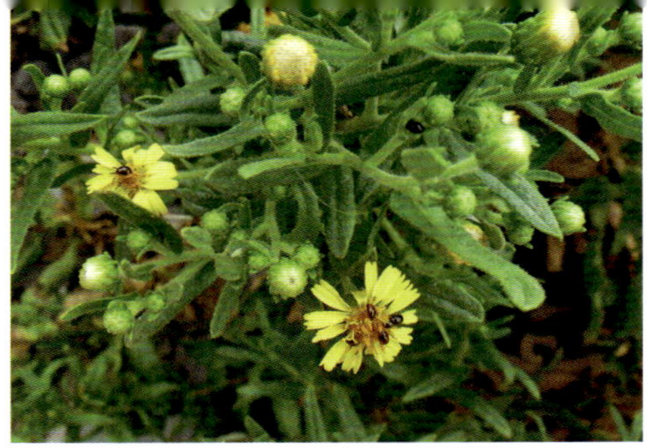

ALANT Ⓜ

Das Schleimlöse-Öl | *Inula graveolens (L.) Desf. oder Dittrichia graveolens (L.) Greuter*

- blühendes Kraut, selten Rhizom
- Korbblütengewächse, Asteraceae
- Wasserdampfdestillation
- 3 Jahre
- kostbar
- krautig-würzige Duftnote
- Südfrankreich

Viele Menschen haben diese hohen »Sonnenblumen« im Garten, ahnen jedoch nicht, dass aus deren knolligen Wurzeln (Rhizome) ein kostbares ätherisches Öl destilliert werden kann. Inzwischen gibt es allerdings fast nur noch das kostspielige ätherische Öl aus dem Kraut ihrer niedrigen Verwandten. Es gehört zu den stärksten natürlichen schleimlösenden Mitteln. Es ist bereits in sehr hoher Verdünnung ideal für Inhalationen bei Erkältungen und zur Einarbeitung in Husten- und Nasenbalsamen bei Nebenhöhlenbeschwerden. Alantöl kann je nach Herkunft türkisfarben aussehen und mit der Zeit Kristalle ausbilden.

Nasenbalsam

- 20 g Sheabutter
- 5 g Olivenöl

In einem sehr sauberen Schraubglas im nicht zu warmem Wasserbad schmelzen, umrühren und dazugeben:

- 2 Tropfen Speiklavendelöl
- 1 Tropfen Alantöl
- 1 Tropfen Koriandersamenöl
- 1 Tropfen Myrtenöl (Andentyp)

Manche Alantöle können hautreizende Lactone enthalten, sodass das Öl immer stark verdünnt werden muss, bei empfindlicher Haut sollte vorher ein Verträglichkeitstest gemacht werden.

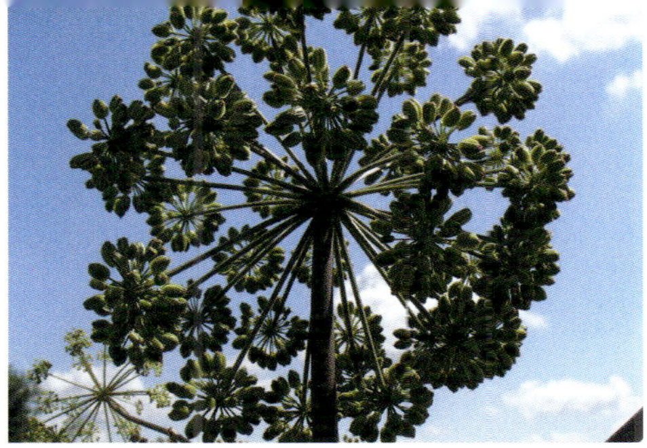

ANGELIKA(WURZEL) Ⓟ

Das Hier-und-Jetzt-Öl |
Angelica archangelica L.

Wurzel, selten Samen

Doldengewächse, Apiaceae

Wasserdampfdestillation

3 Jahre

nicht in der Sonne/ Solarium

schwere, würzig-holzige Duftnote

Frankreich

Was dem Asiaten der Ginseng, ist dem Mitteleuropäer die Engelwurz: Seit alters her wurde die kräftige Wurzel dieser anmutigen, bis zu zwei Meter hohen Pflanze frisch, getrocknet oder kandiert als allgemeines Stärkungsmittel nach schweren Krankheiten eingesetzt.

Das schwer und erdig duftende ätherische Öl bringt den heutigen Menschen, der (zu) kopflastig lebt, wieder auf den Boden der Wirklichkeit zurück. Ideal ist die Anwendung bei Schlafstörungen, Erschöpfung und Ängsten: Der Körper wird schwer, der Geist wird ruhig. Das Öl wirkt stabilisierend auf Psyche und Immunsystem. Angelikaöl nimmt man zudem bei Magenbeschwerden nervösen Ursprungs, sowohl in einer warmen Bauchauflage als auch fein dosiert innerlich eingenommen (1 Tropfen auf 10 ml Wodka und 2 ml Sanddornöl verschütteln, eine Woche lang dreimal täglich 5 Tropfen).

Angelikawurzelöl wirkt fotosensitivierend, darf also nicht vor dem Sonnenbad oder Solariumbesuch aufgetragen werden, bei Angelikasamenöl besteht diese Gefahr nicht.

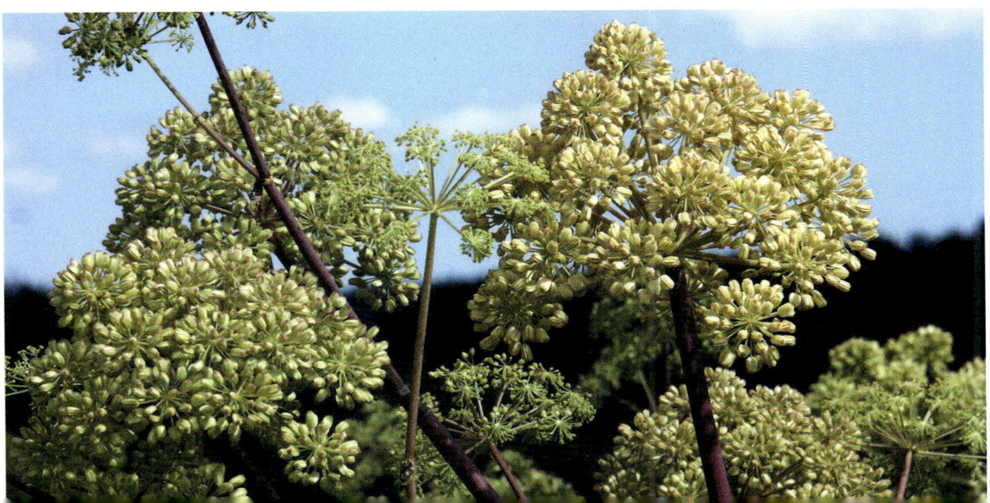

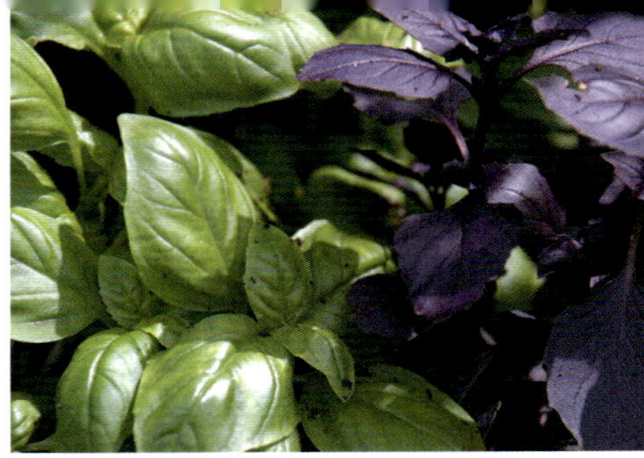

BASILIKUM Ⓜ

Das Anti-Stress-Öl | *Ocimum basilicum L.*

Kraut

Lippenblütengewächse, Lamiaceae

Wasserdampfdestillation

3 Jahre

nicht in der Schwangerschaft

krautig-würzige Duftnote

Frankreich

Kaum einer weiß, dass das Basilikum seine Urheimat in Indien hat, jeder assoziiert es mit Italien. Die Pflanze zeichnet sich durch eine Vielfalt an Arten aus, die in Farbe, Duft und Aussehen sehr unterschiedlich sind. Die zwei bekanntesten chemischen Leitsubstanzen (Chemotypen) des ätherischen Basilikumöles sind Linalool und Methylchavicol (Estragol), die in unterschiedlichen Anteilen den typischen Duft prägen. Estragol hat einen stark entkrampfend wirksamen Einfluss auf unser Nervenkostüm: Dieses extrem intensiv duftende Öl wird – stets sehr sparsam dosiert – bei Angst, nervöser Anspannung, Schlaflosigkeit und depressiver Verstimmung eingesetzt. Bei manchen Menschen hilft es vorzüglich gegen stressbedingte Migräne.

Piepegal-Prüfungsöl

- 4 Tropfen Limettenöl
- 1 Tropfen Pfefferminzöl
- 1 Tropfen Zitronenbasilikumöl

In 10 ml Jojobaöl geben und vor sowie während der Prüfung auf den Pulsbereich geben.

Der sanfte Linalool-Chemotyp eignet sich als schnelle Hilfe bei Schluckauf: Dafür 1 Tropfen des Öles auf 10 ml Ahorn- oder Agavensirup geben und davon bei Bedarf einige Tropfen im Mund zergehen lassen. Ein wunderbares Einsatzgebiet für Basilikumöl sind auch Prüfungssituationen oder Bewerbungsgespräche.

- Zitronenbasilikum ist eine besonders fein duftende Basilikumart. Dieses Öl eignet sich hervorragend für Mischungen, da es nicht so dominant ist wie die »echten« Basilikumöle.
- Tulsi, Tulasi oder Holy Basil (*Ocimum tenuiflorum L.*, früher: *Ocimum sanctum*) wird in Indien besonders verehrt und vielfältig eingesetzt.

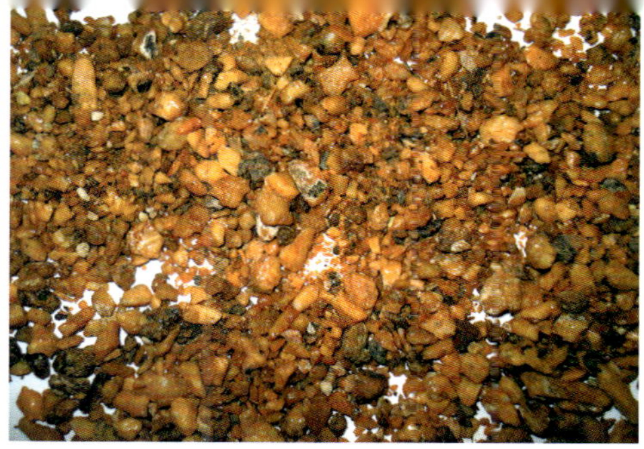

BENZOE ⓟ

Das Seelentrost-und-Wundheilungsöl |
Styrax tonkinensis (Pierre) Craib ex Hartwich ›Siam‹ Styrax benzoin Dryand. ›Sumatra‹

Harz

Storaxbaumgewächse, Styracaceae

Extraktion mit Lösungsmittel

5 Jahre

mild

balsamisch-vanillige Duftnote

Thailand/Vietnam

Wenn der bis zu 20 Meter hohe Benzoe-Baum aus dem tropischen Südostasien verletzt wird, sondert er ein nach Vanille duftendes Harz ab, das der schnellen Wundheilung dient. Es wurde seit Jahrtausenden als Weihrauch zu religiösen Zwecken geräuchert. In der Aromatherapie werden die Resinoide dieser Bäume verwendet, d. h., das Harz wird für die Therapie in Branntwein ausgezogen – es existiert also kein destilliertes ätherisches Öl. Wir erhalten darum eine recht klebrige Substanz, deren Name auch noch unangenehm mit Benzol, Benzin oder Benzoesäure assoziiert wird. Je nach Anbieter handelt es sich um eine zähe Masse oder ein stark in Alkohol verdünntes Produkt, welches dann besser zu handhaben ist. Es kann freilich auch selbst mit hochprozentigem Äthanol so weit verdünnt werden, dass es gut tropfbar wird. Nach dem Öffnen des Fläschchens sind die meisten Menschen jedoch entzückt über den wunderbaren Duft nach Plätzchen und Pudding.

Reizhusten-Stopper

- 2–3 gehäufte Esslöffel Zucker
- 3 Tropfen Benzoe
- 1 Tropfen Atlaszeder

In ein kleines Schraubglas geben, mit dem Zucker gut durchschütteln, damit sich alles gleichmäßig verteilt.

Bei trockenem und nicht aufhörendem Hustenreiz mehrfach tief einatmen, mindestens 5 Minuten lang. Insbesondere bei Kindern und sehr empfindlichen Menschen ist dies eine wertvolle Maßnahme vor dem Einschlafen.

Neben der Verwendung für Naturparfüms findet Benzoe ein dankbares therapeutisches Einsatzgebiet vor allem bei Hautproblemen: Trockene, aufgesprungene, ent-

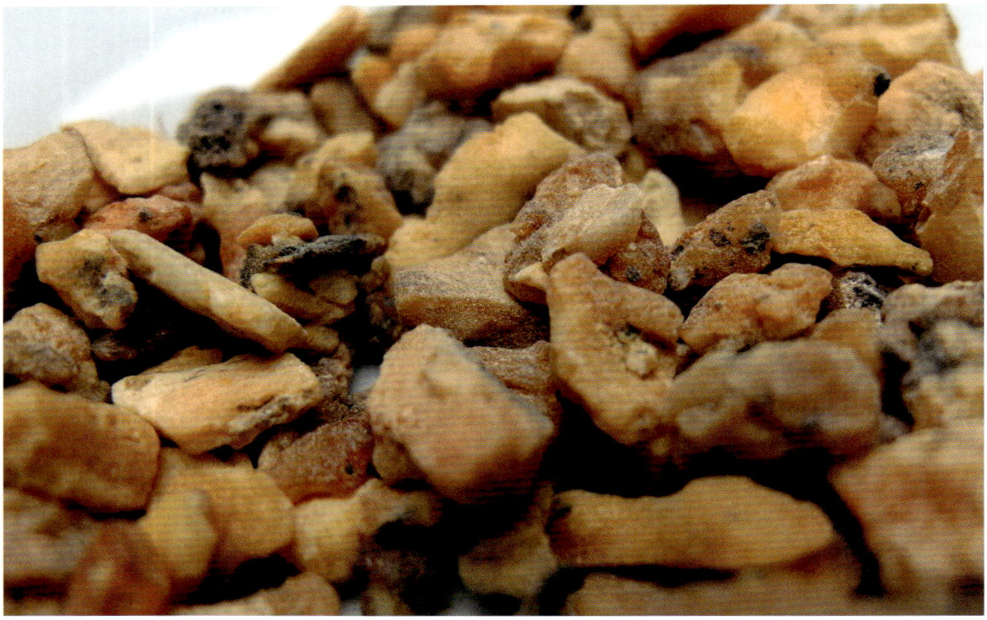

zündete Haut reagiert ausgezeichnet auf diesen natürlichen Wundheilungsbalsam, vor allem wenn es in Sheabutter eingearbeitet ist. Der amerikanische Autor James Duke schreibt dem Öl gute Eigenschaften gegen eitrige Hauterkrankungen zu, da Labortests gezeigt haben, dass es die Phagozytose anregt, also die Fresszellen im Blut aktiviert. Auch bei rheumatischen Schmerzen und bei schlechter Durchblutung eignen sich Auflagen mit Benzoe in Johanniskraut-Mazerat. Bei Erkältung, Asthma, Bronchitis und insbesondere bei trockenem Reizhusten hilft es in Inhalationen oder in Nasensalben.

Kinder können diesem heilenden Duft oft mehr abgewinnen als medizinisch riechenden Ölen.

Benzoe gehört in wärmend-tröstende Mischungen gegen Stressbeschwerden und Seelentiefs, denn es besteht größtenteils aus freier und gebundener Benzoesäure, welche eine deutlich regulierende Wirkung auf unsere »Happy-Botenstoffe« zeigen kann. Die Benzoesäure kommt beispielsweise auch in Heidelbeeren und Cranberrys vor. Sie wirkt gegen Pilze. Somit passt etwas Benzoe-Extrakt auch hervorragend in Anti-Pilz-Ölmischungen. Unverfälschtes Benzoe-Resinoid gilt als sehr hautverträglich, es ist aber beim Kauf auf zuverlässige Lieferanten zu achten. Die »Siam-Qualität« gilt als besonders fein im Duft (*Siam* ist der alte Name des Königreichs Thailand), die Sumatra-Qualität ist eher im Räucherwerk-Handel zu finden.

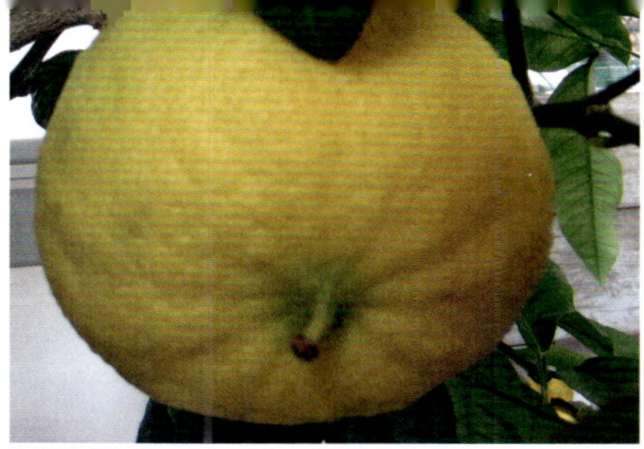

BERGAMOTTE ⓟ

Das Licht-Öl |
Citrus x bergamia Risso et Poit.

- Schalen der Früchte
- Rautengewächse, Rutaceae
- Raspeln/Pressung
- 3 Jahre
- nicht in der Sonne/Solarium
- frische oder zitronige Duftnote
- Süditalien

Der Duft von Bergamotteöl erinnert an Kölnisch Wasser, dessen wichtiger Bestandteil es auch noch heute ist.
Bergamotteöl ist viel länger haltbar als alle anderen Zitrusöle und ist vom Profil der Inhaltsstoffe dem Lavendelöl sehr ähnlich. Es zeichnet sich durch eine stark beruhigende Wirkung auf das zentrale Nervensystem aus, zudem hat es einen positiven Einfluss bei Depressionen (vor allem Winterdepression). In allen Situationen, in denen Entspannung, Ruhe, Klarheit und Gelassenheit gewünscht sind, sollte das Fläschchen mit Bergamotteöl nicht fehlen. Zudem wirkt es auf der Haut stark entzündungshemmend und zellregenerierend.

Gurgelkonzentrat Halswohl

- 1 Tasse Meersalz
- 1 Tropfen Bergamotteöl
- 1 Tropfen Zitronenöl
- 1 Tropfen Teebaumöl

In einem Schraubglas verschütteln und jeweils einen Teelöffel in ein Glas mit lauwarmem Wasser geben und damit gurgeln.

Bergamotteöl verdeutlicht das Prinzip »Licht und Schatten« sehr deutlich: Die »Licht bringenden« Qualitäten helfen bei Depressionen, jedoch führen sie im ultravioletten Licht zu Pigmentflecken und im schlimmsten Fall zu verbrennungsartigen Reizungen der Haut, manchmal erst 48 Stunden später. Nach der Anwendung muss mindestens vier Stunden mit dem Gang in die Sonne oder ins Solarium gewartet werden. Wenn man das Öl jedoch in der Duftlampe benutzt und in der Kosmetik entweder nur im Winter, in Abendprodukten oder in geringer Konzentration (maximal 0,4 Prozent), stellt es keinerlei Gefahr dar.

Zwei körperliche Beschwerden, die besonders gerne in der lichtarmen Winterzeit auftreten, sind auch gut mit Bergamotteöl zu behandeln: Halsschmerzen kann man durch rechtzeitiges Gurgeln mit Bergamottesalz, eine nahende Blasenentzündung durch ein Sitzbad mit diesem Salz oft aufhalten.

Bergamotteöl herzustellen, ist ein preiswertes Kinderspiel für Fälscher, sodass man auf verlässliche Lieferanten achten muss.

Es gibt eine Reihe guter Studien, welche die angstlösende und stimmungsaufhellende Wirkung von Bergamotteöl bei Tieren und Menschen belegen. Zudem existieren spannende Experimente zur antitumoralen Wirkung dieses eher preiswerten Naturduftes, jedoch nur an Zellkulturen: Krebszellen mögen Bergamotteöl gar nicht.

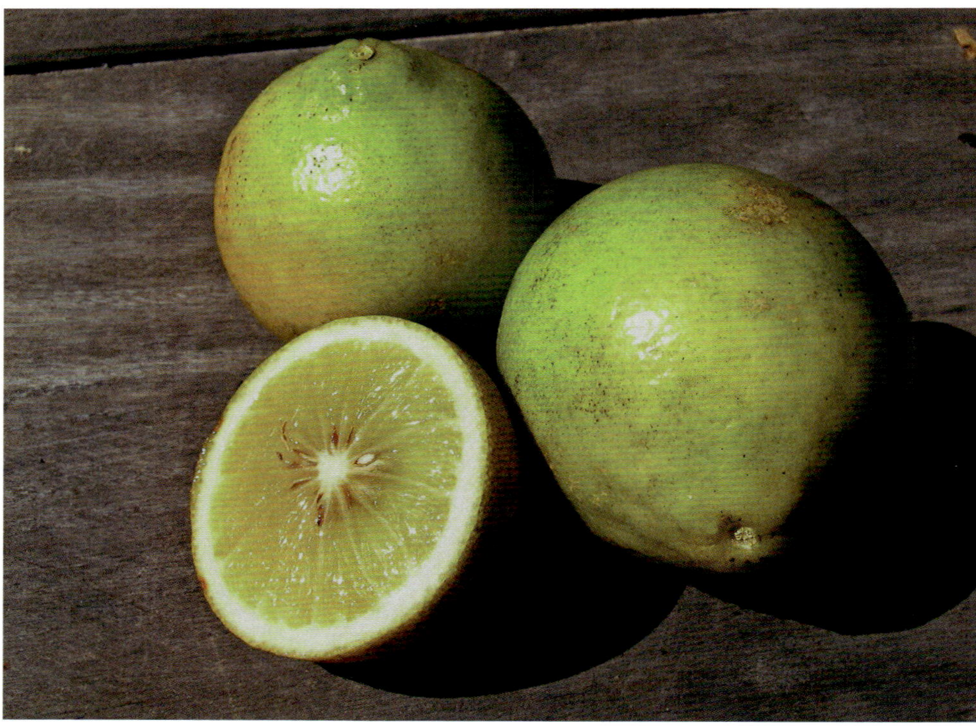

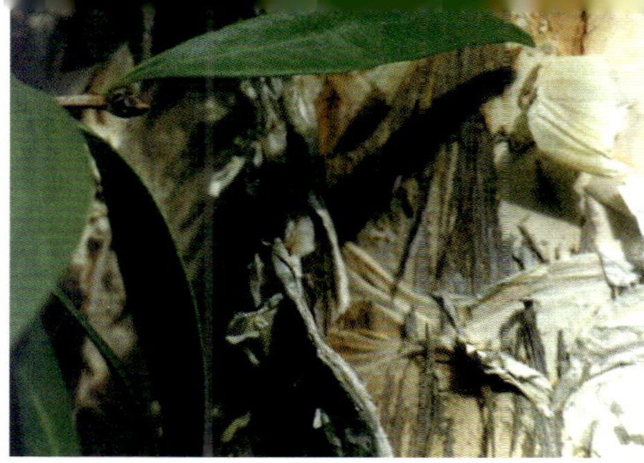

CAJEPUT Ⓟ

Das Kinder-Erkältungs-und-Antischmerz-Öl | *Melaleuca cajuputi Powell [auch Melaleuca leucadendra var. cajuputi L.]*

- Blätter/Zweige
- Myrtengewächse, Myrtaceae
- Wasserdampfdestillation
- 3–4 Jahre
- mild
- frisch-medizinische Duftnote
- Vietnam

Caju-puti heißt »weißer Baum« oder »weißes Holz« auf Malaysisch. Der bis zu 25 Meter hohe, schlanke Cajeput-Baum heißt im Englischen *paperbark tree* wegen seiner sich abschälenden Rinde: Sie steht wie Fetzen aus feinem Seidenpapier ab. Schon Anfang des 17. Jahrhunderts brachten die Holländer das Cajeputöl von ihren Kolonien in Ostindonesien mit nach Europa. Es war, wie auch das ätherische Öl des verwandten Niaouli-Baumes, ein Vorgänger der Antibiotika.

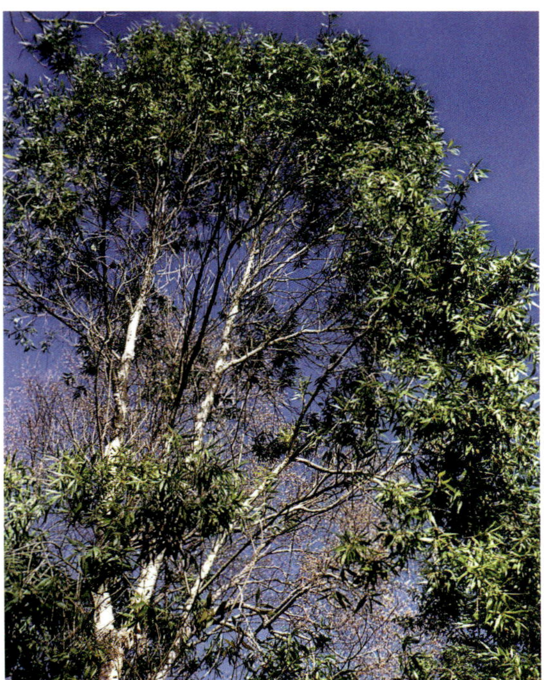

Wegen seines Gehalts an Eukalyptol von 45 bis 70 Prozent wird das fein und klar duftende ätherische Öl vor allem bei Erkältungskrankheiten eingesetzt. Seine unterstützende Wirkung bei der Behandlung von Krampfadern (auch Hämorrhoiden) wird darüber oft vergessen. Da es entzündungshemmend, schmerzlindernd und durchblutungsfördernd wirkt, setzt man es bei rheumatischen Schmerzen und Neuralgien ein, auch bei Ohrenschmerzen von Kindern hat es sich ausgezeichnet bewährt. Wegen der antiviralen Wirkung lässt es sich gut bei Herpes genitalis einsetzen.

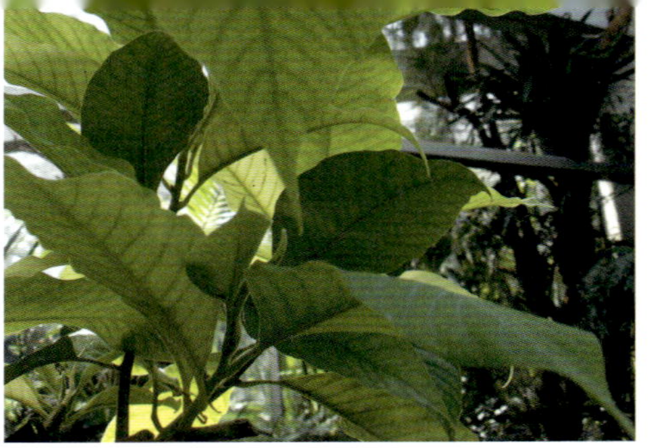

CHAMPACA Ⓟ

Das Samt-für-die-Seele-Öl | *Magnolia champaca (L.) Baillon ex Pierre, Magnolia x alba DC.*

Blüten

Magnoliengewächse, Magnoliaceae

Extraktion mit Lösungsmitteln

5–6 Jahre

mild

blumige Duftnote

Indien

Dieser Magnolienbaum aus dem tropischen Ostasien versorgt uns mit drei sehr unterschiedlich duftenden Ölen. Werden die Blüten mit Hexan extrahiert, gewinnt man das schwer blumig-sinnlich duftende Champaca-Absolue, das uns – wie viele Absolues – einen wahren Psychokick geben kann. Bei Überarbeitung, seelischer Abstumpfung und dem Verlust von Potenz und Libido kann eine regelmäßige Körperpflege mit diesem Duft zu neuer Kraft führen.

Werden die Blüten (meistens eher aus Michelia alba) dagegen mit Wasserdampf destilliert, nennen die meisten Firmen das Öl Magnolienblütenöl, das dann völlig anders duftet. Wird das Öl aus den Blättern destilliert, duftet es nicht nur wunderbar lavendelartig, sondern sorgt wie dieses auch für tiefe Entspannung.

Die enthaltenen stark entkrampfend wirkenden Buttersäureverbindungen müssen stark verdünnt werden. 1 Tropfen dieser drei Naturdüfte auf 20 ml Trägeröl reicht völlig aus. Buttersäure ist Bestandteil unseres GABA-Systems: An den entsprechenden Rezeptoren werden unser Entspannungszustand und unsere Stimmungslage reguliert. Dieses Molekül ist auch wichtig, damit wir gut schlafen können.

CISTROSE Ⓟ

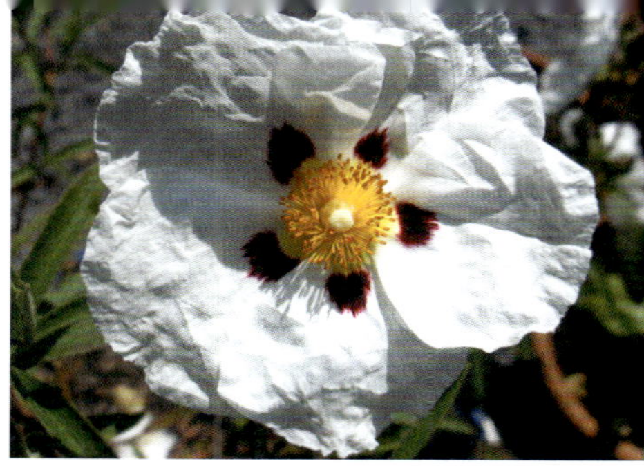

Das Anti-Trauma-Öl | *Cistus ladanifer L.*

- Blätter/Zweige
- Cistrosengewächse, Cistaceae
- Wasserdampfdestillation
- 3 Jahre
- mild
- balsamische Duftnote
- Portugal

Cistrose ist ein Kind der Hitze und Trockenheit: ein knochig und hager wirkender Strauch mit extrem zarten und vergänglichen Blüten. Der Cistrosenstrauch ist nicht mit der Rose verwandt, auch wenn die Blüten der rosa blühenden Art denen der Heckenrose ähneln. Er gehört zur großen Familie der Cistusgewächse, für die Duftstoffgewinnung verwendet man *Cistus ladanifer*.

Bei der Herstellung des Öles gibt es zwei Varianten: Beim »echten« Cistrosenöl werden die mit Harz gesättigten (»lackierten«) Blätter und Zweige destilliert. Bei der Extraktion der Harzklümpchen mit Hexan entsteht Labdanum-Resinoid.

Das sehr schwer duftende ätherische Öl, das Süßes und Erdiges in sich birgt, ist ein Entweder-oder-Öl: Entweder wird es geliebt oder eben nicht. Viele Menschen lehnen es bei den ersten Begegnungen ab. Es scheint so, als ob erst »fortgeschrittene Nasen« (und Psychen?) diesen Duft zu schätzen lernen.

Schnell-Helfer bei Blutungen

- 5 ml Lavendelöl
- 10 Tropfen Cistrose

Bei blutenden Wunden 1–3 Tropfen auf die Wunde geben, gegebenenfalls alle 3 Minuten wiederholen. Für diesen Einsatz sollte die Mischung nicht älter als eineinhalb Jahre sein. Bei Erstöffnung der beiden Öle daher Datum notieren.

Aufregend ist der Einsatz bei Schnittwunden: Man kann zusehen, wie stark blutende Wunden sich nach dem Auftragen von einem oder zwei Tropfen des reinen ätherischen Öles schließen und wie sie schnell verheilen. Schon bei Kindern ab drei Jahren kann es als Erste-Hilfe-Maßnahme lokal angewendet werden. Das Öl wirkt stark antiviral und wird deshalb in Frankreich bei »Kinderkrankheiten« eingesetzt (Windpocken, Röteln, Keuchhusten). Die Wirkung auf Multiple Sklerose soll auch sehr ermutigend sein. Es hilft zudem bei vegetativer Dystonie, wenn die Körpersysteme völlig aus dem Lot geraten sind.

Cistrosenöl ist ein wichtiges Öl in der Psycho-Aromatherapie, da es auch seelische Verletzungen und verborgene Bewusstseinsinhalte zu lösen vermag. Bei eher hoch dosierten Erste-Hilfe-Anwendungen gibt es damit erfahrungsgemäß keine Probleme. Sehr feine, hochverdünnte Anwendungen sollten nur bei einem bedingungslosen Ja zu diesem Duft erfolgen.

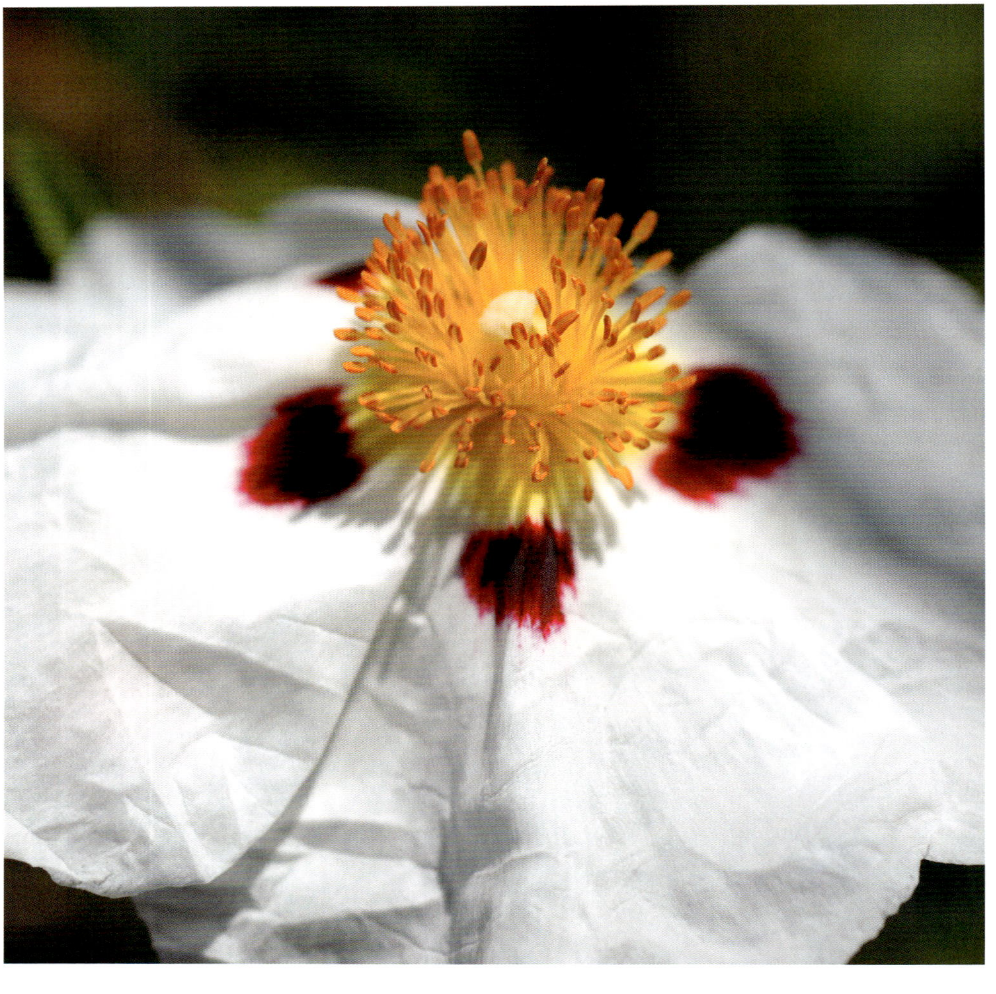

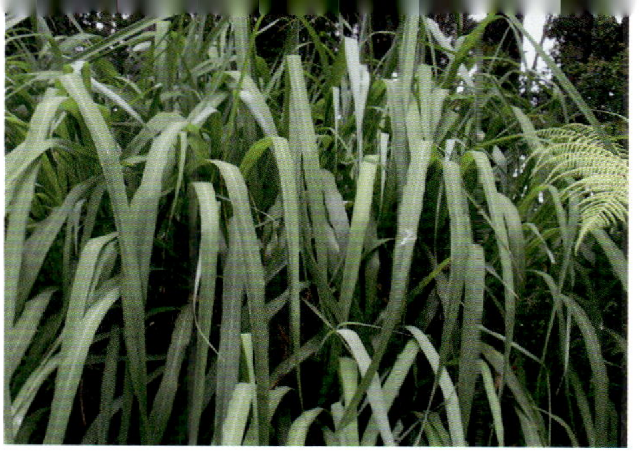

CITRONELLA Ⓟ

Das Anti-Insekten-Öl |
Cymbopogon nardus (L.) Rendle
Cymbopogon winterianus Jowitt

- Gras
- Süßgrasgewächse, Poaceae
- Wasserdampfdestillation
- 2 Jahre
- preiswert
- frische oder zitronige Duftnote
- Nepal/Vietnam

Dieses sehr preiswerte Öl aus einem tropischen Süßgras wird in der Therapie kaum angewandt, obwohl es – genau wie sein naher Verwandter, das Lemongrasöl – antiseptisch, vor allem gegen Viren, wirkt. Man benutzt es auch mit viel Erfolg zur Insektenabwehr, für diesen Zweck wird es häufig in kommerziellen Produkten eingesetzt. Citronellaöl aus Java (*C. winterianus*) duftet etwas würziger und enthält wesentlich mehr Citronellal als das Öl aus Sri Lanka (*C. nardus*). Aus diesem Molekül wird das nur in Spuren enthaltene Citriodol (p-Menthan-3,8-diol) synthetisiert. Es wirkt nachweislich stark als Insekten-Repellent.

Ade, Brummer

- 5 ml Citronellaöl
- 5 Tropfen Rosengeranie
- 5 Tropfen Atlaszeder
- 5 Tropfen Lavendel

Gut mischen, 25 (10) Tropfen dieser Grundmischung auf 50 g Kokosfett geben (gegebenenfalls vorher sanft schmelzen) und vor dem Spazierengehen einreiben, oder 5 Tropfen in einen Vernebler geben. (Die niedrige Verdünnung in Klammern ist für Kinder, Allergiker und Tiere geeignet.)

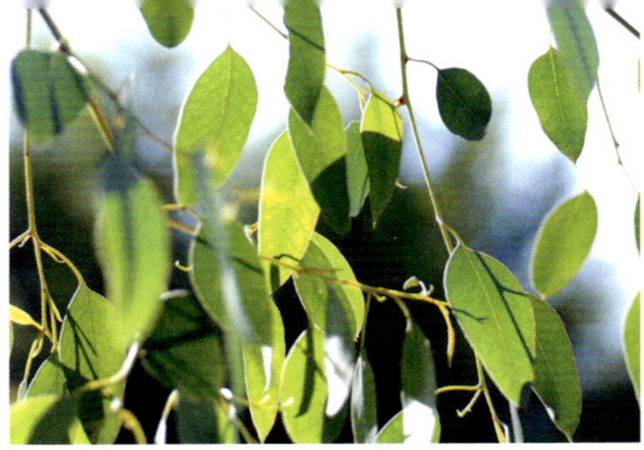

EUKALYPTUS Ⓜ

Das Schutzmantel-Öl | *Eucalyptus globulus Labill., Eucalyptus radiata Sieber ex DC., Eucalyptus smithii R. T. Baker*

- Blätter/Zweige
- Myrtengewächse, Myrtaceae
- Wasserdampfdestillation
- 2–3 Jahre
- preiswert
- frisch-medizinische Duftnote
- Südost-Australien/Portugal

Es gibt etwa 600 unterschiedliche Eukalyptusarten, seit einigen Jahren werden 113 Arten, darunter auch der Zitroneneukalyptus, der Gattung *Corymbia* zugeordnet (siehe nächste Seite). Der Gattungsname *Eucalyptus* kommt aus dem Griechischen und bedeutet »der Wohl-Umhüllte«. Dieser Name passt sehr gut zu den pharmazeutischen Eigenschaften: Eukalyptus hüllt den kranken Menschen schützend ein und hält ihm Viren und Bakterien vom Leib.

Auf den Eukalyptusöl-Fläschchen steht manchmal nach der Namensbezeichnung eine Prozentangabe, z. B. »Eukalyptus 85 %«. Das bedeutet nicht, dass das Öl mit einer anderen Substanz vermischt ist, sondern dass durch eine Nachdestillation die potenziell reizend wirkenden Monoterpene eliminiert wurden und der Gehalt an 1,8-Cineol (Eukalyptol) beispielsweise von 60 Prozent auf 85 Prozent angehoben wurde.

Das ätherische Öl von *Eucalyptus globulus* darf keinesfalls im Bereich der Nase oder der Brust von Babys angewendet werden, isoliertes Eukalyptol zum Inhalieren (z. B. in Soledum®) ist jedoch laut Beipackzettel ab dem Alter von zwei Jahren erlaubt. Generell verträglicher sind die ätherischen Öle von *Eucalyptus radiata* und *Eucalyptus smithii*, sie könnten für Kinder ab dem Kindergartenalter verwendet werden, der Einsatz vom sehr ähnlichen Cajeputöl hat sich jedoch als unproblematischer erwiesen.

Die Anwendung umfasst alle Erkrankungen der Atemwege: von leichten Erkältungen bis zur Nebenhöhlenentzündung, vor allem als Inhalation, in Bädern, warmen Kompressen oder als Einreibung auf dem Rücken. In der Duftlampe zur Luftdesinfektion kann Eukalyptusöl mit einem Öl aus Koniferen (Kiefer, Tanne oder Fichte) gemischt oder abwechselnd eingesetzt werden.

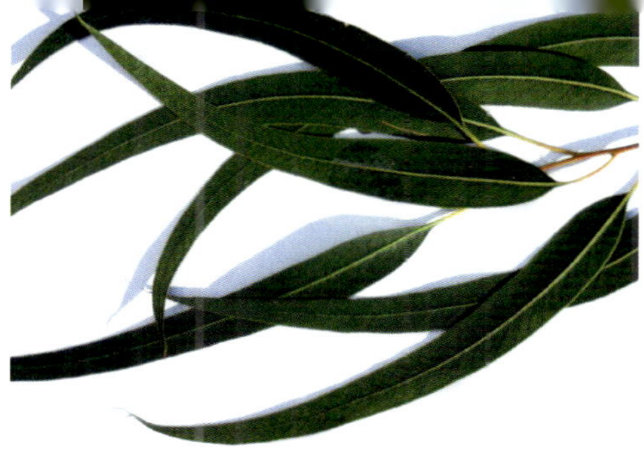

ZITRONEN-EUKALYPTUS Ⓟ

Das Kinder-Schutzengel-Öl |
Eucalyptus citriodora (Hook.) K.D.Hill
Eucalyptus staigeriana F. Muell. ex F.M.Bailey

- Blätter/Zweige
- Myrtengewächse, Myrtaceae
- Wasserdampfdestillation
- 2 Jahre
- kindermild
- frische oder zitronige Duftnote
- Brasilien

Einst spazierte ich durch eine brasilianische Plantage mit Zitroneneukalyptus-Bäumen, wie Ersterer manchmal genannt wird, und war überwältigt vom intensiv-zitronigen Duft, der an Zitronenmelisse erinnert. Deren ätherisches Öl besteht zu über 90 Prozent aus dem (in starker Verdünnung) entspannend und entzündungshemmend wirkenden Inhaltsstoff Citronellal, der wunderbar der Insektenabwehr dient, jedoch auch Viren in die Flucht schlagen kann. Auf einem weiteren Feld nebenan konnte ich *Eucalyptus staigeriana* bewundern, der dort zwecks einfacherer Ernte als Strauch gehalten wird. Das ätherische Öl aus seinen breiten Blättern duftet wunderbar frisch-fruchtig, es ist bei Kindern beliebt. Beide Öle können lethargische und geschwächte Kinder sanft aktivieren, ihnen Krankheitskeime vom Leib halten, ihre Fantasie wieder in Schwung bringen. Erwachsene mit entzündlichen Gelenken werden beide Zitroneneukalyptusöle schätzen: Wenn sie unter Knie-, Rücken- und auch Muskelschmerzen leiden, wird sie insbesondere *Eucalyptus staigeriana* »wohlumhüllen«.

Gelenke-Wohltat

- 2 Tropfen Zitroneneukalyptusöl
- 2 Tropfen Eucalyptus-staigeriana-Öl
- 2 Tropfen Eucalyptus-radiata-Öl
- 2 Tropfen Myrte-Anden-Öl
- 2 Tropfen Rosen-Absolue
- 50 ml Johanniskraut-Mazerat

Beide zitronenduftenden Eukalyptusöle sollten trotz guter Verträglichkeit gering dosiert werden (unter ein Prozent), dann wirken sie beruhigend und entspannend. Bei Überdosierung können Hautreizungen auftreten.

FENCHEL Ⓜ

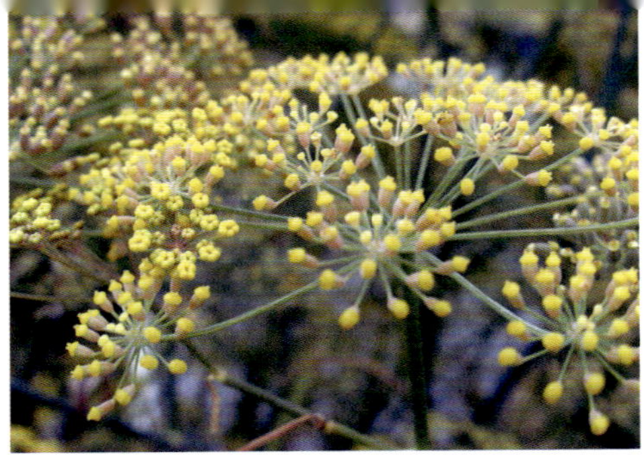

Das Anti-Blähungs-Öl | *Foeniculum vulgare var. dulce (DC.) Batt. et Trab.*

- Früchte (»Samen«)
- Doldengewächse, Apiaceae
- Wasserdampfdestillation
- 3 Jahre
- nicht in der Schwangerschaft
- krautig-würzige Duftnote
- Frankreich

Mit Fenchel machen die meisten von uns in einem sehr frühen Alter Bekanntschaft (ähnlich wie mit Kamille). Nicht nur beim Baby helfen Tee und Massagemischungen, Blähungen zu lösen und den unruhigen Geist zu entspannen, da die Inhaltsstoffe der Früchte (Samen) dieser Pflanze eine stark ausgleichende Wirkung auf das zentrale Nervensystem haben.

Der gebärenden Frau hilft das Öl, die Entbindung gelöster und leichter zu ertragen, die östrogenartige Wirkung macht sich auch in Milchbildungsöl bei schwachem Milchfluss nützlich. Wegen seines Bezugs zu den menschlichen Hormonrezeptoren sollte dieses Öl eher selten und wenn, dann zuverlässig unter zwei Prozent verdünnt bei hormonabhängigen Brustkrebserkrankungen verwendet werden.

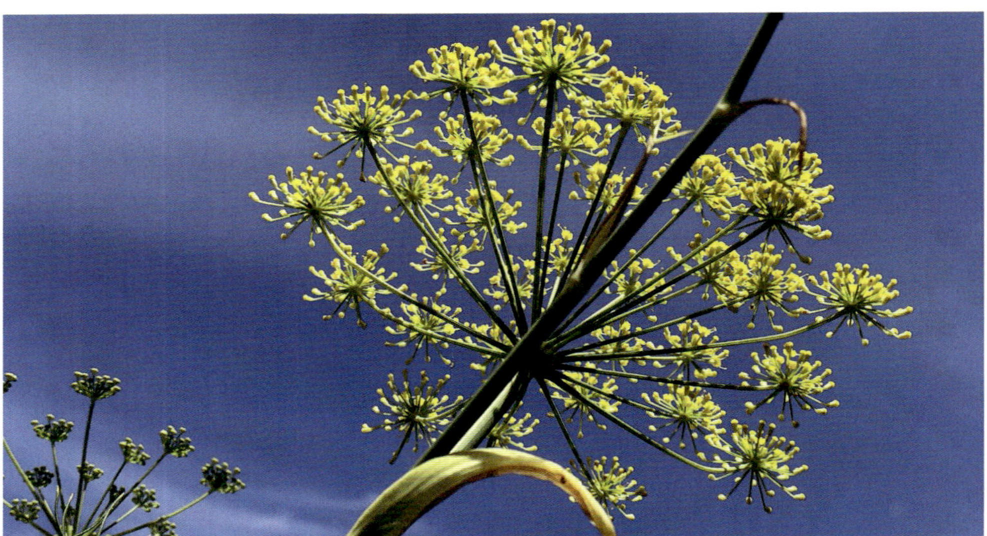

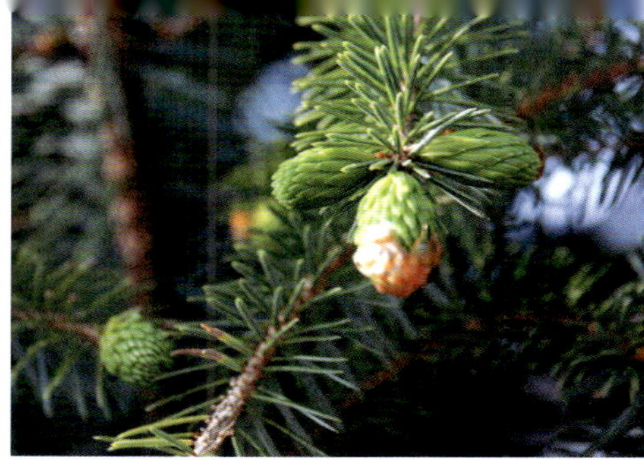

FICHTE Ⓟ

Das Sorgenfrei-Durchatmen-Öl | *Picea abies (L.) H.Karst oder Abies sibirica Ledeb.*

Nadeln/Zweige

Kieferngewächse, Pinaceae

Wasserdampfdestillation

1,5 Jahre

Vorsicht bei empfindlicher Haut

frisch-medizinische Duftnote

Sibiren

Anders als bei den auf den ersten Blick ähnlichen Tannen hängen bei den Fichten die reifen Zapfen herab und fallen als Ganzes ab. Zudem erinnert der lateinische Name an die pikenden spitzen Nadeln, die Nadeln der meisten Tannen sind abgerundet. Allerdings wird von manchen Firmen das Öl von manchen Tannen als Fichtennadelöl verkauft.

Durch den hohen Gehalt an entkrampfenden Estern (fast 40 Prozent) wirkt es besonders ausgleichend und entspannend, ideal für Menschen, denen der Alltagsstress die Luft zum Atmen nimmt.

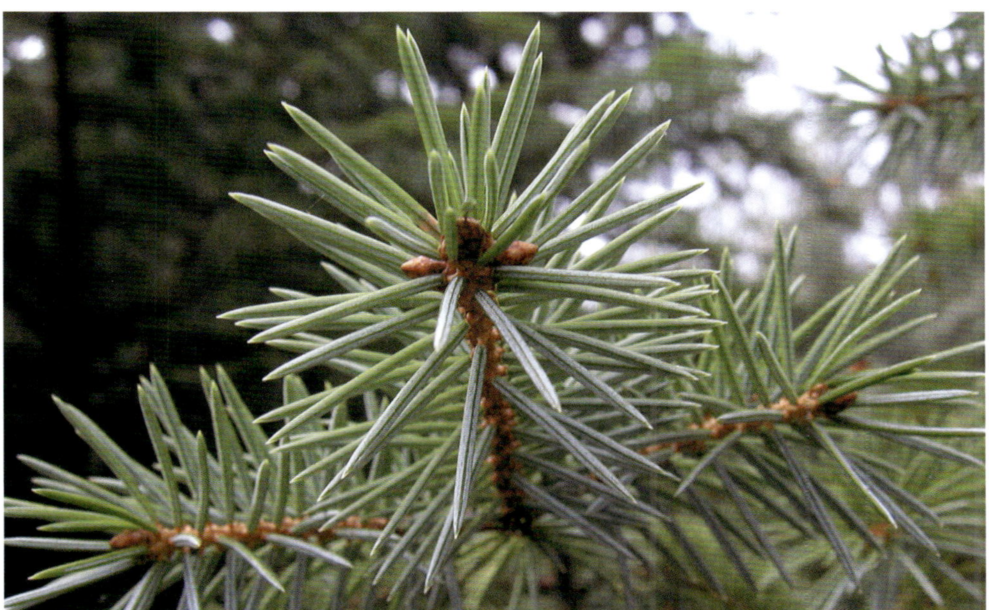

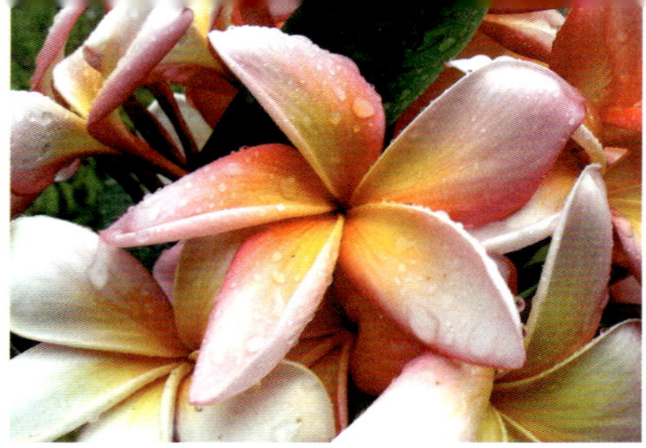

FRANGIPANI ⓟ

Das Exotik-und-Erotik-Öl | *Plumeria alba L.*

- Blüten
- Hundsgiftgewächse, Apocynaceae
- Extraktion mit Lösungsmitteln
- 5–6 Jahre
- mild
- blumige Duftnote
- Indien

Dadurch, dass es inzwischen so viele Wintergärten gibt, ist dieser in Indien und Südostasien beheimatete kleine Baum auch öfter in den Häusern unserer Gegend zu bewundern. Das Absolue dieses Gewächses duftet zwar längst nicht so betörend wie seine frischen weißen Blüten, doch in hoher Verdünnung als Parfüm oder Wohlfühlöl angewendet, kann es einen gedanklich in ferne Paradiese versetzen. Es ist nicht häufig erhältlich, obwohl es in der Psycho-Aromatherapie einen wertvollen Beitrag zur Stimmungsaufhellung leistet und bei Potenz- und Libidoverlust eingesetzt wird.

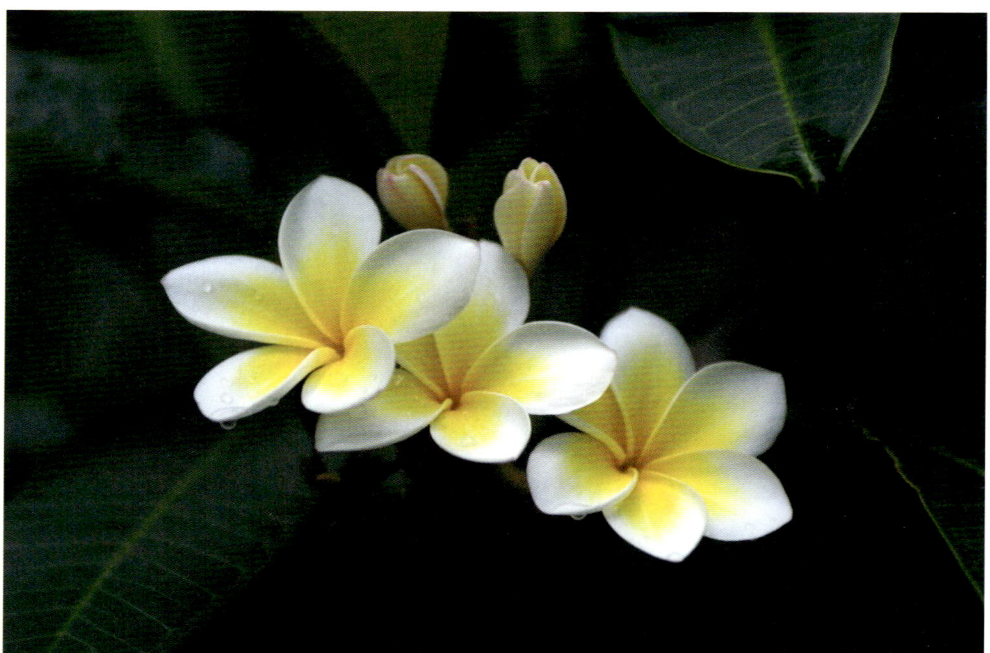

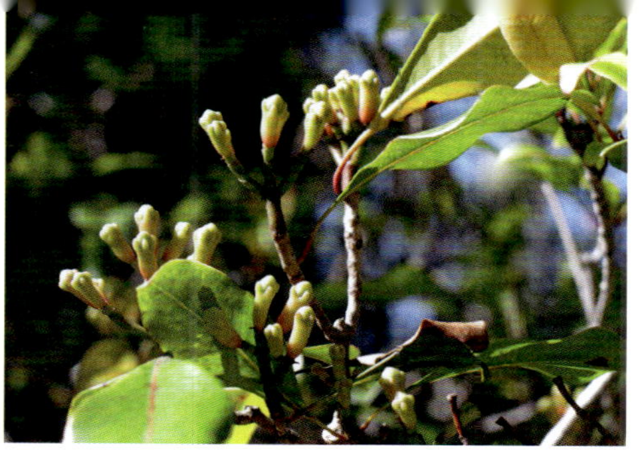

GEWÜRZNELKEN-BAUM Ⓜ

Das Kraftpaket-Öl | *Syzygium aromaticum (L.) Merr. et L.M. Perry (früher: Eugenia caryophyllata)*

- getrocknete Blütenknospen oder Blätter
- Myrtengewächse, Myrtaceae
- Wasserdampfdestillation
- 5 Jahre
- hautreizend
- krautig-würzige Duftnote
- Madagaskar/Sumatra

Im deutschsprachigen Handel befinden sich meistens zwei leicht unterschiedliche Gewürznelkenöle: aus den kurz vor dem Erblühen geernteten Knospen des Nelkenbaums und aus den Blättern. Nelkenknospenöl duftet durch einen Anteil von bis zu einem Viertel an Estern besonders fein und fast leicht blumig. Nelkenblätteröl duftet etwas stechender, ist auch preiswerter, jedoch weniger gut verträglich. Beide Öle wirken durch einen hohen Gehalt des Phenols Eugenol (70 bis 80 Prozent) stark antibakteriell, jedoch auch stark hautreizend, deshalb ist es wichtig, auf eine zuverlässige Verdünnung von maximal 2 Prozent zu achten. Die Ergiebigkeit bei der Destillation von beiden ist ungewöhnlich hoch (15 bis 18 Prozent).

Erkältungs-Abwehrbad

- 3 Tropfen Lavendelöl
- 1 Tropfen Gewürznelkenknospenöl
- 1 Tropfen Oreganoöl
- 1 Tropfen Thymian Ct.

Thymolöl in 2 Esslöffeln Honig emulgieren oder in 1 Tasse Meersalz gut verschütteln. Ein wenig sehr warmes Wasser dazugeben und alles gut auflösen, in einen Eimer halb voll mit warmem Wasser geben und die Füße darin 10 Minuten baden. Wer mag, kann für ein ansteigendes Fußbad auch nach und nach heißes Wasser nachgießen.

Nelkenknospenöl wirkt stark schmerzlindernd und erwärmend bei rheumatischen Schmerzen und verhärteter Muskulatur. Auch bei Bronchitis, Erkältung und Halsschmerzen und vor allen Dingen bei Mandelentzündungen wird es gerne verwendet (immer stark verdünnt). Es ist ein generell kräftigendes und stimulierendes Öl, das bei physischer und psychischer Erschöpfung sehr gut einsetzbar ist.

Bekannt ist die Anwendung der fast pfeffrig duftenden Öle in der Zahnheilkunde, da sie – nicht nur – im Mund betäubend wirken. Sie wirken zudem anregend und stärkend auf die Gebärmuttermuskulatur. Darum dürfen beide Nelkenöle in der Schwangerschaft nur in Ausnahmefällen und unter fachlicher Anleitung verwendet werden. Hebammen nutzen diese Wirkung jedoch gerne zur Einleitung einer verzögerten Geburt.

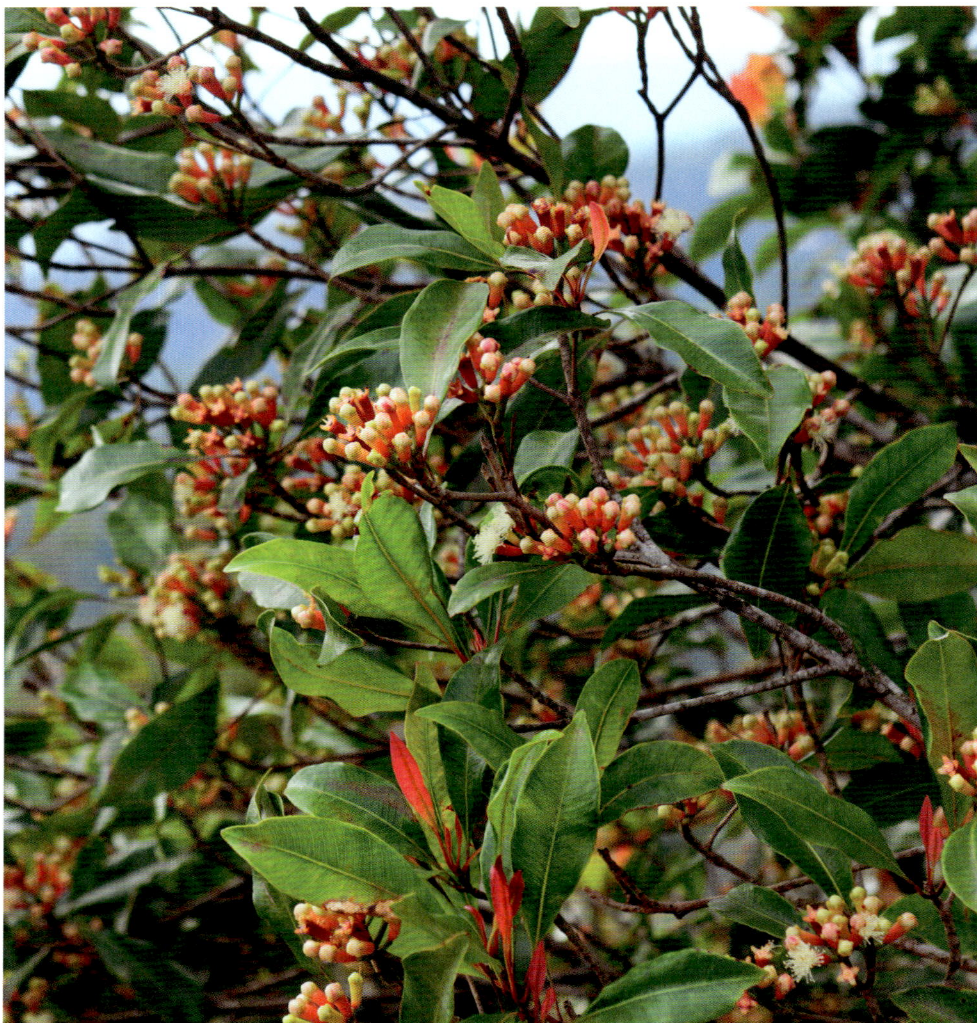

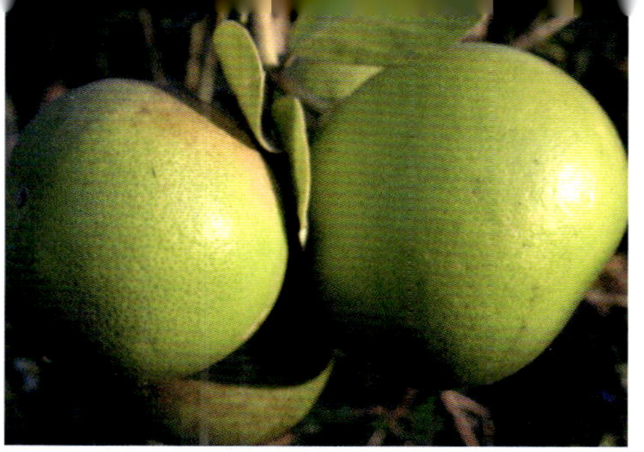

GRAPEFRUIT Ⓟ

Das Lächeln-macht-satt-Öl | *Citrus x paradisi Macfad.*

Schalen der Früchte

Rautengewächse, Rutaceae

Raspeln/Pressung

1,5 Jahre

mild

fruchtige Duftnote

Italien/Argentinien/Florida

Ein ungemein liebenswerter Duft, den niemand verwehren kann, vor allem die Menschen, denen Orange und Mandarine zu süß sind und Zitrone oder Limette zu sauer. Grapefruitöl kann appetitregulierend wirken und wird gerne zusammen mit Vanille zur Gewichtsreduktion eingesetzt. Der ungewöhnlich rund-harmonische Duft verführt die meisten Menschen zu einem überraschten Lächeln, das Schnuppern am Fläschchen vermittelt Zufriedenheit und Befriedigung.

Raumspray Klarheit und Neubeginn

- 50 ml Wodka oder Weizenkorn gut verschütteln mit:
- 10 Tropfen Bergamotteöl
- je 5 Tropfen Grapefruit-, Zitronen- und Limettenöl
- 2 Tropfen Myrten-(Anden-)Öl
- 2 Tropfen Magnolienblätteröl
- 2 Tropfen Wacholderöl
- 2 Tropfen Atlaszederöl

Noch schöner: Wie der amerikanische Geruchsforscher Dr. Alan Hirsch in einer Studie herausfand, werden Frauen, die nach rosa Grapefruit duften, von Männern um sechs Jahre jünger eingeschätzt.

Das Öl regt zudem die Entgiftung des Körpers an, da es den Lymphfluss stimuliert, und kann daher ideal gegen Cellulite und bei gestauter Haut eingesetzt werden.

Da Grapefruitöl relativ schnell oxidiert, muss das angebrochene Öl innerhalb von maximal zwei Jahren verbraucht werden bzw. es sollte dann nicht mehr auf der Haut angewendet werden. In der warmen Badewanne kann es besonders schnell die Haut reizen, fünf Tropfen können bereits zu viel sein.

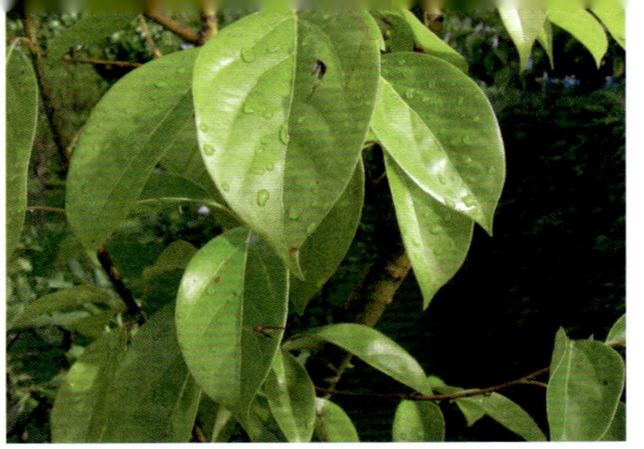

HO-BAUM (HO-BLÄTTER) Ⓟ

Das Bazillen-Schreck-Öl | *Cinnamomum camphora (L.) J.Presl Chemotyp Linalool*

- Zweige mit Blättern
- Lorbeergewächse, Lauraceae
- Wasserdampfdestillation
- 2–3 Jahre
- mild
- blumig
- China

Dieser Kampferbaum kann auch 1,8-Cineol (Eucalyptol) produzieren (siehe Ravintsara Seite 103), wenn er auf Madagaskar wächst. Aus den Zweigen des chinesischen »Ahnen« wird ein mildes und fein duftendes ätherisches Öl gewonnen, es ist reich an »Lavendel-Alkohol« (Linalool). Das ätherische Öl aus diesen Zweigen heißt dann Ho-Blätter-Öl, sein Duft erinnert an Rosenholzöl, beide Öle sind sehr ähnlich zusammengesetzt. Doch um Rosenholzöl zu gewinnen, wird der ganze Baum gefällt und ist verloren, für das Ho-Blätter-Öl werden nur die Zweige geschnitten, diese wachsen nach, der Baum ist nicht gefährdet. Soweit bekannt, wird niemals das Holz für dieses Öl verwendet, auch wenn die Bezeichnung manchmal verwirrend oder gar irreführend sein kann (»das Öl der Blätter vom Ho-Holz-Baum«).

Das Öl eignet sich hervorragend, um unterschiedlichste Infektionen bei empfindlichen Personen, von kleinen Kindern bis zu sehr alten Menschen, zu behandeln: egal, ob durch Bakterien, Viren oder Pilze verursacht. Es kann als Brustsalbe, Fußbad und im Riechstift eingesetzt werden, auch von kleinen Kindern und schwangeren Frauen.

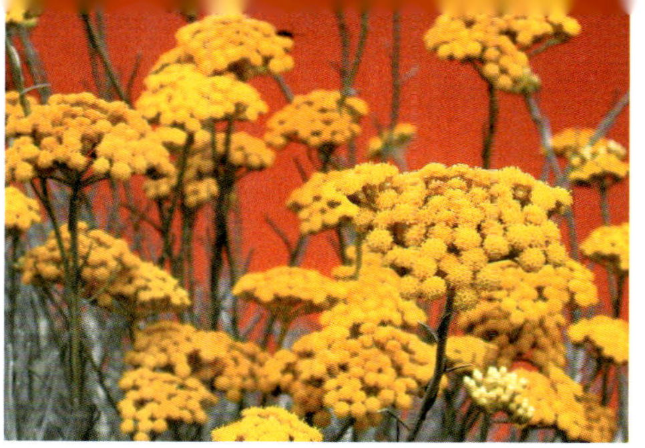

IMMORTELLE Ⓟ

Das Anti-Blaue-Flecken-Öl |
Helichrysum italicum (Roth) D. Don

- blühendes Kraut
- Korbblütengewächse, Asteraceae
- Wasserdampfdestillation
- 5 Jahre
- mild
- schwere, würzig-holzige Duftnote
- Südfrankreich

Der so kompliziert klingende wissenschaftliche Name beschreibt die eher unscheinbare Blüte dieses mediterranen Halbstrauches: Italienisches Sonnengold. Wie kleine Sonnen ragen im Hochsommer die gelben Strohblümchen aus lavendelartigem grauen Laub, dessen Duft der Pflanze einen weiteren Namen verlieh: Currykraut.

Anti-Blaue-Flecken-Öl

- 10 ml Johanniskraut-Mazerat
- 5 Tropfen Immortellenöl
- 10 Tropfen Lavendelöl (oder auch Lavandinöl)

Das ätherische Öl duftet eigentümlich würzig und warm nach Honig. Es zeigt eine der sichtbarsten Wirkungen, die in der Aromatherapie beobachtet werden kann: Es wirkt Hämatomen entgegen, sogenannten blauen Flecken. Auch zunächst unsichtbare Sportverletzungen (Prellungen, Zerrungen, Verstauchungen) sollten so schnell wie möglich mit einigen Tropfen puren Immortellenöles behandelt werden, die betroffenen Stellen schwellen dadurch nicht so stark an und es entstehen weniger starke oder sogar keine Schmerzen. Immortelle ist ein Öl, das in keinem Haushalt mit Kindern oder Senioren und in keiner Sporttasche fehlen sollte. Da das Öl inzwischen sehr teuer ist, kann genauso gut das hocheffektive, idealerweise gekühlte Immortelle-Hydrolat eingesetzt werden.
Auch bei seelischen Verletzungen hilft eine langfristige Behandlung mit diesem (dann hochverdünnten) Öl. Mit einem Blütenduft und etwas Mandarinen- oder Grapefruitöl kann diese Mischung für Bäder, Körperöl und Duftlampe verwendet werden; ideal auch für Menschen mit Hautproblemen durch psychische Belastungen.
Von den circa 500 Immortelle-Arten werden nur vier therapeutisch genutzt.

INGWER(WURZEL) Ⓜ

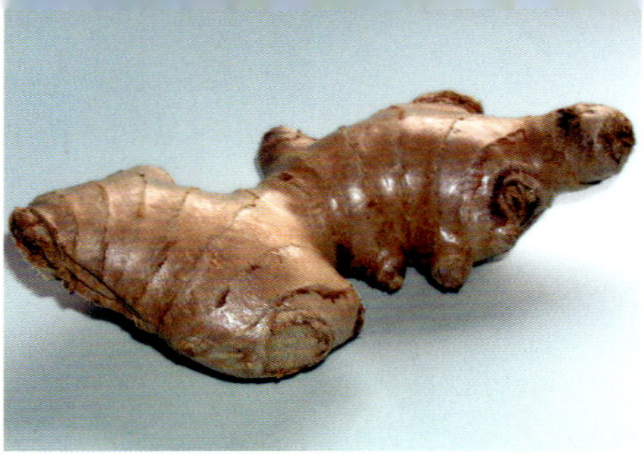

Das Anheiz-Öl | *Zingiber officinale Roscoe*

Rhizom

Ingwergewächse, Zingiberaceae

Wasserdampfdestillation oder Co_2-Extraktion

5 Jahre

Extrakt hautreizend

schwere, würzig-holzige Duftnote

Sri Lanka/Madagaskar

Das ätherische Öl des Ingwers ist ein Geschenk für alle »Frostbeulen« dieser Welt. Was aber genauso wichtig ist: Es ist ein Cocktail aus Sesquiterpenen. Das sind das Immunsystem regulierende Inhaltsstoffe, die in dieser Menge nicht in vielen Ölen vorkommen. In der Aromatherapie unterscheiden wir das milde aus den getrockneten Rhizomen destillierte ätherische Öl vom feurig-scharfen Öl, welches durch CO_2-Extraktion gewonnen wird. Hiermit muss extrem vorsichtig umgegangen werden, da es die Schleimhäute angreift.

Für Therapiezwecke verdünnen wir Ingweröl am besten mit nativem Sesamöl. Soll eine lang anhaltende Wirkung auf das Immunsystem erreicht werden, verwendet man nur etwa 1 Tropfen auf 10 ml Träger-Öl. Dazu noch 1 bis 2 Tropfen Zitronenschalenöl, und fertig ist ein Körperöl für jeden Herbstmorgen, da es den Körper »winterfest« machen kann (abends könnte es zu anregend wirken).

Ingwerwurzel-Extrakte sind sehr hilfreich bei Reiseübelkeit. Außer Fertigpräparaten aus der Apotheke kann ein selbst befüllter Riechstift mit ca. 5 Tropfen Ingweröl im Gepäck auch bei akuten Fällen helfen, oder einfach auf ein Taschentuch geben und einige Minuten lang langsam tief einatmen.

Da das Öl schmerzstillend wirkt, kann es bei Verstauchungen oder Zerrungen in Rosen-Hydrolat verschüttelt werden. Dann einfach die schmerzende Stelle damit besprühen. Es wirkt zudem entzündungswidrig, sodass wir hier auch ein Mittel an der Hand haben, wenn uns die Erkältung gepackt hat.

Das destillierte Öl ist sehr gut verträglich, der Duft ist jedoch zu kräftig für Kinder. Da es keine toxischen Inhaltsstoffe enthält, zählt es zu den sicheren ätherischen Ölen. Lediglich Menschen mit Blutgerinnungsstörungen (oder unter Medikation mit Aspirin, Marcumar etc.) sollten es nur gelegentlich anwenden.

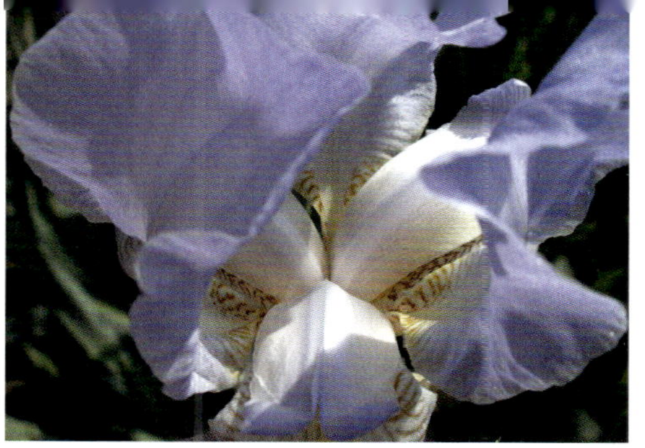

IRIS Ⓟ

Das Seelen-Öl | *Iris x germanica var. florentina (L.) Dykes, Iris pallida Lam.*

- Rhizom
- Schwertliliengewächse, Iridaceae
- Wasserdampfdestillation
- 5–6 Jahre
- kostbar
- blumige Duftnote
- Frankreich/Norditalien

Die Göttin des Regenbogens stand Patin für eines der teuersten destillierten Öle, das zwar blumig nach Veilchen duftet, jedoch aus den Rhizomen dieser blass-himmelblau blühenden Schwertlilienart gewonnen wird. Die knolligen Wurzeln duften im frisch geernteten Zustand überhaupt nicht fein. Erst nach einem langjährigen und aufwendigen Prozess ist das fertige Produkt entstanden – mit einem Preis von bis zu 170 Euro pro Milliliter. Bei manchen Firmen kann man das Öl preiswerter in Weingeist oder Jojobaöl verdünnt erwerben – ca. einprozentig verdünnt, kommt der schöne Veilchenduft ohnehin erst zur Geltung. Die eher unspektakulär duftenden Absolues sind deutlich billiger, ihr Duft ist jedoch in keiner Weise vergleichbar mit dem ätherischen Öl.

Herzbutter

- 30 g schonend raffinierte Sheabutter
- 1 Tropfen Irisöl
- 5 Tropfen Vanille-Extrakt

Vorsichtig zusammen schmelzen.

Irisöl spricht stark die Psyche an, man könnte es Neubeginn-Öl nennen, da es psychotherapeutische Heilungsprozesse unterstützt. Es wirkt zudem beruhigend, ausgleichend, stimmungsaufhellend und erdend, ohne schwer zu sein. Bei Angst und Niedergeschlagenheit sollte man das verdünnte Öl wie ein Parfüm anwenden oder etwas »Herzbutter« auf den Solarplexusbereich (oder auf das Dekolleté) reiben. In der Sterbebegleitung hat es inzwischen seinen ganz wichtigen Platz gefunden, denn der letzte Weg kann unter diesem Duft gelöster und friedlicher gegangen werden.
Auf der körperlichen Ebene wirkt es sehr stark schleimlösend, hilft also bei schweren Bronchitiden und unterstützt die Heilung bei Asthma, Keuchhusten und Nebenhöhlenentzündungen.

JASMIN Ⓟ

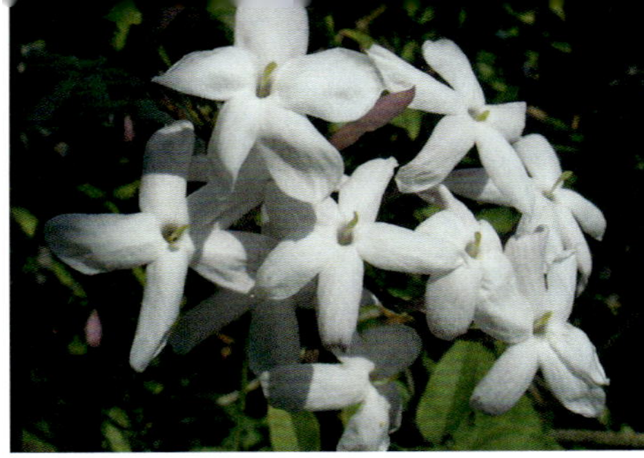

Das Hingabe-und-Loslassen-Öl |
Jasminum grandiflorum L.

- Blüten
- Ölbaumgewächse, Oleaceae
- Extraktion mit Lösungsmitteln
- 5–6 Jahre
- mild
- blumige Duftnote
- Ägypten/Indien/Südfrankreich

Als ich Ende der Achtzigerjahre mein Diplom zur Aromatherapeutin machte, war die Verwendung von Absolues in der therapeutischen Arbeit noch tabu. Das lag vermutlich daran, dass es in Großbritannien damals keine ordentlich rückstandskontrollierten Absolues gab. Heute möchte wohl kaum noch jemand die Absolues missen, gerade in psychotherapeutischen Behandlungssituationen.

Jasminöl wurde traditionell durch das aufwendige Verfahren der Enfleurage, einer Art Mazeration in Fett, gewonnen. Dieser feine Duft ist kaum noch erhältlich. Es gibt auch Jasmin-Attars, dafür werden die Jasminblüten destilliert und der entstehende Hauch von Öl wird sogleich in bereitgestelltem Sandelholzöl gebunden. Für das durch Hexan-Extraktion gewonnene Absolue benötigt man etwa acht Millionen Blüten, die im Morgengrauen gepflückt werden müssen.

Der unvergleichbare Cocktail an aromatischen Estern garantiert eine stark entkrampfende und stimmungsaufhellende Wirkung, die beispielsweise in sehr angespannten Geburtssituationen sogar zur Schmerzlinderung beitragen kann. Aber schon lange vorher kann dieses Öl Loslassen und Hingabe fördern, unterdrückte Gefühle zulassen helfen und Liebe und Vertrauen wecken. Araber und Inder schätzen den Duft der Blüten, die sich oft um ihre Häuser ranken und der nachts auch ihre Schlafgemächer beduftet, als Aphrodisiakum.

Übrigens ist der bei uns wachsende »Sommerjasmin« (*Philadelphus*) kein echter Jasmin. Die Jasminarten, aus denen Absolues hergestellt werden, brauchen ein gleichmäßig heißes Klima.

- *Jasminum sambac (L.) Aiton* ist der Duft, der dem Jasmintee sein Aroma gibt, das Absolue wird für die gleichen Indikationen eingesetzt.

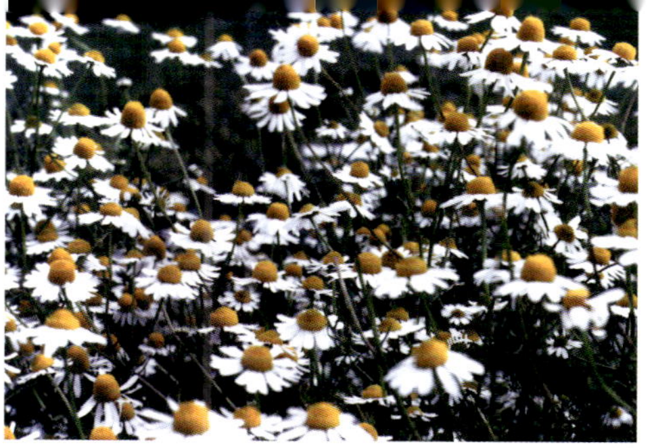

DEUTSCHE KAMILLE (BLAU) Ⓟ

Das Zurück-zum-Zentrum-Öl | *Matricaria recutita L. (früher: Chamomilla recutica)*

- Blüten
- Korbblütengewächse, Asteraceae
- Wasserdestillation oder CO_2-Extraktion
- 3–4 Jahre
- kostbar
- krautig-würzige Duftnote
- Bayern/Frankreich/Ägypten

Die Kamille ist eine der bekanntesten und am besten erforschten Heilpflanzen. Wenn man weiß, dass der Name *Matricaria* von *Matrix* (Gebärmutter) kommt, ahnt man, dass dieses weitverbreitete Kraut so etwas wie ein Mutter-Kind-Öl liefern könnte. Tatsächlich ist es ein typisches Kinderöl: vor allem zur Beruhigung, zum Entkrampfen nicht nur des Bauches, gegen Zahnungsbeschwerden sowie auch aufbauend bei der Entdeckung neuer Situationen.

Das stark entzündungshemmend und wundheilend wirksame Azulen, das dem Öl die tintenblaue Färbung gibt, entsteht bei der Destillation der Pflanze. Weitere Sesquiterpene wirken überzeugend bei vielen Formen von chronischen Erkrankungen, vor allem bei solchen, die mit Entzündungen verbunden sind, und solchen, bei denen die Psyche stark durchhängt. Auch allergische Prozesse können durch das Öl stabilisiert werden. Die angeblichen Allergien gegen Kamille entstehen durch Verunreinigungen der Zubereitungen. Man sollte auch nur bestens geprüfte Biotees oder Apothekenware verwenden, und das auch nur für maximal drei Wochen am Stück (wie bei allen pflanzlichen Heilprodukten). Und man sollte natürlich auch nie billiges Kamillenöl an seine Haut lassen.

Echtes Kamillenöl bester Herkunft ist ausgezeichnet verträglich, wenn keine bereits vorhandene Sensibilisierung stattgefunden hat; es ist sehr teuer – insbesondere jenes aus Bayern – und sollte auch wegen seiner sehr intensiven therapeutischen Wirkung immer stark verdünnt werden (unter ein Prozent).

Kamillenprodukte gelten bei klassischen Homöopathen als Antidot. Wenn man jedoch zwischen der Einnahme von Homöopathika und der Anwendung von Kamillenöl mindestens eine halbe Stunde verstreichen lässt, gibt es laut der Erfahrung von Therapeuten, die beide Richtungen praktizieren, keine negativen Reaktionen.

RÖMISCHE KAMILLE Ⓟ

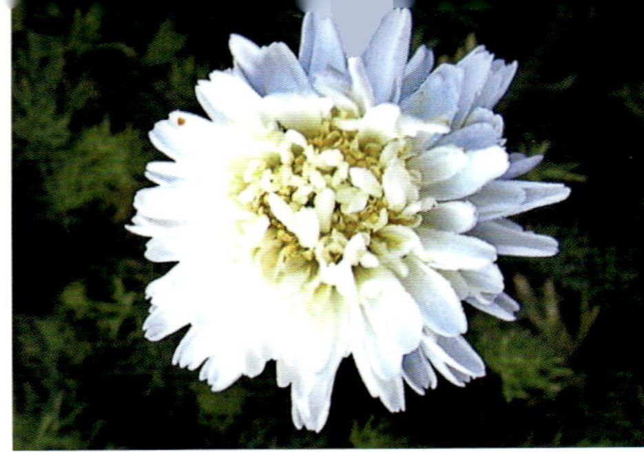

Das Psyche-steht-auf-Öl | *Chamaemelum nobile (L.) All. (früher: Anthemis nobilis)*

Blüten und Kraut

Korbblütengewächse, Asteraceae

Wasserdampfdestillation

3–4 Jahre

kostbar

fruchtige Duftnote

Frankreich/Italien

Die zur Destillation verwendeten Blütenköpfchen dieser Kamillenart sehen meistens anders aus als die der deutschen Kamille: Sie haben weiße, buschige Blüten, ohne den bekannten gelben »Fleck« in der Mitte. Zudem wächst diese Kamillenart oft rasenartig flach und wird darum gerne für Duftrasen verwendet. Das Kraut duftet intensiv fruchtig, apfelartig und sieht zart und verletzlich aus, doch ich bin beim Jäten dieses weitverbreiteten Unkrauts in meinem Garten immer wieder erstaunt, wie hartnäckig-fröhlich sich diese Pflanze ausbreitet.

Das ätherische Öl wird oft zur ähnlichen Verwendung empfohlen wie das Öl der blauen Kamille, jedoch hat die Stammpflanze nicht nur einen ganz anderen Gattungsnamen, sondern ihr Öl hat keinen oder nur minimalen Gehalt an Azulen und anderen Sesquiterpenen, sodass die umseitig beschriebene Wirkung nicht vorhanden ist. Dafür wirkt es durch ein Gemisch von bis zu 85 Prozent langkettiger Ester ungewöhnlich stark entspannend auf die Psyche und auf das zentrale Nervensystem. Ich habe gesehen, wie Menschen, die durch widrige Lebensumstände klein und mutlos wurden, mithilfe dieses Öles innerlich wuchsen und sich nicht mehr unterkriegen ließen. Es ist ein gutes Öl für gemobbte Kinder in der Schule und geplagte Menschen an unsicheren Arbeitsplätzen.

In der Menopause kann es zusammen mit Salbei, Neroli und Geranie zur Stabilisierung von Körper und Psyche verwendet werden. Es wird zur entspannenden Vorbereitung auf chirurgische Eingriffe benutzt und bei nervösem Asthma sowie Schockzuständen eingesetzt.

Durch seinen möglichen Gehalt an Spuren von Anthecotuliden kann es bei ganz empfindlichen Personen allergieauslösend wirken, dann sollte es besser nur in der Duftlampe verwendet werden (ein Tropfen genügt!).

KARDAMOM Ⓟ

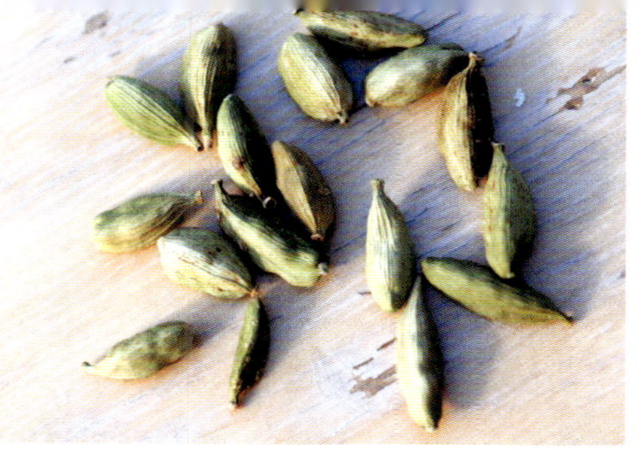

Das Mund-und-Magen-Öl |
Elettaria cardamomum (L.) Maton

- Samen
- Ingwergewächse, Zingiberaceae
- Wasserdampfdestillation
- 3–4 Jahre
- mild
- frisch-medizinische Duftnote
- Sri Lanka

Nach Safran und Vanille gehört Kardamom zu den teuersten Gewürzen der Welt. Dennoch ist in den Arabisch sprechenden Ländern und auch im gesamten indischen Raum eine gute Küche ohne das aromatische Gewürz undenkbar.
Die ingwerähnliche Pflanze an sich ist unauffällig, dafür sind ihre Blüten spektakulär. Das ätherische Öl aus den hoch aromatischen eckigen Samen wird jedoch in Europa genauso selten eingesetzt wie das Gewürz. Es duftet durch seinen Gehalt an Eucalyptol (von bis zu 50 Prozent) frisch und auch leicht kampferig.
Die gleichzeitig entspannende Wirkung des Kardamomöls geht von seinem Anteil an Estern aus, der bis zu 50 Prozent beträgt. Es ist eines der besten Öle zur Prüfungsvorbereitung und für Situationen, in denen hohe Konzentration gefordert ist. Das Kauen von Kardamomsamen sowie das Ölziehen oder Gurgeln mit dem ätherischen Öl erfrischt den Mund und soll auch schützend vor Kariesbakterien wirken.

Atemgold Mundwasser

- 25 ml Wodka
- 25 ml Pfefferminz-Hydrolat
- 1 TL Xylitol (Birkenzucker)
- 2 Tropfen Kardamomöl

Alle Zutaten gut miteinander verschütteln, auch vor jeder Anwendung: 1 EL davon in ein kleines Glas Wasser geben und den Mund gut durchspülen.

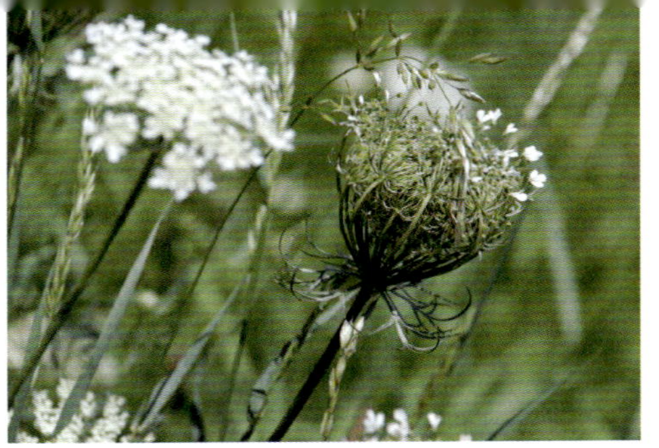

KAROTTENSAMEN Ⓟ

Das Strahlende-Haut-Öl | *Daucus carota L.*

- Früchte (»Samen«)
- Doldengewächse, Apiaceae
- Wasserdampfdestillation
- 3 Jahre
- mild
- schwere, würzig-holzige Duftnote
- Frankreich

Von allen schweren Düften, die beruhigend wirken und zudem wertvoll für die angegriffene Haut sind, ist dieses das nachhaltigste ätherische Öl. Denn es wird aus den winzigen stacheligen Samen dieses überall freizügig wuchernden »Unkrautes« destilliert.

Auch wenn der erdige Duft dieses nicht sehr bekannten Öles nicht gerade an Schönheitssalon und Luxuscreme erinnert, ist es eines der wichtigsten Öle mit pflegender, verjüngender und faltenglättender Wirkung. Bei Hautkrankheiten wie Ekzemen und Psoriasis wirkt es sehr stabilisierend. Es kann ausgezeichnet zur Pflege von Narben, zur Prophylaxe gegen Wundliegen (Decubitus) und Wundreiben (Intertrigo) und zur Pflege von künstlichen Ein- und Ausgängen in den Körper eingesetzt werden.

Samthaut-Luxusöl

- 10 ml Arganöl
- 10 ml Wildrosenöl
- 10 ml Chiasamenöl
- 10 Tropfen Sanddornöl
- 2 Tropfen Karottensamenöl
- 2 Tropfen Amyrisöl (oder Sandelholzöl)
- 2 Tropfen Neroliöl
- 2 Tropfen Osmanthus-Absolue
- 1 Tropfen Ylang-Ylang-Öl

Alle Zutaten in einem Braunglasfläschchen mischen und die Haut zweimal täglich damit verwöhnen.

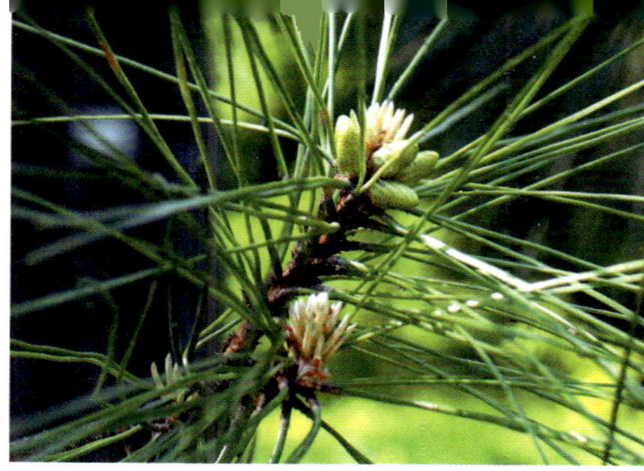

KIEFER ⓟ

Das Waldbaden-Öl | *Pinus sylvestris L.*

- Nadeln
- Kieferngewächse, Pinaceae
- Wasserdampfdestillation
- 1,5 Jahre
- mild
- frisch-medizinische Duftnote
- Frankreich/Österreich

Die Gattung Pinus ist mit über 100 Arten die größte und am weitesten verbreitete Koniferengattung. Die anmutige Waldkiefer wird auch Kienbaum, Föhre oder Forche genannt. Kiefernnadelöl schützt und wärmt in der wechselhaften Übergangszeit unsere Atemwege. Es wirkt schleimlösend bei allen Erkältungssymptomen und eignet sich hervorragend zur Inhalation und Raumbeduftung, auch in Zimmern von Kleinkindern. Die Inhaltsstoffe besitzen zudem eine hohe antioxidative Wirkung, sodass die Selbstheilungskräfte des Körpers unterstützt werden. Das im Öl enthaltene Bornylacetat sorgt für wohlige Entspannung und ruhigen Schlaf. Kiefernöle wirken außerdem schmerzlindernd, sodass sie ideal bei rheumatischen Beschwerden sind: zehnprozentig in Johanniskraut-Mazerat die betroffenen Stellen satt damit einreiben und warm abdecken. Ihre deutliche Wirkung bei Gelenk- und Muskelschmerzen wurde früher gerne mit Kortison-Einreibungen verglichen.

Zwei Verwandte des Baumes, Zirbelkiefern und Latschenkiefern, dürfen nur in Absprache mit den jeweiligen Forstbehörden geerntet und destilliert werden, Letztere steht sogar unter Naturschutz. Wichtig ist daher der Bezug von einer vertrauenswürdigen Firma. Zirbelkiefernöl hat besonders luftreinigende (Zigarettenrauch) und antiinsektizide Eigenschaften (als Möbelpolitur in Jojobaöl mit Orange). Zudem wird es in der Psycho-Aromatherapie gerne bei Menschen eingesetzt, denen es an Durchsetzungsvermögen mangelt; Lebenswille, Mut und Ausdauer sind hier wichtige Themen. Latschenkiefernöl ist ein traditionell verwendeter Bestandteil von Franzbranntwein, heutzutage meist in synthetischer Form.

> Terpentin wird das ätherische Öl genannt, das aus dem austretenden Harz verschiedener Nadelbäume destilliert wird.

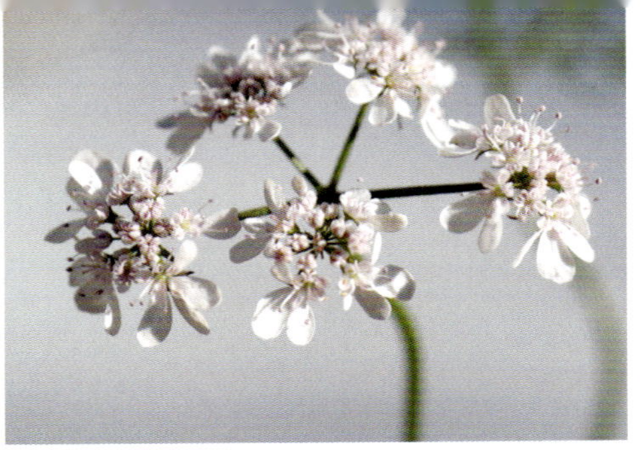

KORIANDER Ⓟ

Das Alles-wird-gut-Öl |
Coriandrum sativum L.

Früchte (»Samen«)
Doldengewächse, Apiaceae
Wasserdampfdestillation
3–4 Jahre
mild
blumige Duftnote
Ägypten/Frankreich

Es gibt zwei ganz verschiedene ätherische Öle aus der Korianderpflanze. Der bekanntere Duft ist das zart holzig-warme, etwas an Lavendel erinnernde Öl aus den reifen Früchten (Samen) dieses hübschen Doldenblütlers. Es vereint blähungswidrige Eigenschaften mit der Fähigkeit, Stress, Angst und Schlaflosigkeit zu lindern. Zudem hat dieser Duft auch eine leichte Ähnlichkeit mit Rosenholzöl, sodass man ihn als ökologisch unbedenklicheren Ersatz (siehe Seite 108ff.) nehmen kann. Es ist für Babys und Kleinkinder geeignet, insbesondere bei Infektionen der Atemwege als Brustbalsam und zur antibakteriellen Inhalation.
Da Koriandersamenöl etwa doppelt so viel Linalool wie Lavendelöl enthält, eignet es sich hervorragend bei jeder Art von Infektion. Es kann sowohl als Inhalation bei HNO-Erkrankungen helfen als auch in einem Hautöl bei Keimbefall der Haut sinnvoll sein (beispielsweise bei Pilzinfektionen).

- Das unbekanntere Korianderöl wird aus dem Kraut destilliert und erinnert im Duft an den volkstümlichen Namen Wanzenkraut: Es riecht etwas stechend, grasig, fremdartig. Seine Zusammensetzung ist völlig anders als das Öl aus den Früchten, es kann empfindliche Haut reizen und ist somit nicht für Kinder geeignet.

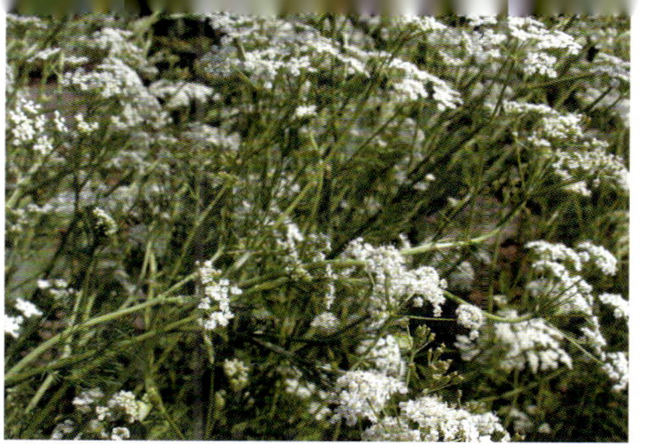

KÜMMEL Ⓟ

Das Spannung-lass-nach-Öl |
Carum carvi L.

- Früchte (»Samen«)
- Doldengewächse, Apiaceae
- Wasserdampfdestillation
- 3 Jahre
- immer stark verdünnen
- krautig-würzige Duftnote
- Ägypten/Frankreich

Kümmelöl wirkt verdauungsfördernd, da es die Arbeit von Leber und Galle stimuliert und zudem angespannte Darmwände entkrampft und somit blähungslösend wirkt. Dazu reibt man den Unterbauch mit zwei Tropfen Kümmelöl in einem Esslöffel eines fetten Öles ein, bedeckt den Bereich mit einem kleinen Handtuch, das in möglichst heißem Wasser ausgewrungen wurde, und legt bei Bedarf noch eine heiße Wärmflasche auf. Außerdem eignet sich Kümmelöl zur sanften Inhalation bei akuten Verschleimungen der Bronchien, wenn man eukalyptisch-medizinische Düfte nicht mag oder verträgt.

- Der exotische Verwandte des Kümmels ist der Kreuzkümmel (*Cuminum cyminum L.*). Prämenstruelle sowie klimakterische Verstimmungen können durch Spuren dessen Öles in blumigen Mischungen gemildert werden. In der Küche und in der Aromatherapie wird die starke Wirkung gegen Blähungen geschätzt.

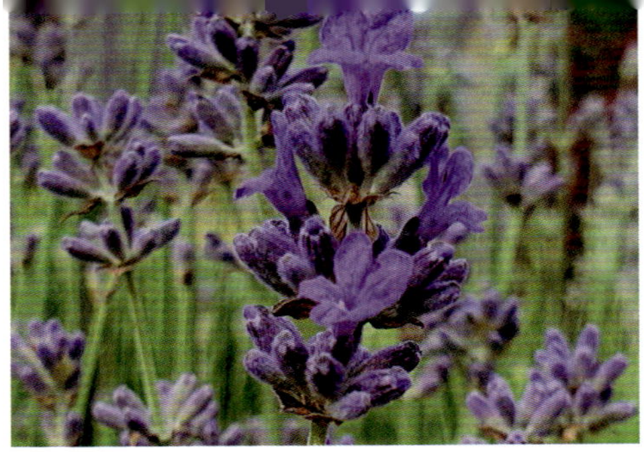

LAVENDEL Ⓟ

Das Tausendsassa-Öl | *Lavandula angustifolia Mill.*

Blütenrispen

Lippenblütengewächse, Lamiaceae

Wasserdampfdestillation

3–4 Jahre

babymild

blumige Duftnote

Südfrankreich

Das fast farblose, manchmal gelbliche Lavendelöl mit dem unaufdringlich-blumigen Duft darf wegen seiner Vielseitigkeit in keiner Haus- und Reiseapotheke fehlen. Es gibt kaum eine Beschwerde oder Krankheit, bei der Lavendelöl nicht hilft oder die es nicht zumindest lindert. Das französische AOC-Siegel (Appellation d'Origine Contrôlée) wird nur feinstem Lavendelöl aus einer Region in Südfrankreich verliehen.

Lavendelöl ist ein völlig ungefährliches Öl, das sogar pur auf die Haut aufgetragen werden kann. Allerdings kann Lavendelöl ca. ein Jahr nach erstmaligem Öffnen bereits leicht oxidiert und damit hautreizend sein, also auf frische Qualität achten (bei starker Oxidation wird der Tropfeinsatz klebrig).

Lavendel wirkt je nach Bedarf beruhigend, aber auch belebend. Letzteres manchmal als Reaktion bei zu hoher Dosierung. In der Therapie verstärkt es die Wirkungen anderer ätherischer Öle. Wichtige Einsatzgebiete sind:

- Verbrennungen (auch bei Sonnenbrand mit Aloe-vera-Gel und Jojobaöl verschüttelt),
- Insektenstiche,
- Verletzungen, Wunden und Geschwüre (pur aufgetragen),
- Schlafstörungen, Ängste, Unruhe, eventuell zusammen mit Mandarine, besonders bei Kindern,
- Vaginalpilz (eventuell mit Teebaum und Manuka, verdünnt auf Tampons),
- jede Art von Schmerzen, vor allem Muskelverspannungen,

- Schopflavendel Ⓜ (*Lavandula stoechas L.*), ein herzstärkendes Tonikum, darf für Kinder, Schwangere und empfindliche Personen nur stark verdünnt eingesetzt werden. Bei gesunden Erwachsenen ist es als stark schleimlösendes und wundheilendes Mittel und zur Behandlung von verhärteten Narben (fünfprozentig in Hagebuttenkernöl) einzusetzen.

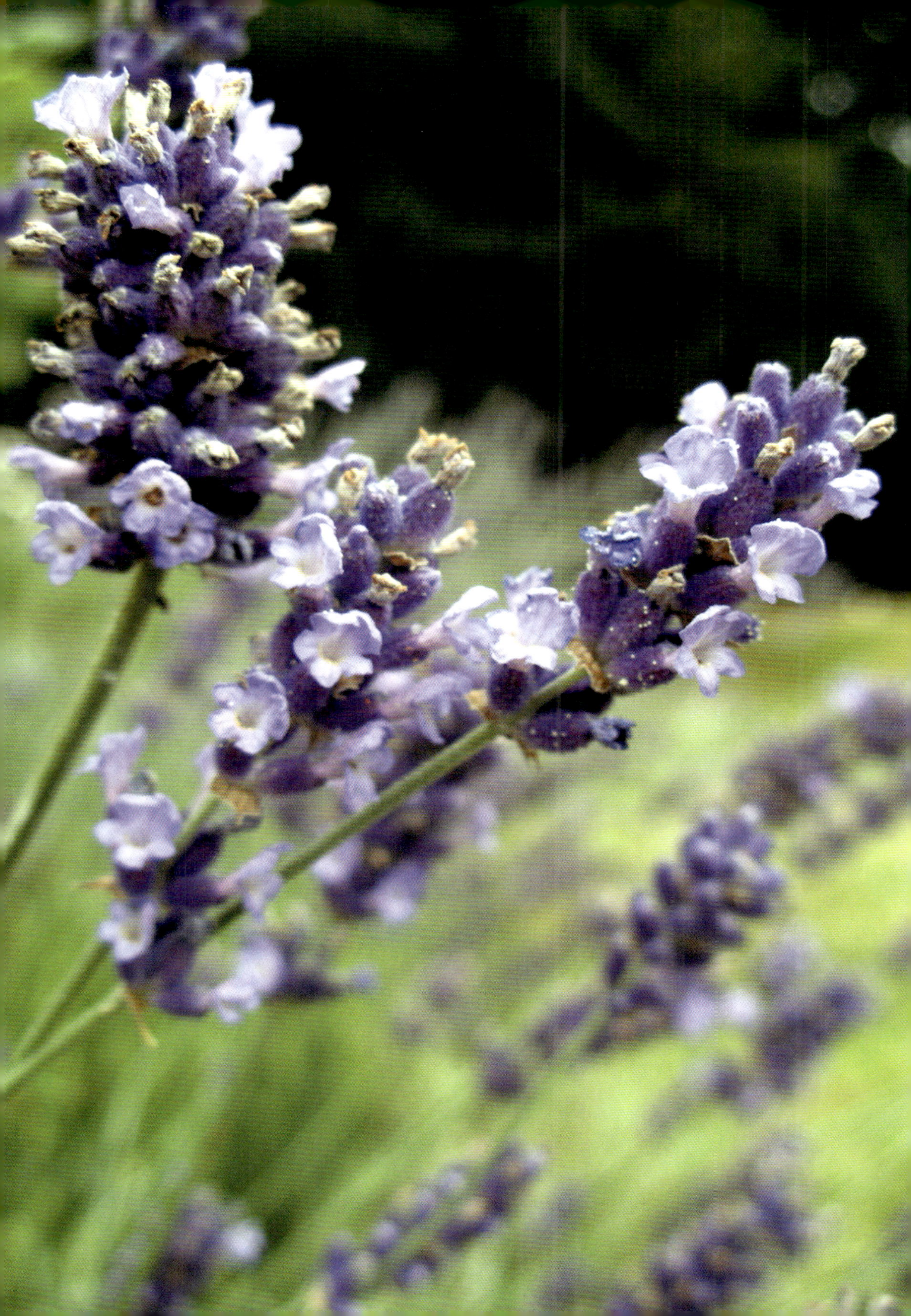

- Speiklavendel Ⓜ (*Lavandula latifolia, Medik.* oder *Lavandula spica L.*) findet hauptsächlich in der Kosmetikindustrie Verwendung. Es ist nicht zur Daueranwendung für Kinder und Schwangere geeignet. Zur Inhalation bei Bronchitis ist es dagegen sehr nützlich, auch in geringer Dosierung in einer Nasensalbe bei Schnupfen. Auch ist es ein wunderbares Öl für die Duftlampe, wenn Denkvermögen und Gedächtnisleistung angekurbelt werden müssen.
- Lavandin Ⓟ (*Lavandula x intermedia Lois. Super*): Viele angebliche »Lavendelöle« enthalten in Wirklichkeit Lavandin. Diese Lavandin-Art ist dem Echten Lavendel sehr ähnlich und wirkt entspannend, viele Lavendelhybriden kommen eher nach dem Speiklavendel und tragen dann mehr dessen anregende Eigenschaften.

	Echter Lavendel	**Lavandin**
Ertrag	12–20 kg pro Hektar	80–120 kg pro Hektar
Im Handel	*Lavandula angustifolia* »Lavendel fein« aus konventionellem oder aus biologischem Anbau »Lavendel extra«, »Wilder Lavendel« aus hoch wachsender Wildsammlung	*Lavandula x intermedia Super* *Lavandula x intermedia Grosso* *Lavandula x intermedia Abrial* *Lavandula x intermedia Reydovan*
Preis 10 ml	11,00 Euro	6,50 Euro
Wirkung des Öles	beruhigend stimmungsaufhellend krampflösend stark ausgleichend schmerzlindernd bei Schnitten/Wunden bei Verbrennungen (Sonne oder Feuer) geeignet für empfindliche Personen	leicht durchblutungsfördernd bei Muskelverspannungen und rheumatischen Schmerzen tonisiert Herz/Kreislauf Anti-Thrombose-Wirkung bei alten Narben bei Pilzinfektionen zur Raumdesinfektion bei Kindern und Schwangeren auf beste Qualität achten

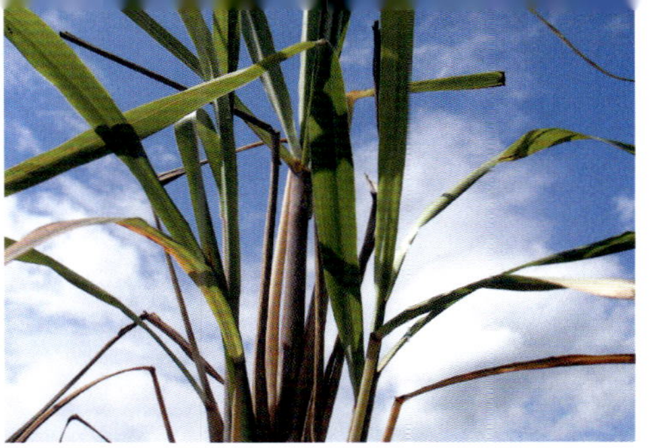

LEMONGRASS Ⓟ

Das Weckt-die-Lebensgeister-Öl |
Cymbopogon flexuosus (Nees ex Steud.) Stapf
Cymbopogon citratus (DC. ex Nees) Stapf

- Gras
- Süßgrasgewächse, Poaceae
- Wasserdampfdestillation
- 2 Jahre
- preiswert
- frische oder zitronige Duftnote
- Nepal

Diesem ätherischen Öl werden anregende und verjüngende Eigenschaften zugesprochen, da es den gesamten menschlichen Stoffwechsel »anheizt«.
Auf der psychischen Ebene kurbelt es die Lebenslust an, inspiriert bei Durchhängern, löst Lethargie. Der zitrusfrische Duft macht es zur idealen Beduftung von neutralen Duschgels oder von Raumsprays.
Es wirkt antiseptisch, vor allem auf Viren, ist also ideal im Vernebler in Grippezeiten. Trotz guter Verträglichkeit muss es gering dosiert werden (unter ein Prozent), dann wirkt es beruhigend, entspannend und entzündungshemmend. Übrigens können die Zitronengrasbüschel aus dem Supermarkt oft gut in einem Glas Wasser bewurzelt werden und nach Eintopfen zu einer stattlichen Pflanze heranwachsen.

Frische-Brise Raumspray

- 50 ml Wodka
- 10 Tropfen Lemongrass
- 10 Tropfen Limette oder Zitrone
- 10 Tropfen Bergamotte

Alle Zutaten in einer 50-ml-Braunglasflasche mit Sprühaufsatz mischen. Vor jeder Anwendung gut schütteln.

Bei Überdosierung können Hautreizungen auftreten, vor allem wenn das Öl älter als ein Jahr nach Öffnen des Fläschchens ist.

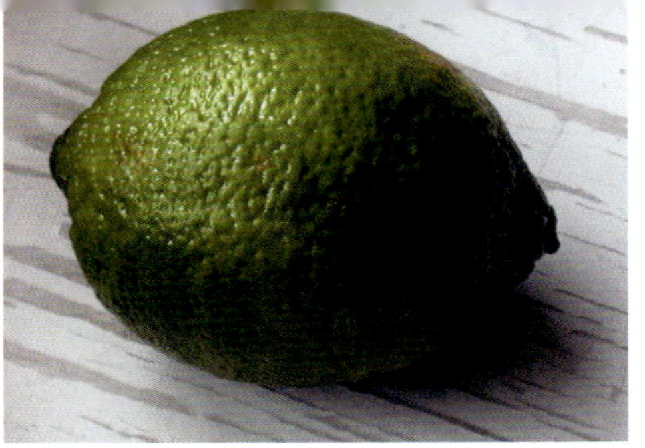

LIMETTE Ⓟ

Das Sonnenschein-Öl | *Citrus aurantiifolia (Christm. et Panz.) Swingle*

- Schalen der Früchte
- Rautengewächse, Rutaceae
- Raspeln/Pressung
- 1 Jahr
- nicht in der Sonne/ Solarium
- frische oder zitronige Duftnote
- Mexiko/Südafrika

Die therapeutische Anwendung des tropisch-exotisch duftenden Öls ähnelt der von Bergamotteöl (siehe Seite 45f.), der Duft ist nur herber, frischer und spritziger mit einer Spur eines unwiderstehlichen »gewissen Etwas« (chemischer Name: 1-Methyl-1,3-hexadien). Das Öl wirkt fotosensitivierend, verursacht also unter UV-Licht (Sonne/ Solarium) Verbrennungen. Daher wird die Limettenschale manchmal destilliert, dieses Öl duftet jedoch vergleichsweise minderwertig, zudem geht durch das Fehlen der stark entspannend wirksamen Furocumarine die fast unwiderstehliche Gute-Laune-Eigenschaft verloren. Limettenöl eignet sich hervorragend für Raumsprays, um die Atmosphäre zu klären und um frischen Wind in träge Gedanken zu bringen. Ein Tropfen in einem Liter Ananassaft verschüttelt und mit Wasser verdünnt ergibt eine leckere leichte Schorle.

Angebrochenes Limettenöl muss innerhalb eines knappen Jahres verbraucht bzw. es sollte dann nicht mehr auf empfindlicher Haut angewendet werden. Es darf niemals in der Sonne verwendet werden.

LINALOE Ⓟ

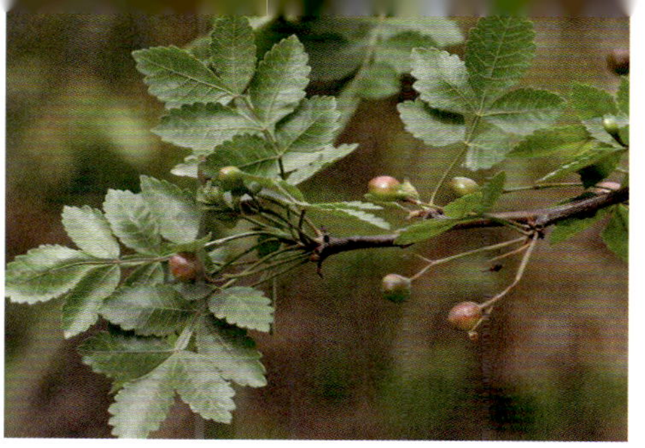

Das Jungbrunnen-für-die-Haut-Öl | *Bursera delpechiana Poiss. ex Engl.*

- Holz oder Früchte
- Balsambaumgewächse, Burseraceae
- Wasserdampfdestillation
- 2–3 Jahre
- bedrohte Art
- blumige Duftnote
- Mexiko

Das fein blumig-holzig duftende Öl aus Holz und Zweigen dieses tropischen Baumes wird gerne als Ersatz für Rosenholzöl genommen. Diese Empfehlung erscheint fragwürdig, denn so ist es nur eine Frage der Zeit, bis auch der Linaloebaum auf der Liste der bedrohten Arten stehen wird. Zumindest sollte man sein Öl sparsam einsetzen. Es eignet sich für infektiöse Krankheiten schon bei Kleinkindern, vor allem wenn sie dabei unruhig und ängstlich sind. Da das Öl ähnliche Inhaltsstoffe wie Lavendelöl hat, ist es auch zur Hautpflege und zur Regeneration angegriffener Haut geeignet.

- Ein nachwachsender Ersatz ist das Öl aus den Zweigen und Blättern des Ho-Baumes (*Cinnamomum camphora Ct. Linalool*), der chinesische Baum wird auch Hosho oder Shiu-Holz genannt. Durch seinen hohen Linaloolgehalt wirkt es ebenfalls hautpflegend und antibakteriell.

LITSEA Ⓟ

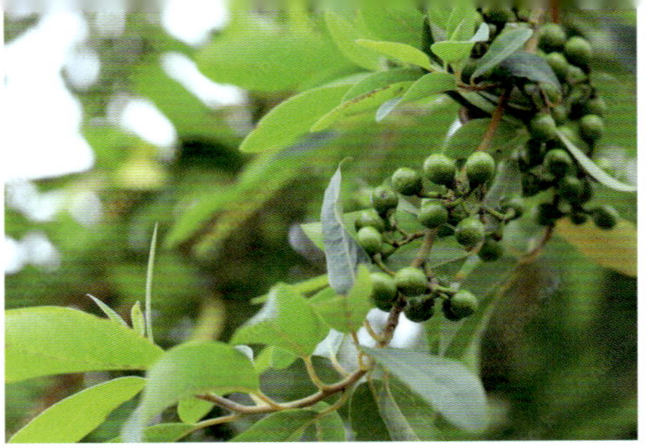

Das Herz-wird-leicht-Öl |
Litsea cubeba (Lour.) Pers.

- Früchte/Zweige
- Lorbeergewächse, Lauraceae
- Wasserdampfdestillation
- 2 Jahre
- nur verdünnt anwenden
- frische oder zitronige Duftnote
- China/Vietnam

Dieser mit dem Lorbeer verwandte Baum aus Malaysia und China namens Mai chang trägt zitrusartig duftende Früchte, die wie (grüne) Pfefferkörner aussehen. In der Traditionellen Chinesischen Medizin (TCM) spielen ca. 20 Litsea-Arten eine wichtige Rolle (Kong et al 2015). In China wird das ätherische Öl aus den essbaren zitronenduftenden Früchten zur Prävention von Herzerkrankungen, insbesondere bei Herzrhythmusstörungen, angewendet.
Das preiswerte Öl ist noch recht unbekannt und nicht überall erhältlich. Es wirkt wie alle stark citralhaltigen Öle gegen Pilzinfektionen und unterstützt den Körper bei viralen Erkrankungen.
In Vietnam wächst eine enge Verwandte der Litsea, deren ätherisches Öl zu über 90 Prozent aus Linalool besteht. Es duftet also eher wie Ho-Blätter-Öl. Das bei uns erhältliche Öl ist ein wichtiger Citral-Lieferant, ähnlich wie Lemongrass und Zitronenmyrte. Damit werden Putz- und Spülmittel mit der klassischen »Frische der Zitrone« preiswert beduftet.

Bei Überdosierung können Hautreizungen auftreten, vor allem wenn das Öl älter als ein Jahr nach Öffnen des Fläschchens ist. Wenn das Öl honiggelb, zähflüssig und klebrig wird, ist es vermutlich bereits fortgeschritten oxidiert.

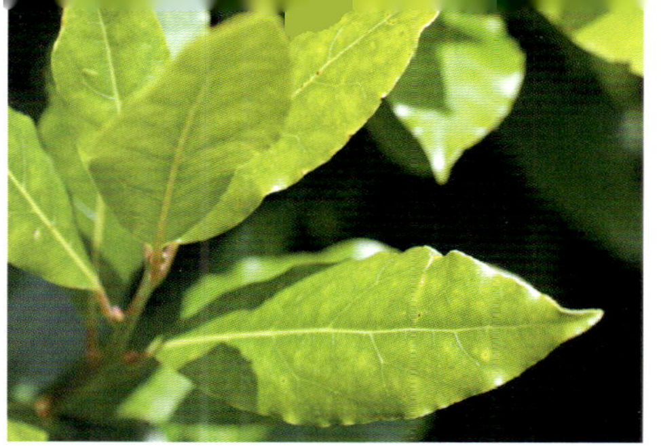

LORBEER Ⓜ

Das Schutzschild-Öl | *Laurus nobilis L.*

- Blätter
- Lorbeergewächse, Lauraceae
- Wasserdampfdestillation
- 3 Jahre
- nur verdünnt anwenden
- frisch-medizinische Duftnote
- Frankreich

Immer wenn Zielstrebigkeit gefragt ist, führt dieser würzig-frische Duft schneller auf das Siegertreppchen. Da der Baum im Gegensatz zu seinen tropischen Verwandten aus Südeuropa stammt, ist sein Öl aus ökologischen Gründen den von weither gebrachten Düften vorzuziehen. Es wirkt stark und breit gefächert bakterien- und pilztötend, dazu löst es zähen Schleim der Atemwege und wirkt stärkend bei und nach auszehrenden Krankheiten.

Balance-Grundmischung

- 60 Tropfen (3 ml) Lavendelöl
- 20 Tropfen Lorbeeröl
- 10 Tropfen Litseaöl
- 10 Tropfen Rosengeranienöl
- evtl. 2 Tropfen Rosen-Absolue

Verwendungsmöglichkeiten:

- 5 Tropfen für ein Bad
- 3 Tropfen in der Duftlampe
- 2 Tropfen auf 10 ml Mandelöl zur Körperpflege

Eine Besonderheit ist die ausgeprägte schmerzlindernde Wirkung des Lorbeeröles, die bei rheumatischen Beschwerden wie Arthritis genutzt wird und auch bei Ohrenschmerzen von Kindern ab zwei Jahren. Lymphstauungen und unerklärbare Schmerzen in der Gegend von Lymphknoten (vom Arzt oder Heilpraktiker abklären lassen!) werden positiv beeinflusst. Zudem wird das Öl eingesetzt, um die Zusammenarbeit unserer beiden gegensätzlich arbeitenden Nervensysteme (Sympathikus und Parasympathikus) auszugleichen.
Aus den olivenähnlichen Früchten des Lorbeerbaumes wird ein Fett (fettes Lorbeeröl) gewonnen, das stark durchblutungsfördernd wirkt und darum gerne in der Tiermedizin bei lahmenden Pferden verwendet wird.
Wegen Allergiegefahr nur Lorbeeröl von verlässlichen Anbietern kaufen!

MAJORAN Ⓟ

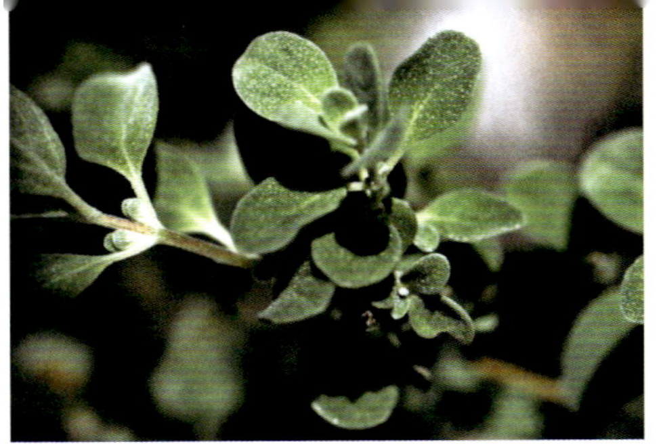

Das Anti-Krampf-Öl |
Origanum majorana L.

Kraut

Lippenblütengewächse, Lamiaceae

Wasserdampfdestillation oder CO_2-Extraktion

3 Jahre

mild

krautig-würzige Duftnote

Ägypten

Das ätherische Öl aus diesem seit der Zeit der alten Ägypter verwendeten Gewürz blickt auf eine lange Heilungstradition zurück, man könnte es fast als europäisches Teebaumöl bezeichnen. Es wirkt ähnlich antibakteriell und auch gegen Pilze, zudem ist es das Öl bei Muskelkrämpfen, aber auch bei »inneren Krämpfen«, wenn sich jemand mit seinen Gedanken ständig im Kreise dreht und deshalb zu Verstimmungen bis hin zu Depressionen neigt. Es ist auch zu empfehlen bei vegetativer Dystonie und Schlaflosigkeit.

Vorzeitige Wehen von gestressten schwangeren Frauen werden durch Majoranöl gebremst, wie die bekannte Hebamme und Aromaexpertin *Ingeborg Stadelmann* zu berichten weiß. Natürlich muss die betroffene Frau von einer erfahrenen Geburtshelferin beraten werden.

Zur Unterstützung einer Hydro-Colon-Therapie und bei Reizdarmsymptomen kann es in den Bauch einmassiert werden; es lockert den verkrampften Bauch und wirkt blähungswidrig. Dazu ist es ein sehr mildes Öl, das in entsprechender Verdünnung bereits am verstopften Näschen von Kleinkindern eingesetzt werden kann.

Leider wird es oft verwechselt mit dem auch fein duftenden ätherischen Öl vom sogenannten Spanischen oder Wilden Majoran, der jedoch eine Thymianpflanze (*Thymus mastichina*) ist. Ihr Öl enthält bis zu 75 Prozent Eukalyptol und ist damit eher bei Erkältungskrankheiten indiziert.

> Bei nächtlichen Wadenkrämpfen ungeklärter Ursache kann ein Fläschchen Majoranöl auf dem Nachttisch Soforthilfe bieten: Einfach ein Tröpfchen pur auf die schmerzende Stelle reiben.

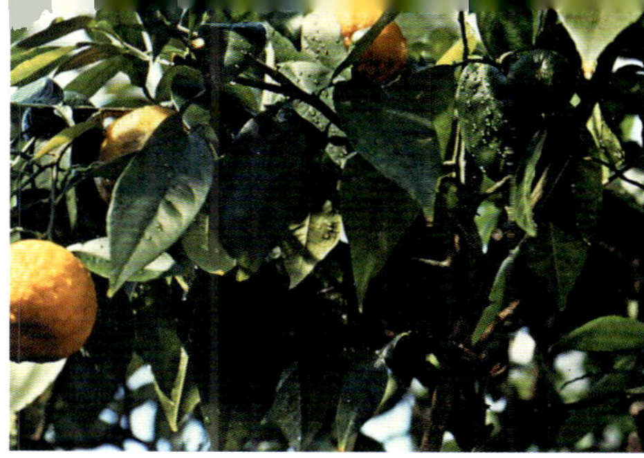

MANDARINE ROT UND GRÜN Ⓟ

Das Kindheitsfreude-Öl |
Citrus reticulata Blanco

- Schalen der Früchte
- Rautengewächse, Rutaceae
- Raspeln/Pressung
- 1 Jahr
- babymild
- fruchtige Duftnote
- Sizilien

Das ätherische Öl aus der Schale der reifen Mandarine (rot) enthält ungewöhnlich entkrampfend wirksame Ester der Anthranilsäure, die einen Bezug zum Stoffwechsel unseres Gehirns hat. Wegen dieses besonderen Inhaltsstoffes ist das wunderbar fruchtig-süß duftende Öl ein Muss bei entspannenden Massageölen und in beruhigenden Raumsprays. Da es ein risikoarmes Öl ist, wird es vorzugsweise bei unruhigen Kindern und bei schwangeren Frauen, die seelische Stabilität suchen, angewendet. Schlaflosigkeit und Ängste können auch sehr positiv beeinflusst werden. Das Öl aus der unreifen (grünen) Mandarinenschale und das Öl der Clementine wirken vergleichbar, jedoch etwas schwächer.

Höhensprünge

- 3 Tropfen Mandarinenöl
- 2 Tropfen Grapefruitöl
- 1 Tropfen Osmanthus-Absolue

Bei psychischen »Durchhängern« in die Duftlampe geben.

Ähnlich wie bei Lavendel zeigt sich auch beim Mandarinenöl bei manchen Menschen ein Umkehreffekt der beruhigenden Wirkung, eine zu hohe Dosierung führt also im schlimmsten Fall zu Unruhe.

Da Mandarinenöl schnell oxidiert, muss das angebrochene Öl innerhalb eines knappen Jahres verbraucht werden bzw. es sollte dann nicht mehr auf empfindlicher Haut angewendet werden. In der warmen Badewanne kann es besonders schnell die Haut reizen, fünf Tropfen können bereits zu viel sein.

MANUKA Ⓟ

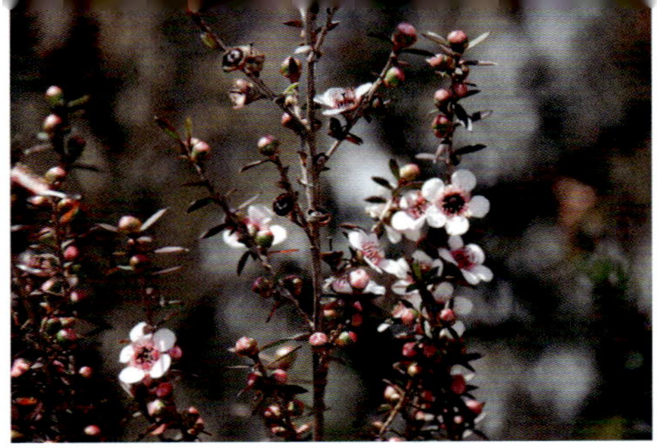

Das Bio-Antibiotikum-Öl | *Leptospermum scoparium J.R. Forst. et G. Forst*

- Blätter/Zweige
- Myrtengewächse, Myrtaceae
- Wasserdampfdestillation
- 3–4 Jahre
- mild
- krautig-würzige Duftnote
- Neuseeland

Dieses ätherische Öl aus Neuseeland, das dort *Tea Tree* genannt wird, riecht etwas weniger scharf als das australische Teebaumöl, eher leicht süßlich-krautig. Der frostempfindliche Baum gilt in seiner Heimat als Allheilmittel.

Für-alle-Fälle-Mix

- 60 Tropfen (3 ml) Lavendelöl
- 20 Tropfen Manukaöl
- 20 Tropfen Teebaumöl
- evtl. 2 Tropfen Rosen-Absolue

1 Tropfen davon kann pur oder im »Familienbalsam« (Seite 234) auf kleine Verletzungen und auf alle unklaren Haut-»Blüten« aufgetragen werden.

Sein Öl ist ausgiebig wissenschaftlich untersucht. Es verfügt über eine sehr starke antibakterielle Wirkung, dazu kommen nicht unerhebliche Wirkungen gegen Viren und Pilze, Letztere sogar stärker als beim australischen Teebaumöl: Es ist wie ein Breitbandantibiotikum einsetzbar. Manukaöl hat auch entzündungshemmende, schmerzstillende und antiallergische (z. B. zum Abschwellen der Nasenschleimhaut) Eigenschaften. Ein bislang nur in diesem Öl gefundener Inhaltsstoff (ein Triketon) macht dieses Öl sehr vielseitig, gibt ihm einen starken Bezug zur Haut und eignet sich ideal für die Langzeitbehandlung vor allem von chronischen Krankheiten wie Schuppenflechte. Empfindlicher Haut, vor allem bei einer dahintersteckenden zarten Seele, tut dieses Öl sehr gut.
Die über 60 Prozent Sesquiterpene geben ihm eine gute Haltbarkeit, die das australische Teebaumöl nicht besitzt.

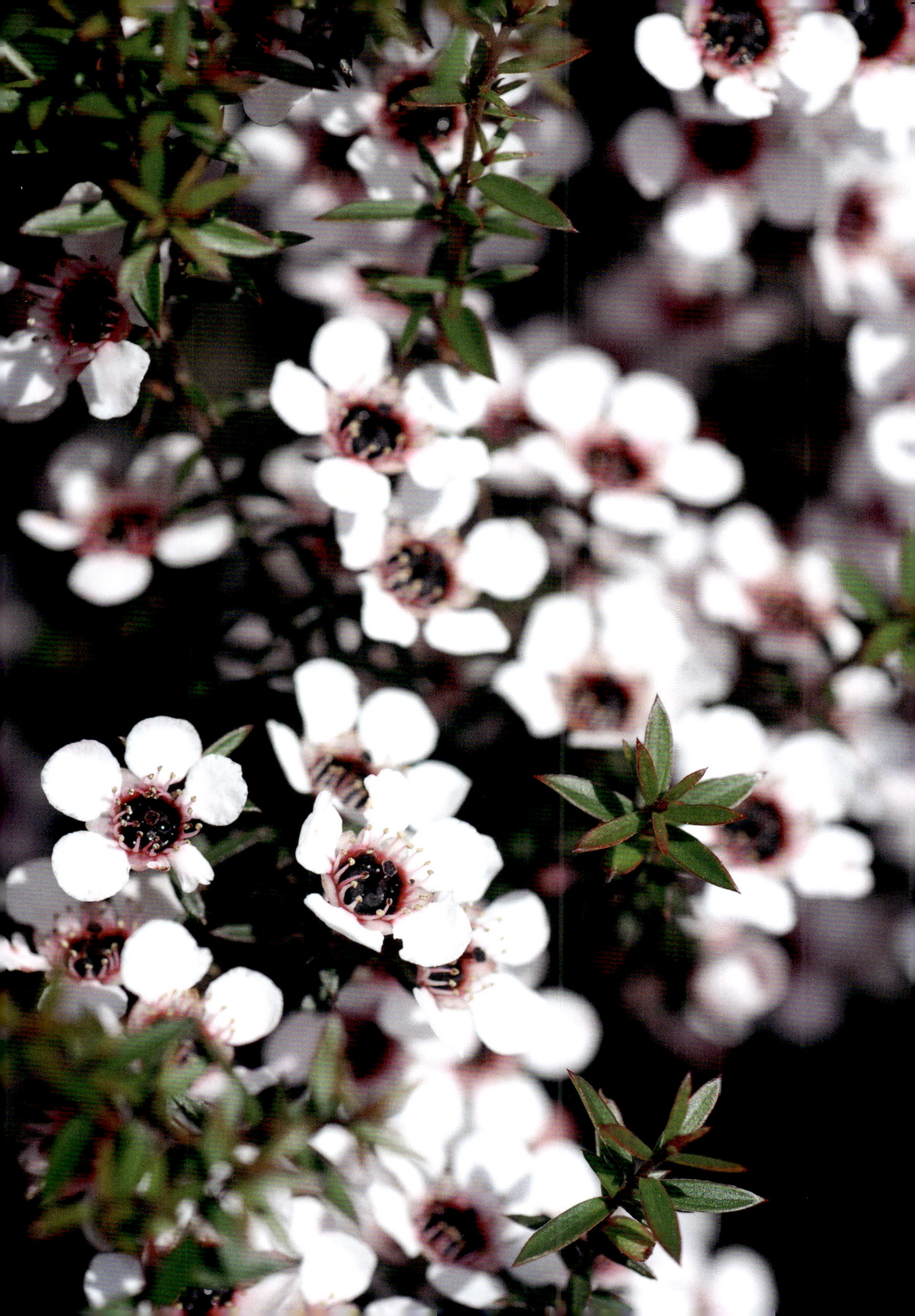

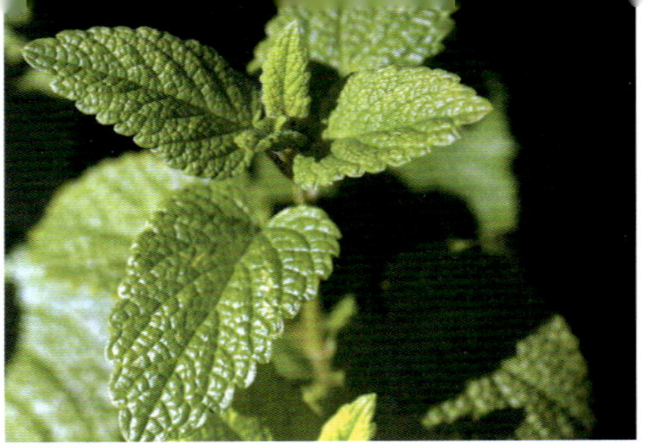

MELISSE Ⓜ

Das Herz-und-Nerven-Öl |
Melissa officinalis L.

Kraut

Lippenblütengewächse, Lamiaceae

Wasserdampfdestillation

3 Jahre

kostbar

frische oder zitronige Duftnote

Bayern/Südfrankreich

hautreizend

Melissenöl eignet sich für Langzeitbehandlungen mit schwächelndem Immunsystem und kann Allergikern zu weniger extremen Reaktionen verhelfen. Mit seiner entzündungswidrigen Wirkung verschafft es in der Erkältungszeit Erleichterung. Auch Lippenbläschen-Erreger und Gürtelrose können mit Melissenöl bekämpft werden.

Herz-im-Takt-Balsam

20 g Sheabutter mit 10 ml Jojobaöl im Wasserbad oder auf einer Heizung kurz anschmelzen, gut zusammenrühren (nicht erhitzen) und je 1 Tropfen Melissen- und Rosenöl dazugeben.
Dieses duftende Pflegeprodukt ist bei sorgfältiger Lagerung ein Jahr haltbar.

Melissenöl hilft bei nervöser Erschöpfung und gegen Schlafstörungen aufgrund von emotionaler Überforderung, bei nervös bedingter Migräne, ja sogar bei Herzrhythmusstörungen nervösen Ursprungs (vom Arzt abklären lassen!). Es ist sehr effektiv bei hyperaktiven Kindern, man mischt für diesen Zweck nur Spuren in Mandarinen- oder Lavendelöl.
Melissen-Hydrolat aus der Sprühflasche ist mindestens ein halbes Jahr haltbar und kann gegen viele Wehwehchen als Hausmittel eingesetzt werden, beispielsweise um den Juckreiz bei Windpocken zu lindern oder um entzündete, empfindliche Haut wie am Babypopo gesund zu pflegen.
Manchmal steht fairerweise auf Fläschchen mit unechtem Melissenöl der Name *Melisse indicum*. Meistens handelt es sich bei dem Inhalt um Lemongrass oder Citronella, die eine andere Wirkung auf den Organismus haben.

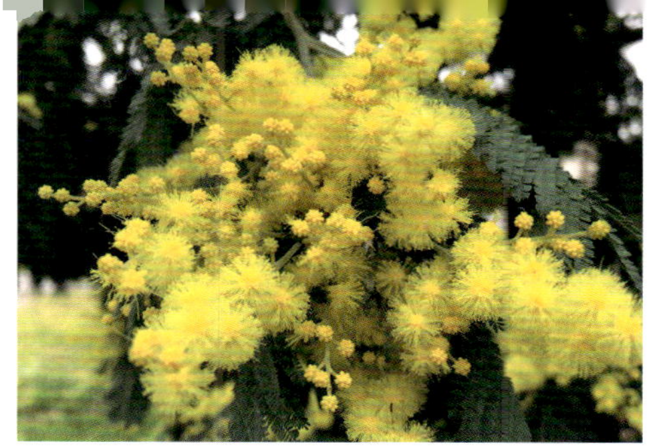

MIMOSE Ⓟ

Das Vertrauen-und-Zuversicht-Öl | *Acacia dealbata Link*

- Blüten
- Hülsenfruchtgewächse, Fabaceae
- Extraktion mit Lösungsmitteln
- 5–6 Jahre
- kostbar
- blumige Duftnote
- Marokko/Südfrankreich

Ich freue mich jedes Jahr im Dezember auf die bald erfolgende Blüte der wunderbar duftenden Mimosenbäume in unserer atlantischen Umgebung. Sie wachsen allerdings so schnell, dass sie die Winterstürme oft nicht heil überleben. Wenn endlich die zartgelben, wunderbar duftenden Kügelchen den graugrün anmutenden Baum wie in feines Konfetti hüllen, scheint die triste Jahreszeit überstanden, dann ist der Frühling nicht mehr weit.

Das seltene Absolue der Mimose fängt diesen Zauber ein, es ist ein Duft, der (zu) empfindsame Menschen stärkt, der einhüllt, tröstet und Zuversicht ermöglicht.

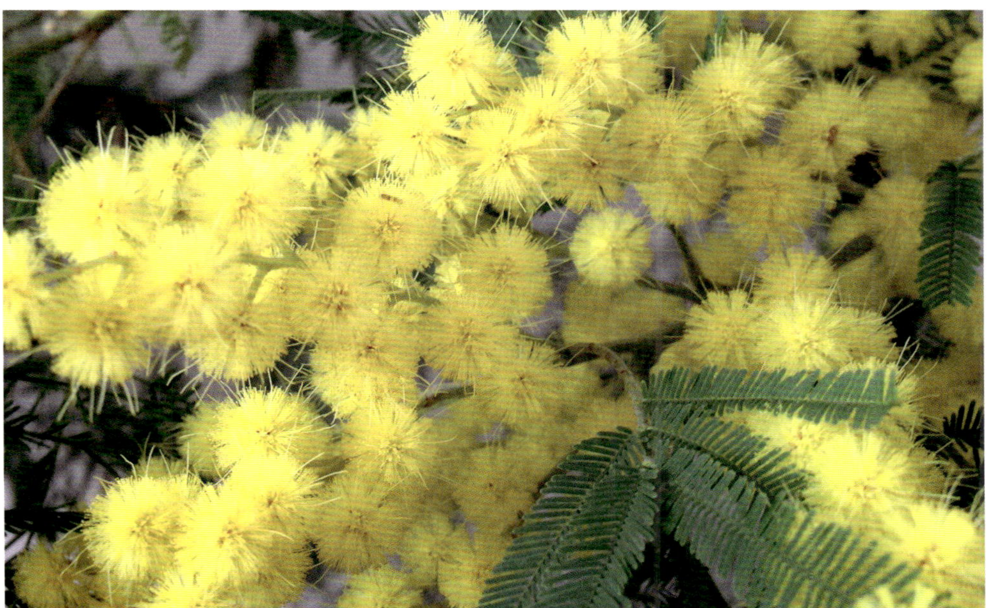

MONARDE (INDIANERNESSEL, GOLDMELISSE) Ⓟ

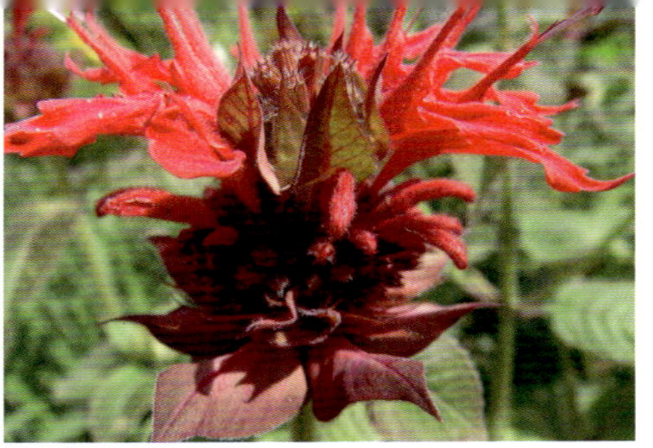

Das Rosenduft-gegen-Pilze-Öl | *Monarda fistulosa L. Ct. Geraniol*

- Kraut mit Blüten
- Lippenblütengewächse, Lamiaceae
- Wasserdampfdestillation
- 1,5–2 Jahre
- Rarität
- blumig
- Frankreich

Diese Pflanze aus eher altmodischen Bauerngärten ist meistens mit dem Chemotyp Carvacrol vorzufinden, die Blätter duften dann deutlich nach Oregano. Die empfindlichen Blättchen von *Monarda didyma* dagegen duften nach Bergamotteöl und Bergamottminze, darum der englische Name *bergamot* (der oft zu Verwechslungen führt). Dieses Öl duftet hingegen ähnlich wie Rosengeranienöl, jedoch feiner, stark an Rosenöl erinnernd. Der Name Indianernessel kommt von den lustig anzuschauenden Blüten, die an indianischen Kopfschmuck erinnern. Das ätherische Öl lässt sich immer einsetzen, wenn Rose zu teuer ist oder als zu schwer im Duft empfunden wird. Es wirkt deutlich gegen Pilzinfektionen, durch seine Milde kann es auch im Intimbereich verwendet werden (je empfindlicher die Haut/Schleimhaut: Haltbarkeit von eher nur einem Jahr nach erstmaligem Öffnen beachten). Es ist einen Versuch wert bei hartnäckigem Nagelpilz. Gleichzeitig wirkt es stimmungsaufhellend und ausgleichend bei starken Stimmungsschwankungen, insbesondere vor der Menstruation.

MUSKATELLERSALBEI

(P)

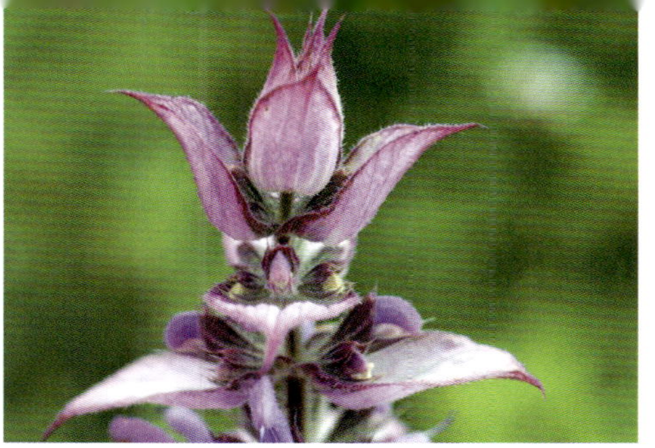

Das Euphorie-Öl | *Salvia sclarea L.*

- Blüten
- Lippenblütengewächse, Lamiaceae
- Wasserdampfdestillation
- 3 Jahre
- in der Schwangerschaft nur unter Aufsicht
- krautig-würzige Duftnote
- Südfrankreich

Diese etwa einen Meter hohe Pflanze ist im Garten wegen ihrer ungewöhnlichen Blüten immer ein Blickfang, auch ist sie wegen ihres eigenwilligen Geruchs nicht zu »überriechen«.

Muskatellersalbei ist sehr hilfreich bei prämenstruellem Syndrom und allen Menstruationsproblemen. Seelischer Druck, aber auch körperliche Verkrampfungen im gesamten Bauch und Rücken werden gelöst. Dieses Öl kann eine Erhöhung der Schmerzschwelle ermöglichen, jedoch auch eine euphorisierende bis hypnotische Wirkung zeigen.

Flügel der Kreativität

- 7 ml (140 Tropfen) Limettenöl
- 40 Tropfen Grapefruitöl
- 15 Tropfen Muskatellersalbeiöl
- 2 Tropfen Osmanthus-Absolue

3–5 Tropfen davon in den Vernebler geben.

In der Psycho-Aromatherapie verwenden wir dieses herb duftende Öl, um Seelenballast abzulegen. Muskatellersalbeiöl gibt Mut, zu neuen Ufern aufzubrechen, und verleiht Schöpfungsprozessen Flügel. Seine stimmungsaufhellenden Eigenschaften können zur begleitenden Behandlung von Depressionen genutzt werden.

Frauen mit starker Regelblutung sollten dieses ätherische Öl während der Menstruation nicht oder zumindest nur sparsam einsetzen.

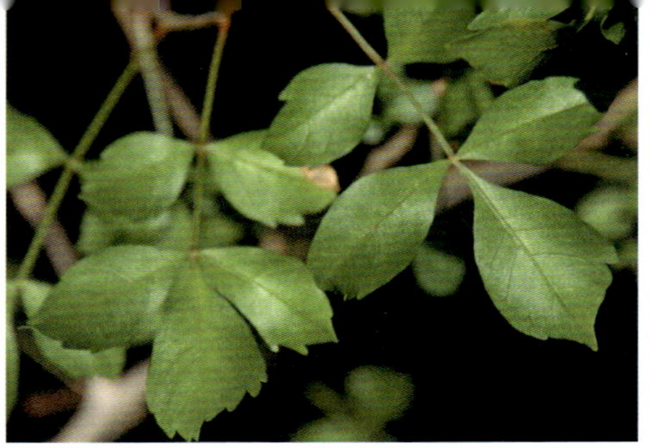

MYRRHE Ⓟ

Das Mund-und-Rachenpflege-Öl | *Commiphora myrrha (Nees) Engl.*

- Harz
- Balsambaumgewächse, Burseraceae
- Wasserdampfdestillation oder Extraktion
- 5–6 Jahre
- babymild
- schwere, würzig-holzige Duftnote
- Somalia

Die harzige Ausscheidung des kargen kleinen Baumes wird seit ewigen Zeiten von den Menschen geschätzt. Die verräucherten dunkelbraunen Harzkügelchen versetzten Priester und Betende in andere Bewusstseinszustände, als Zutat der Einbalsamierungsrezepturen verlieh Myrrhe den Toten als gut konservierte Mumien ewiges Leben und es wurde auch für die Schönheitspflege geliebt.

In der Aromatherapie schwören einige Kollegen auf das Zusammenspiel von Weihrauch und Myrrhe. Tatsächlich wirken beide stark entzündungshemmend und deutlich heilend bei jeder Art von Haut- und Schleimhautproblemen. In der Zahnmedizin ist der alkoholische Extrakt aus dem Myrrhenharz bekannt, denn es hat eine stark regenerierende Wirkung auf wundes und entzündetes Zahnfleisch.

Ein halber Tropfen des bitter-süßlich schmeckenden ätherischen Öles kann, auf Soletabletten (Emser Salz®) oder auf Würfelzucker gelutscht, bei Halsschmerzen und Heiserkeit wahre Wunder wirken.

An der Universität Leipzig wurde herausgefunden, dass Myrrhe-Extrakt Spannungen an präpariertem Darmgewebe löst. Myrrhe-Extrakt wird darum zur Behandlung von Symptomen des Reizdarms (IBS) empfohlen. In deutschen Apotheken ist eine Kombination aus Myrrhe, Kamille und Kaffeekohle (Myrrhinil®) erhältlich. In einer Doppelblindstudie an 96 PatientInnen mit Darmgeschwüren (ulzerative Colitis) konnte belegt werden, dass dieses Präparat genauso hilfreich wie ein chemisches Präparat sein kann.

MYRTE Ⓟ

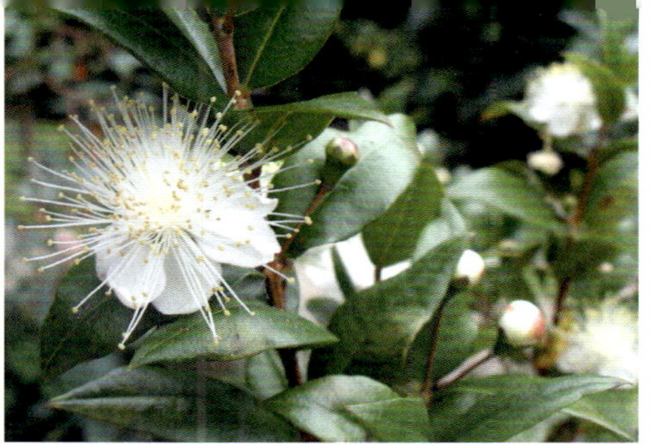

Das Schönheits-Öl | *Myrtus communis L.*

- Blätter/Zweige, frisch oder angetrocknet
- Myrtengewächse, Myrtaceae
- Wasserdampfdestillation
- 3–4 Jahre
- mild
- frisch-medizinische Duftnote
- Türkei/Marokko/Tunesien

Die verschiedenen ätherischen Öle der Myrte kommen durch unterschiedliche Produktionsverfahren zustande. In Marokko wird das Öl traditionell aus den *angetrockneten* Zweigen und Blättchen gewonnen, in der Türkei und in Peru werden die *frischen* Zweige destilliert.

Myrtenöle sind sehr mild und eignen sich zur Behandlung von Kindern. Mit dem nordafrikanischen Myrtenöl können schon Kindergartenkinder, die Bronchitis und Husten haben, inhalieren. Das Öl wirkt entspannend und schlafanstoßend (auch bei Erwachsenen!). In einem Raumspray oder in der Duftlampe kommen hyperaktive Kinder wieder zu sich.

Vom Bengel zum Engel

- 1 Tropfen Myrten-(Anden-)Öl
- 1 Tropfen Myrte-rot-Öl
- 1 Tropfen Sandelholzöl
- 1 Tropfen Mandarine-rot-Öl

In die Duftlampe oder den Vernebler geben.

Die adstringierende Wirkung macht man sich bei der Behandlung von Hämorrhoiden zunutze, außerdem bei leicht großporiger, fettiger Haut und bei Neigung zu Fältchen. Auch bei Akne sollte man es ausprobieren (50 ml Rosenwasser mit je 5 Tropfen Tea-Tree-Öl und Myrtenöl verschütteln).

Myrtenöl aus frischen Zweigen wirkt stärker antiviral und wird bei Erkältung und Herpeserkrankungen geschätzt. Myrtenöl aus den Anden duftet süß-fruchtig, überhaupt nicht »medizinisch« wie die europäischen Verwandten. Es wirkt stark antiseptisch, vor allem als Raumduft. Wegen seiner schmerzlindernden Wirkung findet es ein ideales Einsatzgebiet bei rheumatischen Beschwerden und Erschöpfungssymptomen, die sich in der Muskulatur niederschlagen.

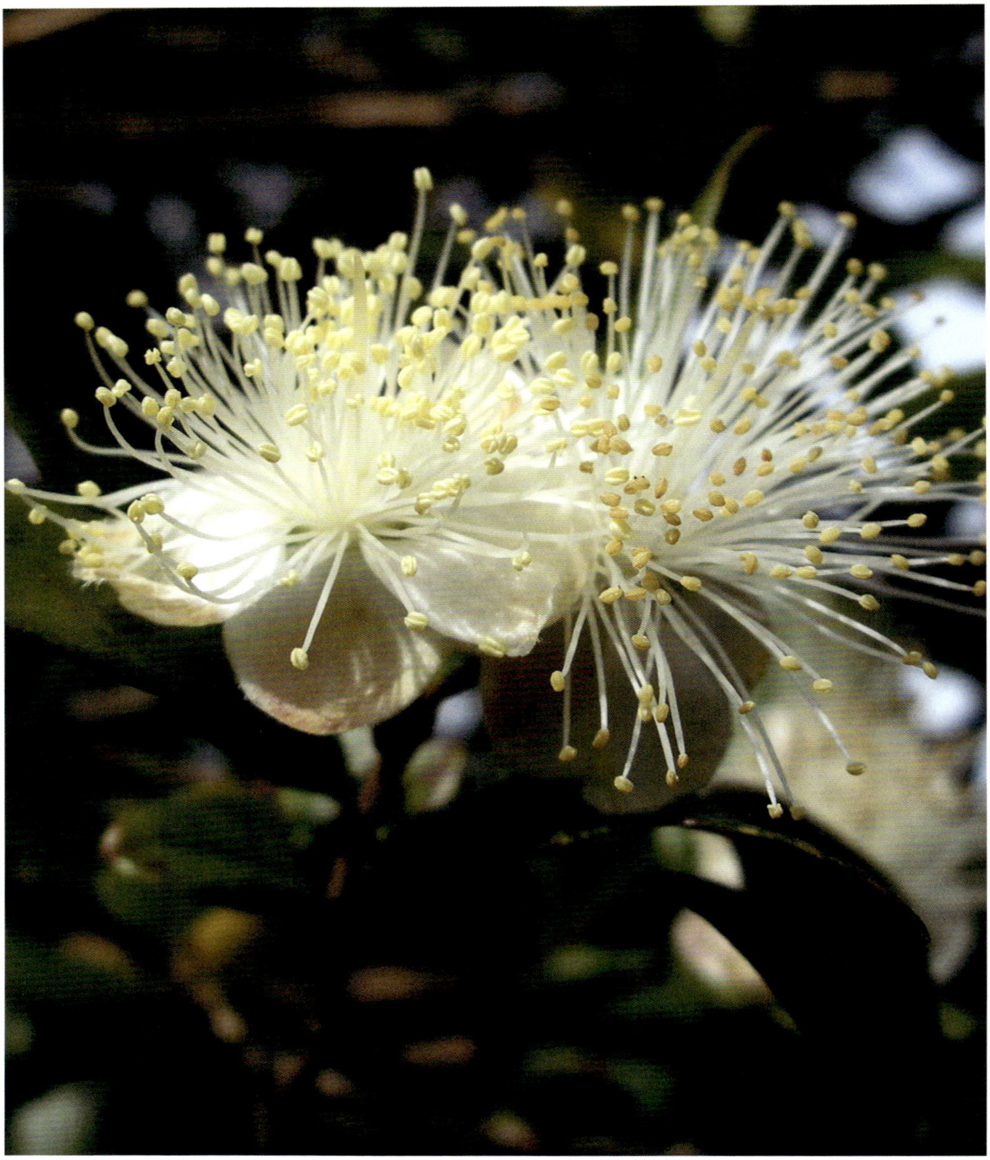

Generell kann Myrtenöl Menschen helfen, die sich selbst nicht (mehr) leiden können und die sich durch falsches Essen, Tabak, Alkohol und noch härtere Drogen unrein fühlen. Auch nach einem tiefgreifenden Erlebnis, wenn alter Ballast von Bord gehen muss und die Schönheit des Lebens wieder in den Mittelpunkt rücken darf, ist Myrtenöl ein wertvoller Begleiter.

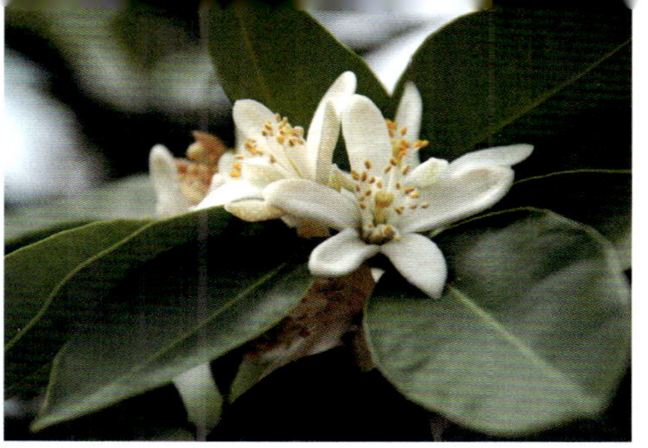

NEROLI (ORANGENBLÜTE) Ⓟ

Das Retter-in-der-Not-Öl | *Citrus x aurantium L.*

- Blüten
- Rautengewächse, Rutaceae
- Wasserdestillation oder Extraktion mit Lösungsmitteln
- 4–5 Jahre
- kostbar
- blumige Duftnote
- Marokko/Sizilien/Ägypten

Der sanfte Duft der Orangenblüte macht Neroli zum idealen Seelentröster für alle, die Geborgenheit brauchen, z. B. in der Pubertät. Einsamkeit, Heimweh, der Wunsch nach mehr Geborgenheit sind die Ansatzpunkte für Neroli.
Ein Fläschchen verdünntes Neroliöl (einprozentig reicht schon) gehört eigentlich in jede Handtasche. In Schocksituationen unter die Nase gehalten, lindert es die körperlichen und seelischen Folgen eines traumatischen Erlebnisses, ja kann sogar den aus dem Rhythmus gekommenen Herzschlag wieder zur Ruhe bringen. Diese Eigenschaft hat Neroli auch in der Geburtshilfe zu einigem Ruhm verholfen. Neroli ist ein sehr wirkungsvolles antibakterielles Öl, vor allem für an Bronchitis leidende Kleinkinder. Seine hautpflegenden und weiteren positiven Eigenschaften kommen in gelungenen Mischungen erst recht zum Tragen, und der Fantasie sind bei diesem Duft eigentlich keine Grenzen gesetzt. Manchen Migränepatientinnen ist beispielsweise eine Mischung von Pfefferminze mit Neroli als Gesichtsspray eine unersetzliche Hilfe.

Kopf-frei-Spray

- 6 Tropfen Neroliöl
- 3 Tropfen Pfefferminzöl

In eine Sprühflasche geben und in 50 ml Rosen-Hydrolat verschütteln.

Der Bitterorangenbaum liefert uns noch zwei weitere ätherische Öle: das Petitgrainöl, destilliert aus seinen an Duftbehältern reichen Blättern, und das Bitterorangenöl, das aus seinen Schalen gepresst wird.*

* Text nach Ulrike Polifke, aus: *Aromapraxis_News 19*, mit freundlicher Genehmigung

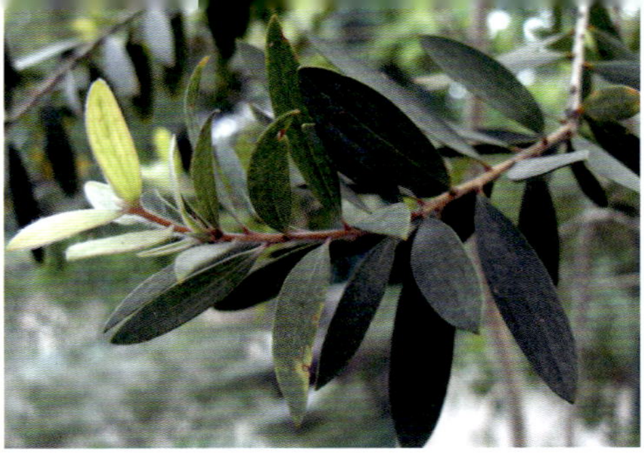

NIAOULI ℗

Das Strahlenschutz-Öl |
Melaleuca viridiflora Sol. ex Gaertn.

Blätter/Zweige
3 Jahre
Madagaskar
Myrtengewächse, Myrtaceae
mild
Wasserdampfdestillation
frisch-medizinische Duftnote

Wie sein enger Verwandter, der Cajeputbaum, wird dieser bis zu 15 Meter hohe Baum auf englisch *paperbark tree* genannt, da sich seine Rinde wie hauchdünne Papierfetzen schält. Der Niaoulibaum ist extrem robust, in Florida ist die eng verwandte Art *Melaleuca quinquenervia* sogar ein invasives Unkraut, das die lokale Flora gefährdet. In seiner Heimat Neukaledonien stehen ausgedehnte Niaouliwälder, die möglicherweise die Ausbreitung der Malaria verhindern, da Mücken von dem Duft der Bäume verscheucht werden.
Aus den lanzettförmigen Blättern wird das ätherische Öl in einer recht hohen Ausbeute von zwei bis drei Prozent destilliert. Seine Wirkungen sind denen des Cajeputöles sehr ähnlich. Es ist sehr mild, nicht toxisch und wird von den meisten Menschen gut vertragen – auch unverdünnt auf der Haut. Im Unterschied zum Cajeputöl enthält es neben reichlich entzündungshemmendem und schleimlösendem Eukalyptol bis zu 15 Prozent Sesquiterpene, die vor allem für die Behandlung von chronisch wiederkehrenden Krankheiten wichtig sind. Ungewöhnliche Schwefelverbindungen, die dem Duft manchmal einen leicht käsigen Unterton geben, wirken wie eine Zugsalbe bei Vereiterungen, beispielsweise bei Furunkeln.
Niaouliöl ist hilfreich bei Erkältungen und bei Hautkrankheiten aller Art. Seine gewebestraffenden Eigenschaften helfen bei Krampfadern und Hämorrhoiden. Als ölige Einreibung oder warme Kompresse hilft es bei Blasenentzündungen (mit Eukalyptusöl). Es wird auch als antiallergisches Mittel eingesetzt.
Aus der komplementären Strahlenmedizin ist es nicht mehr wegzudenken, da es zusammen mit fettem Sanddornöl ungewöhnlich gut vorbeugend gegen Schäden durch Bestrahlungsbehandlungen eingesetzt wird.

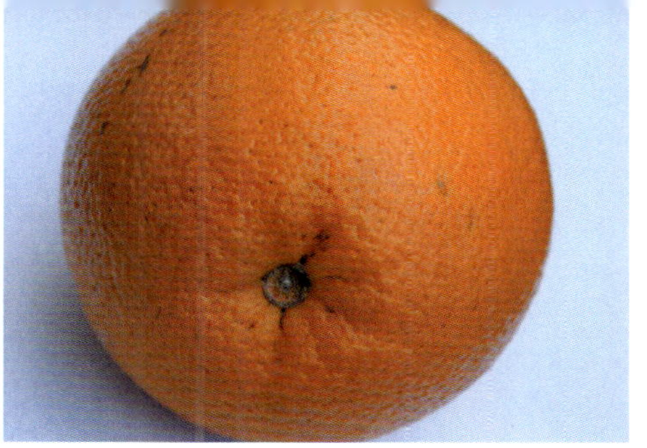

ORANGE UND BLUT-ORANGE Ⓟ

Das Wohlfühl-Öl |
Citrus sinensis (L.) Osbeck

Schalen der Früchte
Rautengewächse, Rutaceae
Raspeln/Pressung
1 Jahr
mild, preiswert
fruchtige Duftnote
Süditalien

Orangenschalenöl wirkt schmerzstillend, verdauungsfördernd, harntreibend, anregend für Herz und Kreislauf sowie entschlackend durch Anregung des Lymphflusses. Es wird gerne als Raumduft und zur Raumluftdesinfektion verwendet und ist wertvoll als Basis von Mischungen zur Beruhigung und Entspannung. Eine Studie der Uni Wien an 72 Menschen im Warteraum einer Zahnarztpraxis untersuchte, ob Teilnehmer, die Orangenduft in der Raumluft hatten, angstfreier zum Zahnarzt gingen. Tatsächlich zeigten insbesondere die weiblichen Teilnehmerinnen mehr Ruhe und Entspannung sowie weniger Angst vor der Behandlung.
Schwangere Frauen, die unsicher, ängstlich und von Stimmungsschwankungen geplagt sind, profitieren davon genauso wie unruhige, hyperaktive und sogar aggressive Kinder. Zur Verringerung des Allergierisikos sollte unbedingt nur Öl aus kontrolliert biologischem Anbau verwendet werden.

Anti-Aging-Fitnessdrink

1 Tropfen Orangenöl gut in 2 Esslöffeln Johannisbeer- oder Sanddornsirup vermischen, mit 1 Liter stillem oder sprudelndem Wasser aufgießen.

Das Flavonoid Hesperidin, das aus den Schalen von Zitrusfrüchten gewonnen wird, schützt geschädigte Gefäßwände und weist Erfolg versprechende tumorhemmende Eigenschaften auf. Auch die verschiedenen Limonoide und der Hauptinhaltsstoff d-Limonen zeigten in Experimenten mit Gewebe, mit Tieren und in kleinerem Rahmen auch mit erkrankten Menschen eine antitumorale Wirkung. Es gibt dazu Dutzende In-vitro-Studien. Leider lassen sich die wirksamen Mengen nicht auf die

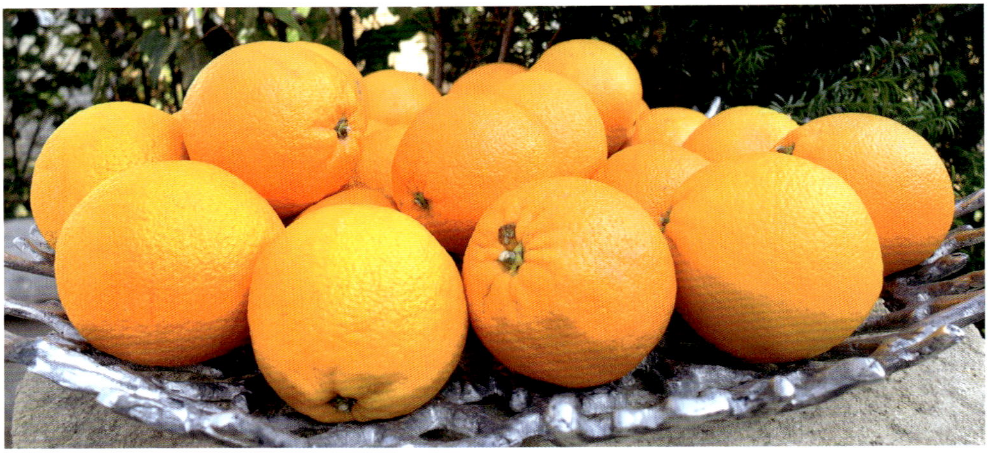

menschliche Anwendung übertragen, sodass Prophylaxe die momentan einzige sinnvolle Anwendung ist. Übrigens enthalten sowohl Orangensaft als auch etliche Früchte dieses wichtige Molekül, beispielsweise Pfirsiche, Kirschen und Tomaten.

Das Öl aus den Fruchtschalen der Bitterorange (Citrus x aurantium L.) ist durch seinen herberen Duft nicht so beliebt wie das Öl aus der Süßorange (Apfelsine), es wird bei krampfartigen Bauchschmerzen eingesetzt. Aus den Blättern des Bitterorangenbaumes werden die geläufigeren Arten von Petitgrainölen destilliert (selten: Petitgrain aus Zitronenbaumblättern, Petitgrain Mandarinier aus Mandarinenbaumblättern): aus den Blüten entsteht Neroliöl und das seltenere Orangenblüten-Absolue.

Blutorangen (pigmentierte Orangen) ähneln den »normalen« Orangen, werden jedoch unter Bedingungen kultiviert, die die Bildung der roten Pigmente fördern. Diese Anthocyane kommen auch in anderen Pflanzen vor. Bei Orangen entstehen sie nur, wenn im Herbst und Winter sehr niedrige Nachttemperaturen herrschen.

Orangenschalenöl lässt sich statt Reinigungsbenzin sehr gut zum Reinigen und zum Ablösen von Pflastern und Etiketten nehmen. In Mischungen mit Alkohol und waschaktiven Tensiden wird es als umweltfreundliches, effektives und wohlduftendes Reinigungskonzentrat verkauft.

Da Orangenöl schnell oxidiert, muss das angebrochene Öl innerhalb eines knappen Jahres verbraucht werden bzw. es sollte dann nicht mehr auf der Haut angewendet werden (siehe Seite 34 Tipps zur Verwendung alter Öle). In der warmen Badewanne kann es besonders schnell die Haut reizen, fünf Tropfen können bereits zu viel sein.

OSMANTHUS Ⓟ

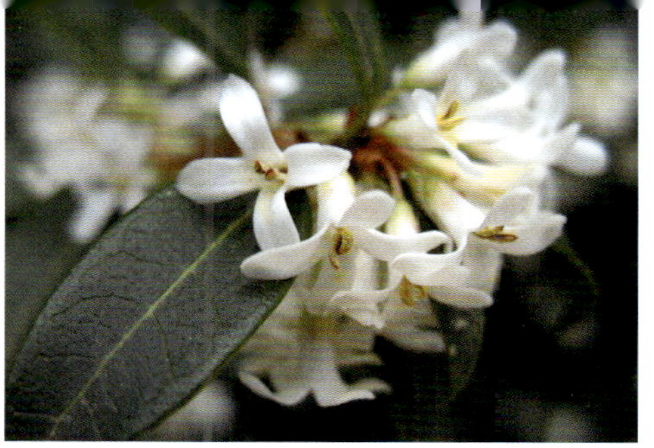

Das Inspirations-Öl |
Osmanthus fragrans (Thunb.) Lour.

- Blüten
- Ölbaumgewächse, Oleaceae
- Extraktion mit Lösungsmitteln
- 5–6 Jahre
- kostbar
- blumige Duftnote
- Indien/Australien

Der im Deutschen etwas gewöhnungsbedürftige Name *Osmanthus fragrans* ist für Aromafans vielsagend: *Osme* bezeichnet auf Griechisch den Duft, *anthos* ist die Blüte, *fragrans* heißt auf Lateinisch duftend: Man könnte also sagen, Osmanthus ist die Duftblüte der Duftblüten. Von den ca. 30 Osmanthus-Arten wird für die Duftgewinnung nur *Osmanthus fragrans* verwendet, die Ausbeute ist allerdings recht gering: Aus 2.000 Kilogramm Blüten gewinnt man nur ein Kilogramm Absolue.
Ganz ähnlich wie Irisöl hat Osmanthus-Absolue einen positiven Einfluss auf unsere Stimmungsbotenstoffe. Wenn wir uns leer und uninspiriert fühlen, kann dieser Duft zu neuen Ideen, zu geistigen Höhenflügen und zu einer neuen Form der Kreativität führen. Bei Angst, Kummer und Trauer hilft uns Osmanthus-Absolue, wieder Zuversicht und Vertrauen zu fassen. In einem Körperöl hilft es, irritierte und entzündete Haut zu beruhigen. Es ist rundum ein Duft für den gestressten Menschen von heute, der trotz Anspannung bei sich und in seiner Mitte bleiben möchte. Er ist auch der ideale Begleiter, wenn Kreativität, Inspiration und neue Ideen auf sich warten lassen.

Blütendusche Duftsplash

- 45 ml Wodka
- 5 ml Jojobaöl
- 2 Tropfen Osmanthus-Absolue
- 5 Tropfen Rosengeranie
- 5 Tropfen Rosmarin Ct. Cineol
- 10 Tropfen Grapefruit

Alle Zutaten in einer 50-ml-Braunglasflasche mit Zerstäuberaufsatz schütteln. Vor jeder Anwendung wieder schütteln. Morgens großzügig auf Arme, Rücken und Dekolleté versprühen.

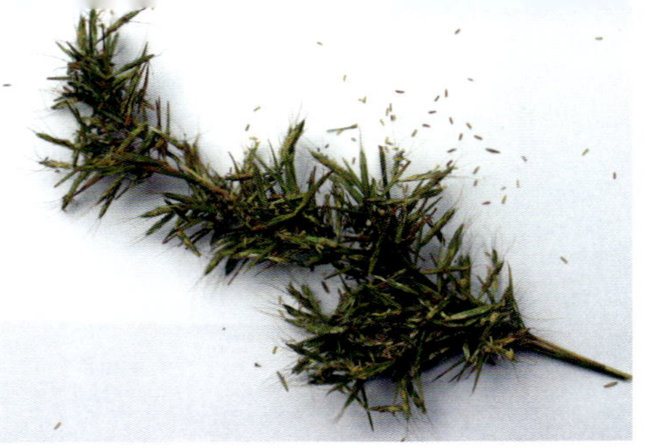

PALMAROSA Ⓟ

Das Zart-und-stark-Öl |
Cymbopogon martinii (Roxb.) J. F. Watson

- blühendes Gras
- Süßgrasgewächse, Poaceae
- Wasserdampfdestillation
- 2 Jahre
- mild
- blumige Duftnote
- Nepal/Indien

Dieses nach Rosen duftende tropische Süßgras kommt aus seiner Heimat Indien zu uns. Mit diesem ätherischen Öl kann man sich sehr preiswert einen zarten Rosenduft in die Duftlampe und in die Kosmetik zaubern. Es wurde früher »indisches Geranienöl« genannt, da der duftgebende Inhaltsstoff Geraniol (75 bis 95 Prozent) sowohl in Rosengeranien- als auch in Rosenöl vorkommt. Es ist ähnlich wie Lavendelöl extrem mild und dennoch für und gegen fast alles wirksam.

Grundmischung Rosenrot

- 60 Tropfen Palmarosaöl
- 30 Tropfen Bergamotteöl
- 10 Tropfen Vanille-Extrakt
- 5 Tropfen Geranienöl
- 5 Tropfen Patchouliöl
- 1 Tropfen Gewürznelkenknospenöl

3 bis 5 Tropfen der Mischung in die Duftlampe geben.

Das Öl wirkt stark gegen Pilze, Bakterien und Viren und heilt gleichzeitig angegriffene Haut. Somit ist es bei allen üblichen Infektionen und Wehwehchen, die einer Familie jahrein, jahraus zu schaffen machen, enorm hilfreich: von der Windeldermatitis über die Mittelohrentzündung bis zum Fußpilz und der Nasennebenhöhlenentzündung. In Vaginalzäpfchen eingearbeitet, ist es ein sanftes, jedoch wirksames Öl für Schwangere (und Nicht-Schwangere), die an Vaginalpilzen leiden (Adressen von Apotheken im Anhang).

Palmarosaöl oxidiert recht schnell und verliert dann sein blumiges Aroma, darum sollte es innerhalb von einem Jahr aufgebraucht werden.

PATCHOULI Ⓟ

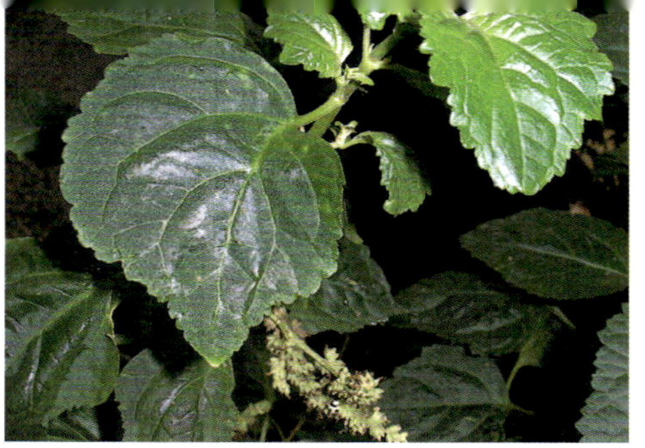

Das Abgrenzungs-Öl |
Pogostemon cablin (Blanco) Benth.

- Kraut (angetrocknet)
- Lippenblütengewächse, Lamiaceae
- Wasserdampfdestillation
- 10 Jahre
- babymild
- schwere, würzig-holzige Duftnote
- Indien/Sumatra/Madagaskar

Aus ganz zarten Blättchen einer unscheinbaren, brennnesselähnlichen Pflanze wird einer der schwersten und verträglichsten Naturdüfte gewonnen, der zudem sehr vielseitig einzusetzen ist. Im englischsprachigen Raum ist dieses »Unkraut« als *Indian mint* bekannt, da sein Aussehen auch an Pfefferminze erinnert. Beide Pflanzen sind enge Verwandte. Bekannt geworden ist der überraschend erdige Duft durch die 68er-Generation, deren Motto war: Abgrenzung, Ablösung, gegen die Konventionen »anstinken«.

Die neue Schreibweise lautet eigentlich »Patschuli«, in der Duft- und Parfümbranche wird aber immer noch der traditionelle Name »Patchouli« verwendet – so auch in diesem Buch. Sein Duft polarisiert von ekstatischem Zuspruch bis hin zur strikten Ablehnung. Hat man das Glück, sich mit Patchouliöl ohne innere Widersprüche einlassen zu wollen, kann man seine ausgleichenden Eigenschaften in allen Lebenslagen nutzen. Es bedarf bei der Dosierung eines gewissen Fingerspitzengefühls, zumal Patchouli seine heilenden Qualitäten durchaus in geringster Dosierung zu entfalten vermag.

Ein angenehm duftendes Duett bildet Patchouli mit Geranie. Diese Mischung bewährt sich vor allem als Wäscheparfüm, eventuell kombiniert mit Zeder, Lavendel, Lemongrass etc. Nerviges Einölen mit Insektenschutzmittel kann man sich sparen, gibt man Patchouli und Geranie in den letzten Waschgang (Weichspülerfach) in die Waschmaschine.

In der Hautpflege empfiehlt sich Patchouli als lindernde Zutat in Pflegeölen, Salben oder Bädern gegen stressbedingte Probleme sowie als Langzeitanwendung bei chronischen Hautproblemen wie Neurodermitis und Psoriasis. Auch allergische Prozesse werden günstig beeinflusst. Wer mit diesem Duft gut auskommt, wird bei Hautpilzinfektionen die Hilfe von einem kleinen Anteil in einer Hautpilz-Mischung schätzen.

Dieses milde Öl kann bei Windelpilz der Allerkleinsten und auch der ganz alten Menschen überzeugend helfen.

Aphrodisias Traum

- 5 Tropfen Sandelholzöl
- 5 Tropfen Grapefruitöl
- 3 Tropfen Patchouliöl
- 1 Tropfen Jasmin-Absolue
- 1 Tropfen Ylang-Ylang-Öl
- 1 Tropfen Champaca-Absolue
- 1 Tropfen Rosen-Absolue
- 1 Tropfen Ingweröl (destilliert)
- 1 Tropfen Adlerholzöl
- 1 Tropfen Kreuzkümmelöl

In 50 ml Sesamöl verdünnen, einige Tropfen als Massageöl verwenden.

Patchouli verfliegt auch nach Tagen nicht, und dennoch: Aggressiv ist rein gar nichts daran, seine großen Moleküle haben sogar einen ausgleichenden Effekt auf das zentrale Nervensystem. Auf das venöse System wirkt Patchouli entstauend.
Mit Patchouli dürfen wir entspannt und aphrodisiert die Nähe eines anderen Menschen genießen.*

* Text nach Ulrike Polifke, aus: *Aromapraxis_News 23*, mit freundlicher Genehmigung

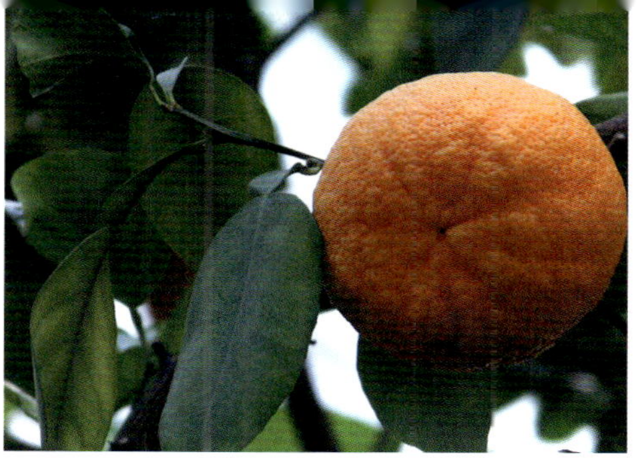

PETITGRAIN Ⓟ

Das Eines-für-alles-Öl |
Citrus x aurantium L.

- Blätter/Zweige/unreife Früchte
- Rautengewächse, Rutaceae
- Wasserdampfdestillation
- 3–4 Jahre
- mild
- blumige Duftnote
- Paraguay

Ganz ähnlich in der Zusammensetzung wie Lavendelöl, wirkt das Öl aus Blättern, Zweigen und unreifen Früchten der Bitterorange stark krampflösend, desodorierend, antibakteriell und stimmungsaufhellend. Es ist ideal bei Blähungen, Magen- und Darmkrämpfen, Muskelverkrampfungen, Schlaflosigkeit. Da es ganz mild ist, eignet es sich optimal für die Haut- und Haarpflege sowie bei Akne und Furunkeln.

Ich treffe oft auf Menschen, die den Petitgrain-Duft nicht mögen, da sie das leicht Bittere abstößt. Für diesen Fall habe ich eine Mischung aus je zur Hälfte Petitgrain Bitterorange und Petitgrain Citronnier gemacht, dazu je einige Tropfen Petitgrain Mandarinier und Neroliöl. Und plötzlich wird dieses wunderbare Öl annehmbar. Es lullt einen nicht ein, wie so manches andere entspannende Öl, sondern schärft den Verstand, ohne aufzuputschen. Deshalb empfehle ich es zur Beduftung von Büros und Klassenräumen und auch vor Prüfungen. Man kann es auch bestens 1 : 1 mit Zitronenöl mischen und sogar noch einige Tropfen Pfefferminzöl dazugeben.

Alles, was unter vegetativer Dystonie zusammengefasst wird, kann mit den verschiedenen Petitgrainölen hervorragend behandelt werden. Wunderbar duftet eine Mischung, welche die drei Öle dieses edlen Fruchtbaumes wieder vereint: Man nehme drei Teile (Bitter-)Orangenöl, zwei Teile Petitgrainöl und einen Teil Neroli. 5 bis 7 Tropfen davon auf einen Eierbecher voll Honig, und fertig ist das ultimative »Loslass«-Vollbad. Diese Mischung ist auch geeignet für Kinder und Schwangere. »Asthma und Co.«-Kinder, die zu spastischen (obstruktiven) Atemwegserkrankungen neigen, profitieren von diesem regelmäßigen Bad sehr. Es kann in selbst gemachte Brustsalben eingerührt werden, denn die herkömmlichen scharf-eukalyptischen Einreibungen dürfen nicht für diese Menschen verwendet werden.

PFEFFER SCHWARZ UND GRÜN Ⓜ

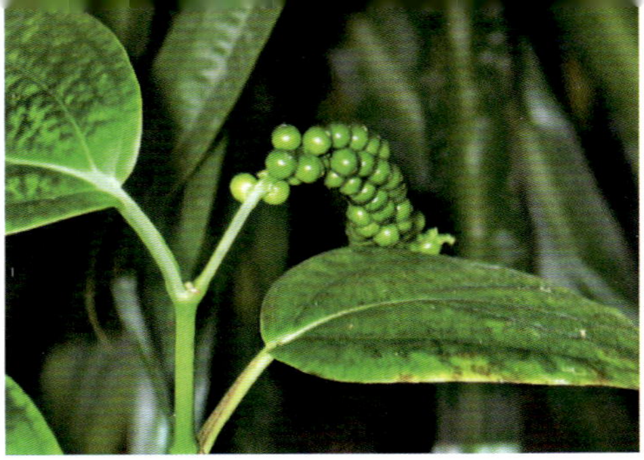

Das Anti-Schmerz-und-Wärme-Öl |
Piper nigrum L.

- Früchte
- Pfeffergewächse, Piperaceae
- Wasserdampfdestillation
- 2–3 Jahre
- auch für die Küche
- schwere, würzig-holzige Duftnote
- Sri Lanka/Madagaskar

»Geh doch dorthin, wo der Pfeffer wächst!« Mit diesem Satz hat man früher jemanden weit weg gewünscht, in Assoziation an die alte Heimat der Gewürzpflanze. Dort ist es immer heiß, und das ist genau das Klima, das diese Kletterpflanze mit den herzförmigen Blättern benötigt, um reichlich hitzige Kräfte in ihre Früchte zu speichern. Weißer Pfeffer wird vollreif (dunkelrot) geerntet und von Fruchthaut und Fruchtfleisch getrennt. Schwarzer Pfeffer wird gleich nach der Ernte der unreifen Früchte für einige Minuten in kochendes Wasser getaucht und anschließend getrocknet. Grüner Pfeffer wird im grünen Zustand in Salzlake eingeweicht oder gefriergetrocknet.

Würzöl

- 3 Tropfen Pfefferöl
- 2 Tropfen Thymianöl (Ct. Linalool)
- 3 Tropfen Mandarinenöl

In 20 ml Sesamöl geben und mit wenigen Tropfen der Mischung Speisen würzen.

Meistens wird aus dem schwarzen Pfeffer ein stark wärmendes Öl destilliert, das jedoch nicht mehr das scharfe Piperin der Körner enthält und somit nicht hautreizend ist. Dadurch, dass es durchblutungsfördernd und stark schmerzlindernd wirkt, ist es ideal für Sportmassagen und generell bei Muskelschmerzen und Muskelsteife. Es passt gut in Mischungen gegen »blaue Flecke« (zusammen mit Immortellen- oder Lemongrassöl). Wir wenden Pfefferöl auch bei allen Arten von Erkältungskrankheiten an und bei Übelkeit, Verstopfung sowie »schwachem Magen«.

- Rosa Pfeffer stammt vom *Schinus-molle*-Baum.

PFEFFERMINZE Ⓜ

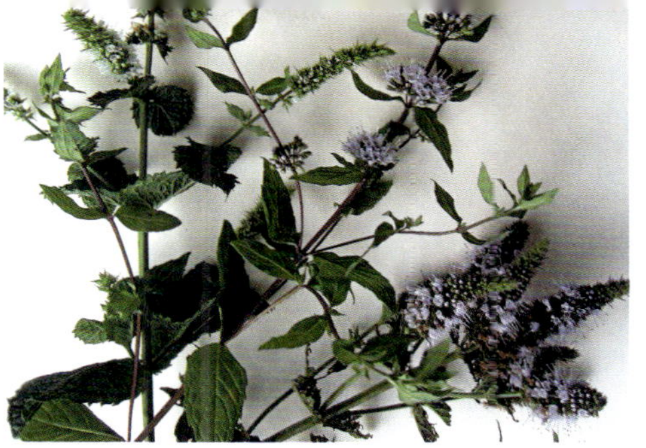

Das Erfrischungs-und-Anti-Schmerz-Öl |
Mentha x piperita L.

- Kraut, kurz angetrocknet
- Lippenblütengewächse, Lamiaceae
- Wasserdampfdestillation
- 3–4 Jahre
- nicht für Kleinkinder
- frisch-medizinische Duftnote
- Deutschland/Frankreich/Italien

Die Nymphe namens Minthe war einer alten griechischen Sage nach eine Geliebte des Gottes der Unterwelt (Hades), der sie in die stark duftende Minze verwandelte, als seine Frau eifersüchtig wurde. Das ätherische Öl wird meist aus dem wenige Tage angetrockneten Kraut destilliert. Nach einer Periode der Reifung entsteht eine extrem frische Kopfnote, die kühlend, tonisierend, klärend und auch stark konzentrationsfördernd wirkt, wie in Versuchen mit amerikanischen Studenten bestätigt wurde.

Das klare und sehr dünnflüssige Öl hilft ganz schnell gegen Übelkeit, zusammen mit Majoran und Neroli wirkt es gegen Migräne und starke Kopfschmerzen. In klinischen Studien der Universität Kiel wurde belegt, dass eine zehnprozentige Verdünnung in Äthanol (Branntwein) bei Spannungskopfschmerz eine vergleichbare Wirkung wie Paracetamol- und Aspirinpräparate aufweist.

Eine wichtige Rolle spielt Pfefferminzöl bei der Behandlung des Reizdarmsyndroms, für die das Pfefferminzöl in dünndarmlöslichen Kapseln eingenommen werden muss, damit es erst im Darm wirksam wird. Diese sind meist in Apotheken erhältlich. Pfefferminzöl wird in manchen Kliniken bei hohem Fieber zur Kühlung eingesetzt, man muss es jedoch für diesen Zweck stark verdünnen. Eine risikofreie Alternative ist Pfefferminz-Hydrolat, auch als Erfrischung im Sommer und bei hitzigen Wechseljahresbeschwerden.

Schwangere Frauen, die über Übelkeit im ersten Trimenon klagen, werden öfters mit Warnungen vor der äußeren Anwendung von Pfefferminzöl verunsichert. Pfefferminzöl, das in einem Roll-on (oder im in jeder Apotheke erhältlichen Mittel Euminz®) enthalten ist, wird nur bei Bedarf und nur punktuell an Stirn, Nacken und eventuell zum Riechen unter der Nase angewendet. Somit besteht keinerlei Gefahr bei der Anwendung während der Schwangerschaft: Ein Fötus atmet noch nicht, darum besteht

im Gegensatz zum Baby, das vom Einatmen von Menthol ernsthafte Probleme bekommen kann, absolut keine Gefahr.
Manche unsinnigen Warnungen gegenüber ätherischen Ölen wie diese stammen aus Zeiten, als wir noch viele synthetische Öle zur Verfügung hatten.

- Wasserminze (*Mentha aquatica L.*) ist die leichteste, sanfteste Minze, sie enthält wenig Menthol. Ihr ätherisches Öl ist selten erhältlich; wer es hat, schätzt seine mild-kühlende Wirkung für Stirnkompressen bei Hitze und Hitzewallungen, aber auch bei »dickem Kopf« und Konzentrationsproblemen.
- Spearmint oder Krause Minze (*Mentha spicata L.*) sowie Nanaminze (*Mentha spicata ssp. spicata L.*) enthalten statt Menthol das in geringer Dosierung gut verträgliche Carvon, das zähe Verschleimungen im Atemtrakt lösen kann. Ihre ätherischen Öle sind hautverträglich und werden bei Gürtelrose und anderen auf das Nervensystem einwirkenden viralen Erkrankungen empfohlen.
- Bergamott- oder Zitronenminze (*Mentha piperita x nothovar. [Ehrh.] Briq.*) enthält kein Menthol, man könnte ihr ätherisches Öl als Lavendel der Minzen bezeichnen. Sie wirkt stark entspannend sowie angstlösend.
- Ackerminze (*Mentha arvensis L.*) und Flohminze (*Mentha pulegium L.*) werden in der Aromatherapie nicht eingesetzt.

Die zwei mentholhaltigen ätherischen Öle der Minzen sind nicht für Kinder vor dem Kindergartenalter geeignet. Auch Kinder mit chronischen Atemwegsbeschwerden sollten sie meiden. In warmen Bädern können bereits zwei bis drei Tropfen Pfefferminzöl zu einem sehr unangenehmen Frösteln führen, das länger als eine halbe Stunde anhalten kann und nicht durch Abtrocknen zu stoppen ist.

RAVINTSARA Ⓜ

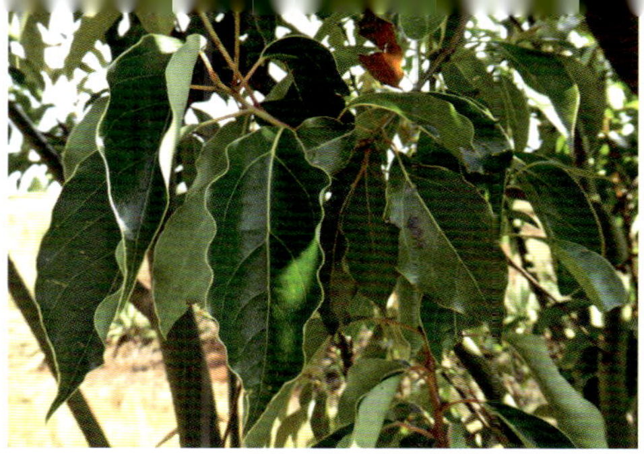

Das Anti-Virus-Öl | *Cinnamomum camphora (L.) J. Presl Ct. 1,8-Cineol*

Blätter/Zweige
Lorbeergewächse, Lauraceae
Wasserdampfdestillation

3 Jahre
mild
frisch-medizinische Duftnote

Madagaskar

Ein Fläschchen des auffällig frisch riechenden Ravintsara (im Gegensatz zum anis-lakritzigen *Ravensara aromatica*, das von einem völlig anderen Baum stammt!), kann uns bei den unterschiedlichsten viralen Infektionen hilfreich zur Seite stehen. In der Covid-19-Pandemie wurde der antiviral wirksame Hauptinhaltsstoff Eucalyptol bestätigt. Herpesviren aller Arten vergeht der Drang zur Vermehrung, wenn sie mit Ravintsara in einer 1:1-Mischung mit dem fetten Öl aus *Calophyllum inophyllum* konfrontiert werden. Bei einer beginnenden Grippe kann pures Ravintsaraöl den Ausbruch nahezu verhindern: einfach stündlich tropfenweise vom Taschentuch inhalieren. Der Verlauf eines Infekts wird mit Ravintsara-Anwendungen deutlich erträglicher und dank der antibakteriellen Wirkung ist auch eine Sekundärinfektion in Schach zu halten.

Als ausgesprochenes Nerventonikum lindert es nicht nur Nervenschmerzen, die häufig zu den Symptomen einer Viruserkrankung zählen, es stabilisiert auch bei Verzagtheit, wenn sich der Krankheitsverlauf dahinschleppt. Wichtig bei der Behandlung von solchen Infekten ist, dass auch nach Abklingen der schlimmsten Beschwerden die Anwendungen einige Tage fortgeführt werden. Während der akuten Phase kann das reizarme, verträgliche Ravintsaraöl richtig hoch dosiert werden. Eine Einreibung mit den beiden ätherischen Ölen, insgesamt zehnprozentig in Johanniskraut-Mazerat, ist bei nervös bedingten Beschwerden und Unruhezuständen eine wohltuende Maßnahme, die durch einen Tropfen Melisse noch steigerungsfähig ist. Die Möglichkeiten für wirkungsvolle Mischungen sind vielfältig. Sehr zu empfehlen ist Ravintsara auch zur Raumluftdesinfektion.*

* Text nach Ulrike Polifke, aus: *Aromapraxis_News 22*, mit freundlicher Genehmigung

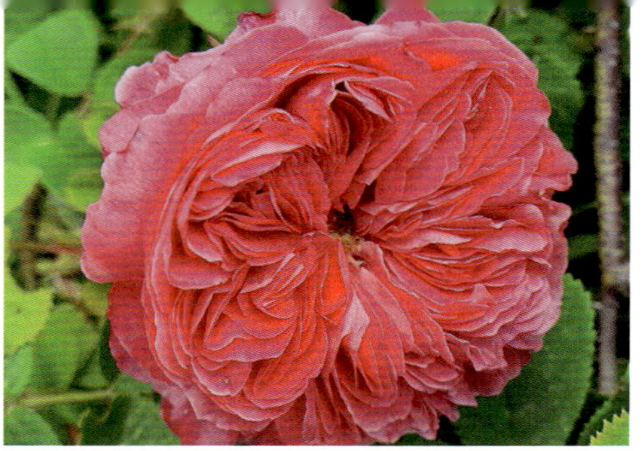

ROSE Ⓟ

Das Königinnen-Öl (destilliert) | *Rosa x damascena Mill.*

- Blüten
- Rosengewächse, Rosaceae
- Wasserdestillation
- 5–6 Jahre
- kostbar und babymild
- blumige Duftnote
- Bulgarien/Türkei/Iran/Indien

Nur wenige Menschen lassen sich nicht vom Duft der Königin der Blumen betören. Um das Öl zu destillieren, müssen unvorstellbare Mengen von Rosenblüten noch vor Tagesanbruch geerntet werden.

Das ätherische Öl der Damaszener-Rose ist bereits gut erforscht, man kennt mehr als 400 Inhaltstoffe, deren jeweiliger Anteil vom Herstellungsverfahren abhängt. Der Bestandteil, der den typischen Rosenduft und auch die enorme schmerzlindernde Wirkung aus macht, ist der wasserlösliche Phenylethylalkohol, der im Rosen-Hydrolat verbleibt.

Das ätherische Rosenöl (englisch *Rose Otto*) wirkt für und gegen alles in jeder Lebenslage, es gehört in jede Hausapotheke. Den meisten Menschen ist es zu kostbar zur Behandlung von Infektionen, Entzündungen und körperlichen Schmerzen. Doch als ein allgemein tonisierendes Mittel, vor allem für überstrapazierte Nerven und bei Stresssymptomen, sowie als Pflege- und Wellnessöl ist Rosenöl sehr beliebt. Auch bei sexuellen Störungen findet es guten Einsatz. Besonders geeignet ist es für zarte Kinder(-haut), für strapazierte (Alters-)Haut und als stützender Übergangsduft in der Sterbebegleitung.

> Anhand der komplexen Verteilung der verschiedenen Duftmoleküle innerhalb einer Rosenblüte können wir einmal wieder staunen, wie raffiniert die Natur sein kann. Die äußeren Blütenblätter enthalten vor allem Citronellol, Geraniol, Linalool und Farnesol. Diese Stoffe halten ankommende Mikroorganismen fern und locken durch ihren feinen Duft bestäubende Insekten an. Innen und am Blütenkelch befinden sich Stoffe, deren Kombination betäubend auf Biene und Co. wirkt, sodass sie eine Zeit lang verbleiben müssen und ihre von der Natur vorgesehene Arbeit verrichten.

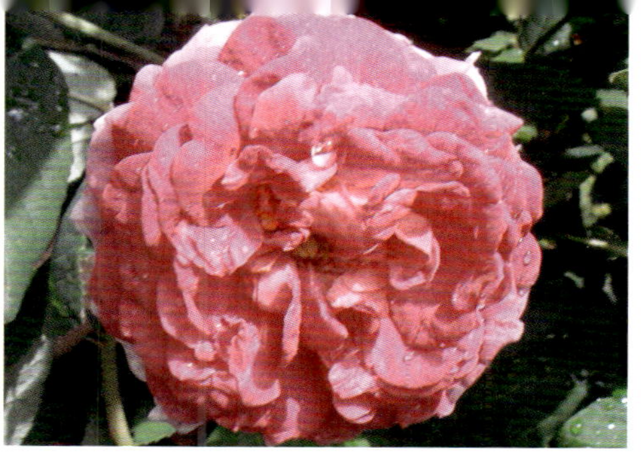

ROSE Ⓟ

Das Königinnen-Öl (extrahiert) |
Rosa x damascena Mill., Rosa x centifolia L.

- Blüten
- Rosengewächse, Rosaceae
- Extraktion mit Lösungsmitteln
- 5–6 Jahre
- kostbar
- blumige Duftnote
- Marokko

Das Rosen-Absolue wurde bis vor ein paar Jahren durch Hexan-Extraktion aus der hundertblättrigen Rose gewonnen. Im Englischen wird sie auch Cabbage-Rose genannt, da ihr Aussehen durch die vielen Blütenblätter an einen Kohlkopf erinnert. Mittlerweile bedient Nordafrika den deutschen Markt mit extrahierter Damaszener-Rose, deren Öl feiner, rosiger und betörender duftet als ihr destilliertes Pendant. Durch das chemische Lösungsmittel wird ein hoher Anteil (65 Prozent) des zuvor erwähnten Phenylethylalkohols herausgelöst, dieser Stoff macht die stärker schmerzlindernde Wirkung des Absolues aus.

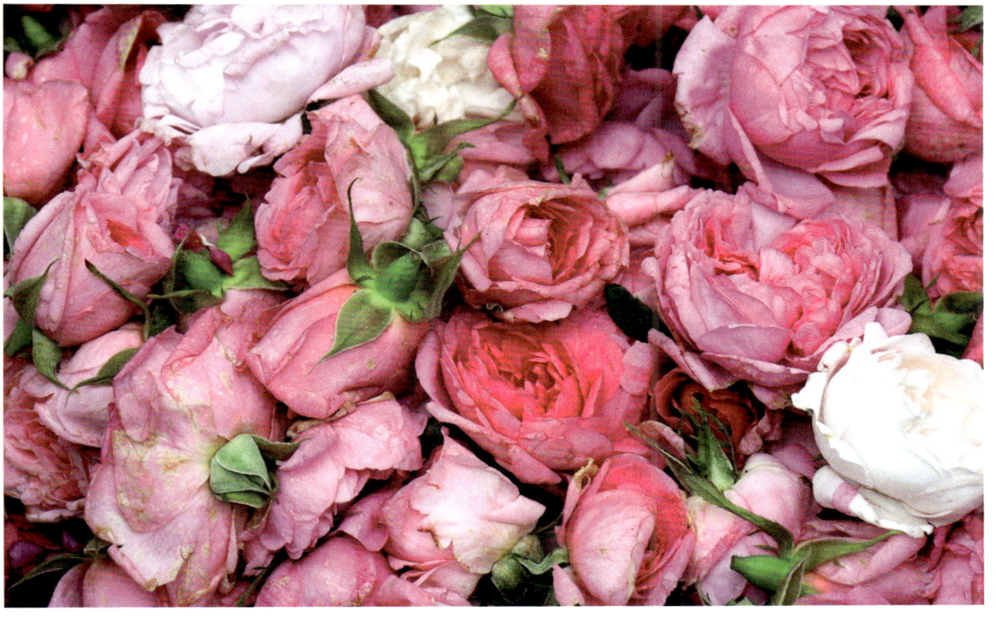

	Rosen-Destillat (Rose Otto)	Rosen-Absolue
Farbe	farblos, zart gelblich	honigfarben
2-Phenylethanol (lokal) schmerzlindernd, narkotisierend, antibakteriell	1,41–3,5 %	57–75 %
Citronellol nervlich ausgleichend antirheumatisch gegen Insekten	37,15–55 %	14,3–22 %
Geraniol antibakteriell hautpflegend stimmungsaufhellend antirheumatisch stark gegen Insekten	20,91–40 %	6,33 %
Farnesol bakteriostatisch desodorierend sehr hautfreundlich	1,48 %	0,38 %

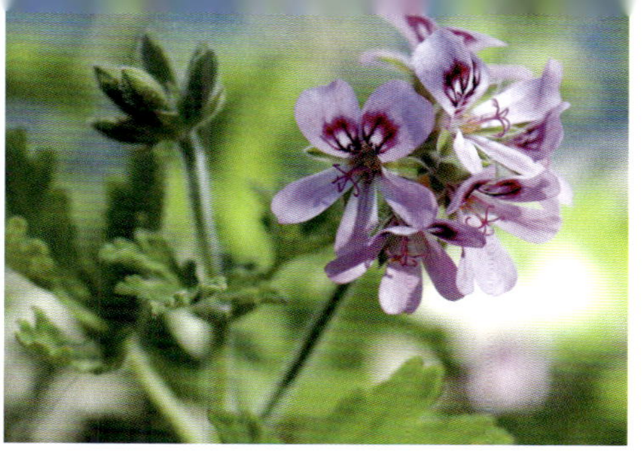

ROSENGERANIE Ⓟ

Das Balance-Öl | *Pelargonium x graveolens auct. non L´Hér. ex Aiton*

- Blätter
- Storchschnabelgewächse, Geraniaceae
- Wasserdampfdestillation
- 3–4 Jahre
- preiswert
- blumige Duftnote
- Ägypten/China

Die knapp einen Meter hoch wachsende Duftgeranie mit ihren stark duftenden Blättern und den unscheinbaren rosafarbenen Blütchen stammt aus Südafrika. Das hochwertigste Öl stammt von der Insel Réunion (früher Bourbon) bei Madagaskar.
Mit Rosengeranienöl haben wir ein ganz wichtiges Öl für den modernen Menschen zur Verfügung. Es balanciert die Folgen einer unausgeglichenen Lebensweise auf fast unheimliche Weise aus, darum ist es ein Muss bei stressbedingten Beschwerden. Wann immer in der Aromaberatung das Wörtchen »zu« fällt, sollte an das gut verträgliche Blätteröl gedacht werden: Wir sind zu müde, sie ist zu hektisch, mein Herz schlägt zu ungleichmäßig. Es ist auch eines der wichtigen Öle für die Hautpflege, da es regulierend auf alle Hauttypen wirkt. Es wirkt ferner mild antiseptisch, wundheilend, Narben pflegend, hilft bei Verbrennungen, Lymphstauungen, Frostbeulen, Ekzemen, Schnittwunden, Fußpilz und Hämorrhoiden.

Insekten-Ex-Öl (Moskitos/Zecken)

- 50 ml Jojobaöl
- 8 Tropfen Citronellaöl (oder Zitroneneukalyptusöl)
- 8 Tropfen Rosengeranienöl
- 8 Tropfen Lavandinöl
- 3 Tropfen Atlaszederöl
- 3 Tropfen Patchouliöl

Rosengeranienöl harmonisiert den Hormonhaushalt, sodass es auch Klapperstorchöl genannt wird, da es mehr Entspannung und Ausgeglichenheit in das Leben eines sehnsüchtig wartenden Paares bringen kann.

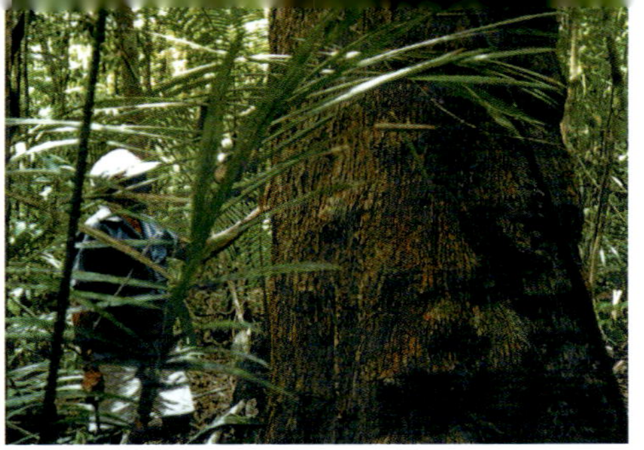

ROSENHOLZ ⓟ

Das Seelentröster-Öl | *Aniba rosaeodora Ducke*

Holz
Lorbeergewächse, Lauraceae
Wasserdampfdestillation
10 Jahre
bedrohte Art
blumige Duftnote
Brasilien

So tröstlich dieses Öl auf traurige und verstimmte Seelen wirkt, so deprimierend ist das Schicksal dieser Bäume. Für dieses blumig-holzig duftende Öl werden ausgewachsene Bäume im tropischen Amazonas-Raum gefällt, da es eben auf das Holz ankommt. Behauptungen, dass das meiste ätherische Öl aus Plantagenholz gewonnen werde oder dass es nur aus Abfall der Möbel- und Musikinstrumente-Industrie hergestellt sei, stimmen nach aktuellen Auskünften einer Expertin, die ein Baumschutzprojekt vor Ort leitet, nicht.

Durch den hohen Gehalt an Linalool wirkt Rosenholzöl stark antibakteriell, jedoch auch gegen Pilze und Viren. Es ist besonders hautpflegend (Akne, Wundheilung, trockene Haut) und stimmungsaufhellend, vor allem bei nervöser Anspannung und Stress. In Frankreich wird es als Mittel zur Behandlung von Bronchien- und Lungenerkrankungen bei Babys geschätzt und in der Gynäkologie bei Candidabefall.

- Umweltbewusste AromapraktikerInnen wählen statt Rosenholzöl gerne Linaloeholzöl (siehe Seite 77), doch erscheint dies als fauler Kompromiss, da auch für die Gewinnung dieses Öles ausgewachsene Bäume gefällt werden müssen und damit dezimiert werden. Aus den nachwachsenden Blättern eines ganz milden Chemotyps des Kampferbaumes (*Cinnamomum camphora Ct. Linalool*, Ho-Blätter-Öl) erhalten wir ein vergleichbares Öl. In England vertreibt eine Firma ein »Rosenholzöl« aus *Ocotea caudata*, das aus Peru stammt.

KRIMI IM ROSENHOLZ-WALD

Interview mit Barbara Schmal, Koordinatorin des Projekts AVIVE am Amazonas – einem Insel-Örtchen am Urubu, einem Nebenfluss des Amazonas

Frau Schmal, wie und wann sind Sie auf die Problematik dieses gefährdeten Baumes gestoßen?
Das Abenteuer begann, als ich 1997 auf einem Aromatherapie-Workshop hörte, dass der Baum, aus dem das wundervoll duftende Rosenholzöl hergestellt wird, zu einer bedrohten Spezies gehört. Als in Brasilien wohnende und zudem umweltbewusste Frau machte mich das betroffen. Ein Jahr später, bei einem Urlaubstrip durch den Amazonas, »lief« mir der Baum wieder über den Weg. Und da bin ich nun und versuche – zusammen mit vielen anderen Interessierten – die Rosenholz-Welt im Gleichgewicht zu erhalten.

Wie muss man sich den Ort vorstellen, an dem Sie nun hauptsächlich leben?
Silves – 340 Kilometer westlich von Manaus gelegen – ist eine sechs Kilometer lange Flussinsel mit 6.770 Einwohnern. Neben einer Gesundheitsstation, einer Gemeindeverwaltung, dem Friedhof mit der Kirche und einigen Grundschulen gibt es einige Geschäfte, zwei Restaurants, drei kleine Privatpensionen und sogar ein Fünf-Sterne-Urwald-Resort.
Wir leben in einer Gegend, in der es ursprünglich sehr viele Rosenholzbäume gab und wo auch der nahe Verwandte, der *Aniba canelilla*-Baum, wächst. Er ergibt ein wunderbar duftendes ätherisches Öl. Hier wachsen auch andere aromatische Pflanzen wie der Tonka-Baum (*Dipteryx odorata*) und der Copaiba-Baum (*Copaifera langsdorffii*) und auch Bäume, aus deren Früchten man heilsame Öle und Fette gewinnen kann: der Andiroba-Baum (*Carapa guianensis*) und der Cupuaçu-Baum (*Theobroma grandiflorum*). Vor 35 Jahren gab es hier eine Produktionsstätte für Rosenholzöl, die zwar den Baum auf illegale Weise ausbeutete, jedoch den Bewohnern von Silves ein sicheres Einkommen verschaffte. Als die Destille Ende der Siebzigerjahre an einen anderen Ort zog, nahmen die Möglichkeiten des Geldverdienens in der Region stark ab. Neuerdings geht es wieder etwas aufwärts, da der Ökotourismus das spartanische Leben der Menschen von Silves etwas unterstützt.

Wie sieht Ihre Arbeit in Silves aus?
Im Januar 1999 nahmen einige Bewohnerinnen von Silves an einem Seminar über aromatische Pflanzen und Heilkräuter teil und beschlossen einige Monate später,

dieses neue sowie das alte Wissen ihrer Vorfahren kommerziell umzusetzen und umweltfreundliche Produkte aus Amazonas-Pflanzen zu verkaufen. Es wurde der Verein AVIVE gegründet. Neben dem Erlernen der englischen Sprache, die für den internationalen Handel langfristig notwendig ist, werden seitdem in unserem Projekt, das von 35 Vereinsmitgliedern unterstützt wird, kosmetische Produkte, allem voran verschiedene Pflanzenseifen und auch Duftkerzen, in Handarbeit hergestellt und verschickt.

Erzählen Sie uns über die Bedrohung des Urwald-Riesen Aniba rosaeodora – der Rosenholzbaum kann immerhin bis zu 30 Meter hoch werden.
Laut IBAMA, dem brasilianischen Institut für Umwelt und nachwachsende Ressourcen, gehört *Aniba rosaeodora* zu den gefährdeten Spezies (www.ibama.gov.br). Er ist ein Baum, der nicht für Pflanzungen und Monokulturen geeignet ist, da er den Schatten spendenden Urwald um sich herum benötigt. Durch das Interesse der Kosmetik- und Parfümindustrie am ätherischen Öl dieses Baumes – laut offiziellen Angaben werden zurzeit maximal 30 Tonnen exportiert – müssen dringend neue Bäume gepflanzt werden und vor allem müssen diejenigen, die in entlegenen Gegenden wachsen, vor dem illegalen Fällen geschützt werden. Denn allerfrühestens nach fünf oder sechs Jahren kann mit einer nennenswerten Ausbeute für die Ölgewinnung aus Blättern und Zweigen gerechnet werden. Will man ein qualitativ hochwertiges Holzöl destillieren, muss man sich 20 bis 25 Jahre bis zum Fällen des Baumes gedulden.
Zwar gibt es ein Gesetz, das am 1. Januar 2000 in Kraft trat, welches Rosenholz-Verarbeiter verpflichtet, pro 200 Liter Rosenholzöl 80 neue Bäume zu pflanzen, doch erstens hält sich kaum jemand daran, denn es gibt bislang kaum Kontrollen. Zudem gibt es diese Ressourcen noch gar nicht in ausreichender Form. Selbst wenn also jemand der Vorschrift entsprechen wollte, hätte er größte Probleme, an junge Bäumchen heranzukommen. Das wollen wir ändern.

Bekommen Sie Unterstützung von größeren Umweltinstitutionen?
Ja, wir haben 1999 die Beschreibung unseres Projektes beim WWF Brasil eingereicht und erhalten seitdem finanzielle und technische Mittel. Wir haben damals sofort begonnen, die noch vorhandenen Rosenholzbäume zu begutachten und zu inventarisieren, gleichzeitig haben wir Samen ausgesät und schauen mittlerweile auf einen beträchtlichen Umfang von jungen Bäumchen. Genauso sind wir nach und nach auch mit anderen aromatischen Pflanzen verfahren.

Wie umgehen Sie das Fällen der bedrohten Bäume?

Wir erproben Methoden zur schonenden und nachhaltigen Gewinnung von ätherischen Ölen, also ohne die ganze Pflanze zu zerstören. Unser Rosenholzöl wird künftig aus den Blättern und Zweigen des Rosenholzbaumes destilliert und braucht den Vergleich mit dem Öl aus dem Holz nicht zu scheuen, auch wenn der Duft vielleicht eine etwas zitrusartige Nuance aufweist. Allerdings studieren wir noch, ob die Bäume das häufige Schneiden langfristig überhaupt vertragen. Auf lange Sicht möchten wir mit unseren kosmetischen Produkten beispielsweise die Hotels, die ökologisch orientierten Urwaldtourismus anbieten, versorgen.

Funktioniert immer alles reibungslos oder gibt es Widerstände?

Mal abgesehen davon, dass wir feststellen mussten, dass im Durchschnitt nur noch ein Rosenholzbaum auf 50 Hektar Land wächst, es also in einigermaßen zugänglichen Gegenden diese Bäume kaum noch gibt, sind wir des Öfteren überrascht, wie mühsam unsere Ideale zu erreichen sind. Die Korruption ist immens und die Mühlen der Bürokratie mahlen extrem langsam. Morddrohungen gehören mittlerweile fast zum Alltag.

Aber Sie haben sicherlich auch Erfolge zu verbuchen?

Doch, wir sind natürlich stolz auf das bislang Erreichte: In unserem Gewächshaus wachsen neben vielen anderen Amazonas-Pflanzen über 400 Rosenholzbäumchen. Wir haben 2001 den Ford-Umweltpreis erhalten (www.ford.com.br/fordonline), der mit 10.000 US-Dollar für eine schöne Finanzspritze sorgte. Im August 2002 überreichte uns die UNDP (United Nations Development Programme) in Johannesburg den Equator Prize, der unsere Bemühungen belohnt, die Armut zu reduzieren und gleichzeitig nachhaltige Ressourcen in umweltfreundlicher, korrekter Arbeit zu produzieren (www.equatorinitiative.org). Und wir haben von der Landesbehörde SUHAB die Nutznießung von 1.700 Hektar Urwald zugesprochen bekommen. Ab Beginn der Regenzeit im Dezember haben wir 2.000 Jungbäume und auch andere heimische Pflanzen ausgepflanzt, zudem können wir nun einen umfangreichen Baum- und Heilpflanzenbestand kontrollieren, ja quasi bewachen.

Des Weiteren haben wir in Deutschland Partner, die uns mit Baumpatenschaften finanziell unterstützen: Jeder Mensch kann uns helfen, dies zu erreichen, indem er eines oder mehrere dieser 2.000 Rosenholzbäumchen »adoptiert« und es dann eventuell im Rahmen des Ökotourismus-Programms in Silves besucht.

Und nicht zuletzt drehte der Sender TVE in Großbritannien eine Dokumentation über unsere Arbeit: *Dollars for Scents*, sodass nun mehr Menschen auf unsere Arbeit aufmerksam werden können.

Ihr Projekt wird also bekannter …
Ja, dadurch kommt es gelegentlich zu schönen Überraschungen: Uns erreichte sogar die Nachricht, dass wir konfisziertes Rosenbaumholz, das bei einer illegalen Fällaktion beschlagnahmt wurde, destillieren dürfen. Mit dem Verkauf der schätzungsweise 250 Kilogramm Rosenholzöl, die wir daraus gewannen, konnten wir wieder einige Projekte zur Bekämpfung der Armut in dieser Region unterstützen.

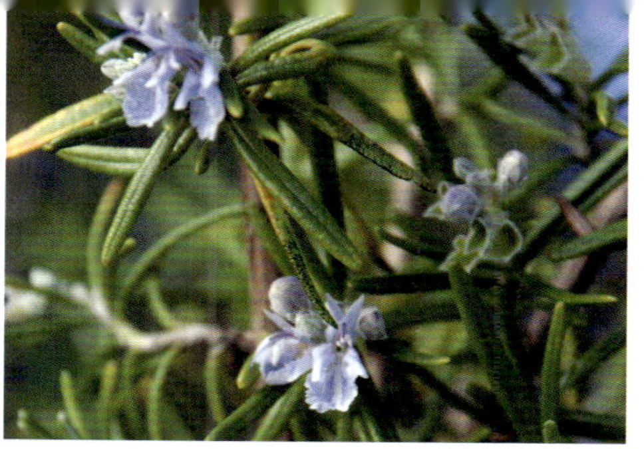

ROSMARIN Ⓜ

Das Stimulations-Öl | *Salvia rosmarinus.*

- Kraut
- Lippenblütengewächse, Lamiaceae
- Wasserdampfdestillation
- 3 Jahre
- nicht für Kleinkinder
- frisch-medizinische Duftnote
- Südfrankreich/Spanien/Marokko

In den späten 2000er-Jahren erhielt der Rosmarin wieder seinen uralten Namen zurück: *Salvia rosmarinus* – bereits 1753 beschrieb Linné die Rosmarinpflanze. Die DNA-Forschung konnte nun belegen, dass es sich tatsächlich um eine Salvia handelt. Bei der Royal Horticultural Society wird sie nun als *Salvia rosmarinus* geführt, wie Ende Dezember 2019 in *The Garden* mitgeteilt wurde. Der Trivialname bleibt im Deutschen Rosmarin und im Englischen Rosemary.

Der typische Mittelmeerstrauch mit den nadeligen dunkelgrünen Blättern versorgt uns je nach Wuchsort mit drei unterschiedlichen ätherischen Ölen. Er wurde bereits vor Tausenden von Jahren als magische Pflanze und als wirksames Heilkraut verehrt. Kaum ein Öl hilft besser bei niedrigem Blutdruck, Antriebslosigkeit und blockiertem Denkvermögen. Es kann sogar Menschen mit demenziellen Symptomen zu Momenten größerer Klarheit verhelfen. Es ist in den folgenden drei unterschiedlichen Chemotypen erhältlich:.

Chemotyp Campher (Borneon): Dieses frisch-spitzkampferig duftende ätherische Öl war noch vor 15 Jahren das Rosmarinöl. Seine winzigen Moleküle stimulieren den Kopf und den Kreislauf: Rosmarinöl fördert klare Gedanken, Wachheit, Konzentration. Bei »normaler« Vergesslichkeit und selbst bei Alzheimer-Patienten kann es als Raumduft deutliche Verbesserung bringen. Seine durchblutungsfördernde Wirkung ist wie ein Wundermittel für Morgenmuffel und Menschen mit niedrigem Blutdruck: in der Duftlampe und in Duschgel und Shampoo. Zudem wirkt es schmerzlösend auf die Muskulatur und ist ideal für wärmende Vor- und Nach-Sport-Ölanwendungen sowie bei Sportverletzungen. Dieses ätherische Öl pflegt und regeneriert auch die Kopfhaut und fördert den Haarwuchs.

Chemotyp Cineol (Eukalyptol): Dieses an Erkältungsöle erinnernde ätherische Öl enthält nur halb so viel Kampfer und stattdessen mehr schleimlösend wirksames Eukalyptol, das bei Erkältungskrankheiten hilfreich ist und anregend in Zeiten starker Erschöpfung.

Bei Epilepsie(-neigung), in der Schwangerschaft und bei sehr hohem Blutdruck nur nach Absprache mit einem erfahrenen Aromatherapeuten und nur stark verdünnt anwenden.

Chemotyp Verbenon: Dieses ist das beste ätherische Öl, wenn es darum geht, Beschwerden aufgrund einer nachlassenden Tätigkeit der Leber zu behandeln. Das können Verdauungsprobleme sein, jedoch auch Juckreiz, Migräne und Erschöpfungszustände. Der Chemotyp Verbenon ist der perfekte Helfer, um mittels Leberauflagen die Tätigkeit unseres »stillen Organs« zu unterstützen, insbesondere im Frühling, wenn der Stoffwechsel nicht so recht in die Gänge kommen will; auch wenn zu viel Alkohol genossen wurde oder wenn starke Medikamente entgiftet werden müssen. Auch hilft eine Leberauflage, wenn die Hormone verrückt spielen, denn nur eine reibungslose Arbeit der Leber sichert einen halbwegs ausgeglichenen Hormonhaushalt, insbesondere der Geschlechtshormone. Dafür einfach auf einen Teelöffel mit Olivenöl je einen Tropfen Rosmarin Ct. Verbenon und (optional) Karottensamenöl geben, vermischen, unterhalb des rechten Rippenbogens auftragen und mit einem (angewärmten) Waschlappen abdecken. Mindestens 20 Minuten einziehen lassen.

Haarwasser Wuschelpeter

- 40 ml Gin oder Wodka
- 10 ml Rosmarin-Hydrolat

Verschütteln mit

- 10 Tropfen Atlaszedernöl
- 6 Tropfen Bayöl
- 6 Tropfen Rosmarinöl
- 4 Tropfen Lavandinöl
- 4 Tropfen Ylang-Ylang-Öl

Alle Zutaten in einer 50-ml-Sprühflasche gut miteinander verschütteln, auch vor jeder Anwendung. Morgens einige Spritzer der Mischung auf die gescheitelte Kopfhaut geben und sanft einmassieren.

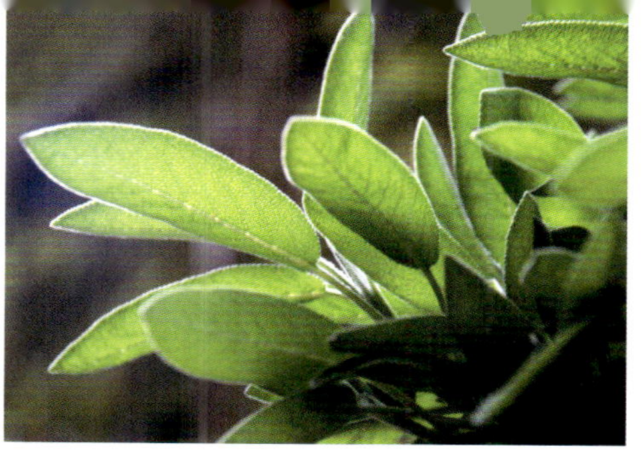

SALBEI Ⓜ

Das Frauen-Öl | *Salvia officinalis L.*

- Kraut
- Lippenblütengewächse, Lamiaceae
- Wasserdampfdestillation
- 3 Jahre
- nicht in der Schwangerschaft
- krautig-würzige Duftnote
- Deutschland/Frankreich/Italien

Der Name *Salvia* bedeutet »die rettende, die heilende Pflanze« (lateinisch *salvare*: retten). Er erinnert uns daran, dass dies weltweit ein wichtiges altes Heilkraut ist. Da viele Salbeiöle durch einen hohen Gehalt an Thujon auffallen (ein für das Nervensystem giftiges Monoterpenketon), wird dieses fein duftende Öl gerne pauschal verbannt. In der Tat sollte man nur mildes Salbeiöl verwenden.

Salbei wirkt stark antiseptisch, klärt die Stimme und hilft bei Halsschmerzen (in Meersalz-Wasser-Lösung auflösen und gurgeln oder eine Spur des Öles in festem Honig einarbeiten und lutschen). Zur kurzzeitigen Behandlung schlecht heilender Wunden und zur lokalen Verwendung bei Narben ist es ein ideales Öl.

Für Frauen kann Salbeiöl in der Zeit der Wechseljahre ein wertvoller Helfer sein, da es Schweißausbrüche und Hitzewallungen reguliert und auch bei unregelmäßiger und schmerzhafter Menstruation Linderung verschafft. Die schweißregulierende Wirkung wird gerne in Deodorantsprays und Fußbädern genutzt.

Dadurch, dass Salbeiöl neurotonisch (auf das Nervensystem wirkend) und regulierend auf den Östrogenhaushalt wirken kann ist es in der Schwangerschaft kontraindiziert.

- Lavendelsalbei (*Salvia lavandulifolia*) ist der spanische Bruder der »deutschen« Salbeipflanze, sein ätherisches Öl enthält nicht den bedenklichen Stoff Thujon. Unschlagbar sind bereits Spuren des Öles mit ihrer belebenden Wirkung auf unsere Gehirnaktivitäten. Selbst bei der Alzheimerkrankheit – das haben wissenschaftliche Studien bestätigt – zeigen Inhaltsstoffe des Öles eine positive Wirkung auf den verringerten Gehirnbotenstoff Acetylcholin.
- Muskatellersalbei (*Salvia sclarea*) sieht nicht nur ganz anders aus, sein ätherisches Öl ist auch völlig anders zusammengesetzt, siehe Seite 87.

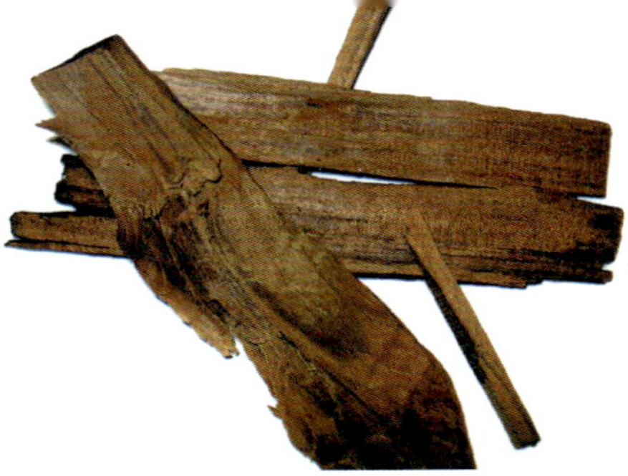

SANDELHOLZ Ⓟ

Das Seelenbalsam-Öl | *Santalum album L.*

- Holz
- Sandelholzgewächse, Santalaceae
- Wasserdampfdestillation
- 10 Jahre
- bedrohte Art
- balsamische Duftnote
- Indien

Dieser ungewöhnliche Baum ist in Indien beheimatet. Er braucht zum Wachsen eine Wirtspflanze, das macht die Kultivierung nicht einfach. Die zarten Wurzeln des Keimlings siedeln sich an den Wurzeln von nahen Bäumen an und das junge Pflänzchen ist etwa sieben Jahre von diesem Wirt abhängig (dieser stirbt davon oft ab). Dann wächst der Sandelholzbaum bis zu einer Höhe von etwa 15 Metern heran. Die Holzgewinnung für das ätherische Öl kann erst nach 15 Jahren erfolgen.

Die Anwendung von Sandelholzöl gehört eher zu den ökologisch fragwürdigen Bereichen der Aromatherapie. Offiziell dürfen nur kranke Bäume oder solche aus streng kontrollierten Plantagen verwendet werden, oder Holzabfälle aus der Möbelindustrie. Im deutschsprachigen Raum wird manchmal zur Irreführung des Kunden Amyrisöl als »Westindisches Sandelholz« verkauft (Westindien liegt in der Karibik). Das echte Öl wird gerne damit und auf andere Weise gestreckt. Bei der Streckung mit fetten Ölen entsteht jedoch ein öliger Fleck auf Papier, der lange Zeit bleibt, was bei dem reinen ätherischen Öl nicht der Fall ist.

Bei Halsschmerzen kann man mit dem bitteren Öl gurgeln, manchen Menschen hilft es, nur einen Tropfen des Öles pur im Nacken einzureiben.

Sandelholzöl wirkt anregend auf das Lymphsystem und entstauend auf die Venen. Es wirkt auf den Urogenitaltrakt (Blasenentzündungen) und reguliert die Produktion der männlichen Geschlechtshormone. Es beinhaltet Stoffe, die im Molekularaufbau dem männlichen Geschlechtshormon Testosteron ähnlich sind und ähnlich wirken.

Man kann das babymilde Öl bei allen Hautreizungen und -krankheiten einsetzen, seine zusammenziehende Wirkung auf die Blutgefäße wird zur Behandlung von Besenreisern, Krampfadern und Hämorrhoiden geschätzt, sein reinigender und straffender Effekt kann die Behandlung von Cellulite unterstützen.

Der Hauptinhaltsstoff α-Santalol kann begleitend zu herkömmlichen Psychopharmaka als wirksames Neuroleptikum eingesetzt werden. β-Santalol als weiterer Inhalts-

stoff duftet stark animalisch und ist deswegen in der Parfümindustrie ein begehrter Stoff für erotisch-sinnliche Rezepturen.
Eltern schätzen Sandelholzöl als Geheimtipp bei trotzigen Kleinkindern und zur Besänftigung von rebellischen Teenagern.

- Das ätherische Öl aus dem neukaledonischen Sandelholz (*Santalum austrocaledonicum*) kam aufgrund der Verknappung und von Preissteigerungen erst vor wenigen Jahren auf den deutschsprachigen Markt. Obwohl seine Zusammensetzung ähnlich der des indischen Sandelholzöles ist, gibt es noch wenig Erfahrungen mit diesem Öl; es wirkt vermutlich ähnlich.

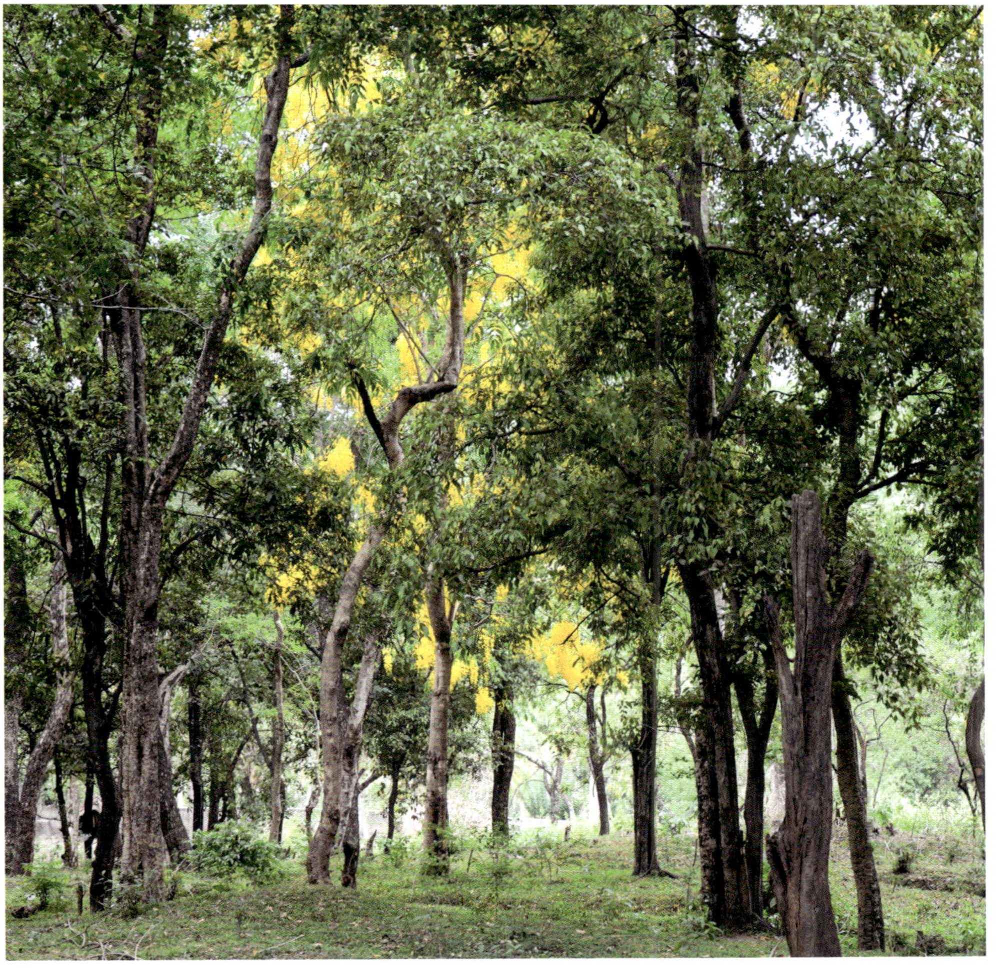

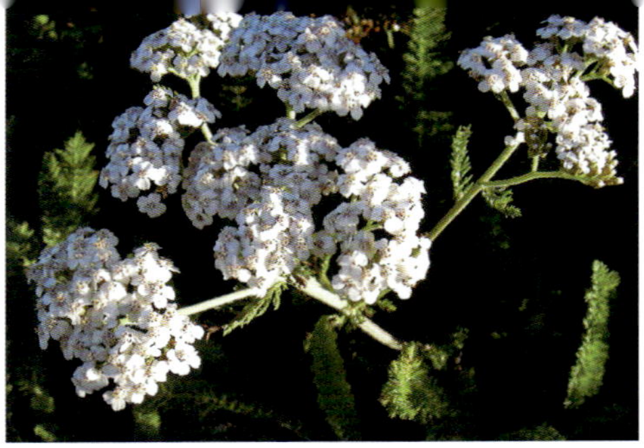

SCHAFGARBE Ⓟ

Das Begleiter-im-Wandel-Öl |
Achillea millefolium L.

blühendes Kraut

Korbblütengewächse, Asteraceae

Wasserdampfdestillation

5 Jahre

tiefblau

krautig-würzige Duftnote

Deutschland/Frankreich/ Ungarn

Die heilige Pflanze der Chinesen, aus der die Orakelstäbchen für das *I Ging* hergestellt werden, wird im deutschsprachigen Raum eher als lästiges Rasenunkraut betrachtet. Anspruchslos wächst das alte europäische Heilkraut überall in unserer Nähe und will uns auch bei modernen Leiden wie Verdauungsstörungen, Frauenbeschwerden und Zahnschmerzen helfen.

Ihr tintenblaues ätherisches Öl erinnert an das Kamillenöl (deutsch), beide enthalten entzündungshemmende Azulene, die zusammen mit anderen Sesquiterpenen stabilisierend auf chronische Prozesse im Körper wirken. Vor allem chronische Wunden, Ekzeme, Geschwüre und Krampfadern profitieren von dem stark verdünnten Öl. In der Psycho-Aromatherapie werden die balancierenden Eigenschaften geschätzt, der krautige, manchmal leicht kampferartige Duft eignet sich gut für Menschen, bei denen »zwei Seelen in der Brust schlagen«, damit sie nicht im Chaos von wechselnden Emotionen untergehen. Gegensätzliche Gefühle und Gedanken können leichter harmonisiert werden, vor allem in Zeiten des Wandels, wenn Turbulenzen des äußeren Lebens sich im Innenleben ausbreiten. Das blaue Öl wird oft erst in späteren Lebensphasen geschätzt, so kann es ein wertvoller Begleiter in der Menopause sein. Es bringt Menschen mit starker Kopflastigkeit zurück zur Erde.

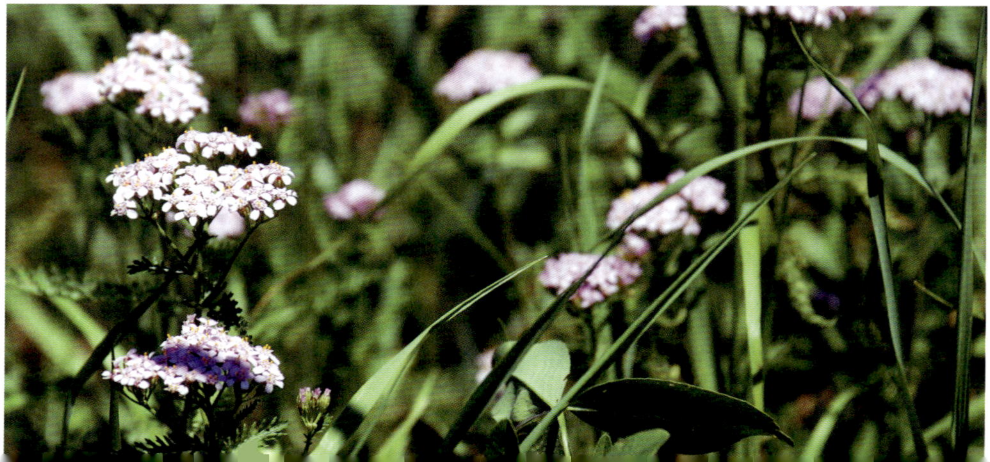

TEEBAUM (TEA TREE)

(P) (M)

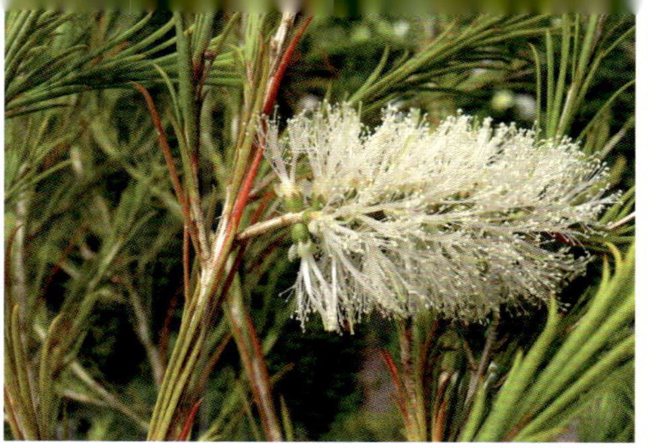

Das Breitbandantibiotikum-Öl |
Melaleuca alternifolia (Maid. et Bet.) Cheel

Blätter/Zweige
Myrtengewächse, Myrtaceae
Wasserdampfdestillation
0,5–1 Jahr
mild
krautig-würzige Duftnote
Australien

Dieses ätherische Öl wird aus den zarten Blättchen eines in Ostaustralien mittlerweile breitflächig angebauten Baumes destilliert. Seine medizinischen Eigenschaften sind wie die kaum eines anderen Öles bestens erforscht, da es sich um ein wichtiges Exportgut handelt, Ärzte können auf einige Dutzend wissenschaftlicher Studien zurückgreifen.
Das ätherische Öl vereint starke Wirkungen gegen zahlreiche Bakterienstämme – selbst gegen die gefürchteten Krankenhauskeime MRSA und Pseudomonas –, gegen Viren und gegen krank machende Pilze, es ist also nachgewiesenermaßen ein Breitspektrummittel. Das Öl wirkt entzündungshemmend und schmerzstillend und entstaut das venöse System. Selbst bei Erschöpfung und nervösen Depressionen kann man es einsetzen.
In einer australischen Studie mit über hundert Patienten wurde festgestellt, dass es sogar bei schwerer Akne besser half als die üblichen hoch geschätzten Mittel mit Hydroxybenzoat. Auch Insektenstiche und -bisse können gut damit desinfiziert werden. Katzen können von wenig (oxidiertem) Teebaumöl sterben, also behandeln Sie sie niemals mit diesem Öl (und möglichst auch sonst nur mit sehr stark verdünnten Ölen).

Das ätherische Öl von *Melaleuca alternifolia* ist besonders anfällig für den Angriff von Licht und Luft und kann damit eine ausgeprägte Fähigkeit zur Hautreizung entwickeln. Wenn man jedoch ein Teebaumöl aus zuverlässiger Quelle erwirbt und es nur drei (Klinik) bis maximal sechs Monate (privat) nach Anbruch verwendet, ist es ein absolut mildes und breitflächig helfendes Öl. Es gibt zahlreiche enge Verwandte, deren ätherische Öle eine völlig andere Zusammensetzung aufweisen, viele von ihnen können haut- und schleimhautreizend sein.

THYMIAN [Phenoltypen: Ⓜ, Alkoholtypen: Ⓟ]

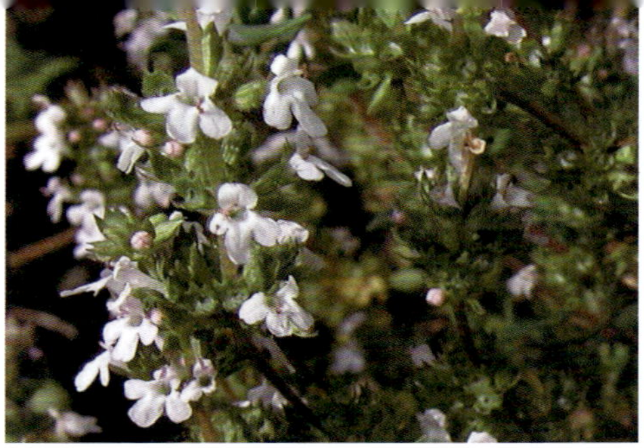

Das Kraft-Öl | *Thymus vulgaris L.*

Kraut

Lippenblütengewächse, Lamiaceae

Wasserdampfdestillation

3 Jahre

Phenoltypen hautreizend

krautig-würzige Duftnote

Südfrankreich

Heute sprechen wir bei *Thymus vulgaris* – dem Gemeinen Thymian – von sechs Chemotypen. Das klassische, seit Jahrhunderten in der Medizin bekannte Thymianöl ist reich an Thymol und Carvacrol, stark wirksamen Monoterpenphenolen, die fast jedem krank machenden Mikroorganismus das Leben außerordentlich schwer machen. **Thymian Ct. Thymol** enthält – je nach Lieferant – zwischen 35 und 55 Prozent Thymol und ist somit eines der besten Öle bei der Abwehr von Infektionen im HNO-Bereich und bei Pilzinfektionen, vor allem der Füße. Zudem ist es hilfreich bei Schmerzen von Gelenken und Muskeln. Es wirkt aufbauend und stärkend. Für den Hausgebrauch darf immer nur eine maximal einprozentige Verdünnung auf die Haut aufgetragen werden. Die selteneren Thymianöle aus hohen und mittleren Lagen sind wesentlich kostenintensiver, eignen sich jedoch wegen ihres hohen Gehaltes an verschiedenen hautfreundlichen Monoterpenalkoholen Linalool, Thujanol-4 und Geraniol besser für die Selbstbehandlung.

Thymian Ct. Linalool beeinflusst den Atemtrakt positiv bei Erkältung, Husten, Bronchitis, Ohrenschmerzen und Stirnhöhlenentzündung – insbesondere bei Kindern. Bei infizierten Wunden, Geschwüren, Entzündungen der Harnwege und Vaginalpilzen ist es ein starker und gleichzeitig sanfter Helfer.

Thymian Ct. Thujanol-4 ist eher eine seltene und kostenintensive Rarität, die stark antiviral wirkt und insbesondere bei gynäkologischen Chlamydien-Infektionen gute Erfolge aufweist. Auch gynäkologische Entzündungen sprechen auch gut auf dieses Öl an (mit Palmarosa). Die positive Wirkung auf ein strapaziertes Immunsystem macht es zu einem guten Begleiter bei immer wiederkehrenden Infekten. In der französischen Aromatherapie ist es ein beliebtes Mittel bei viraler Hepatitis und Leberzirrhosen.

Thymian Ct. Paracymen ist in der französischen Aromatherapie beliebt als starkes Mittel bei Gelenk- und Muskelschmerzen.

- *Thymus mastichina L.* duftet eukalyptusartig-frisch. Da das Öl in seiner Heimat Spanien als *mejorana* bekannt ist, ist es im deutschsprachigen Bereich oft als (Wald-)Majoran zu finden, es setzt sich jedoch völlig anders als das Öl des echten Majoran (*Origanum majorana*) zusammen. Es ist ein ausgezeichnetes Anti-Erkältungsöl, das auch Kinder gut vertragen, da es weder stechend noch medizinisch riecht.
- *Thymus serpyllum L.* ist der in ganz Europa auch wild wachsende Quendel, sein Öl kann in Zusammensetzung und Duft sehr unterschiedlich ausfallen.
- *Thymus zygis L.* aus Spanien gilt gegenüber dem Thymianöl (Ct. Thymol) aus der Provence als nicht so hochwertig, die Anwendung für Laien ist schwierig. Diese Pflanze kann auch einen seltenen milden Linalool-Chemotyp hervorbringen.
- *Thymus capitatus (L.) Hoff. et Link.* (oder *Coridothymus capitatus*), auch Spanischer Oregano genannt, ist für den Hausgebrauch nicht geeignet.

Die phenolhaltigen Thymianöle sollten niemals unverdünnt auf der Haut verwendet werden und nicht dauerhaft bei sehr hohem Blutdruck im Einsatz sein.

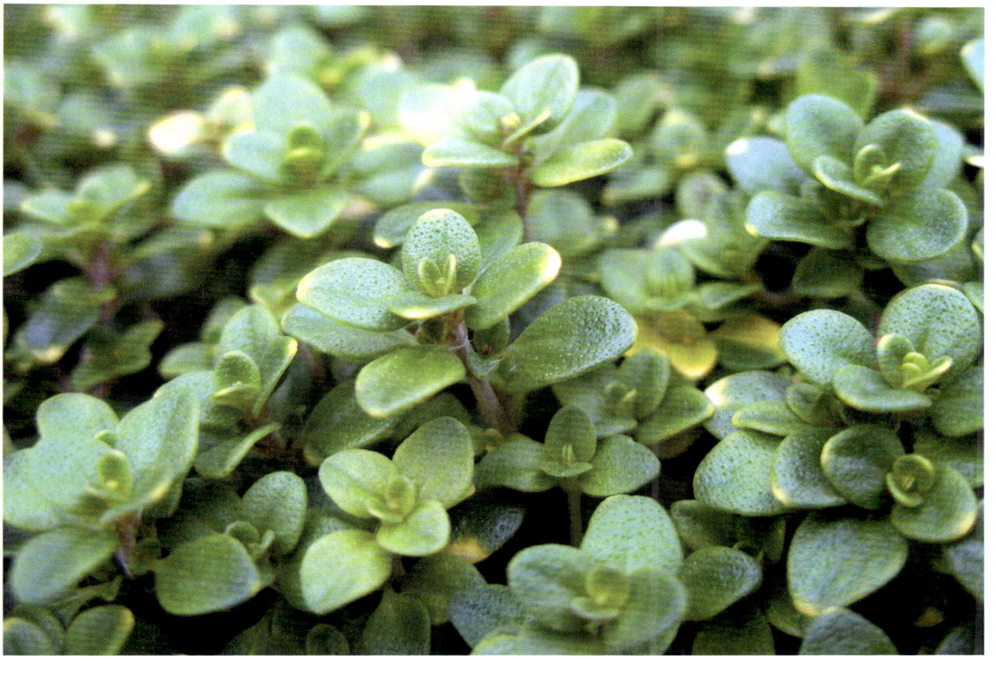

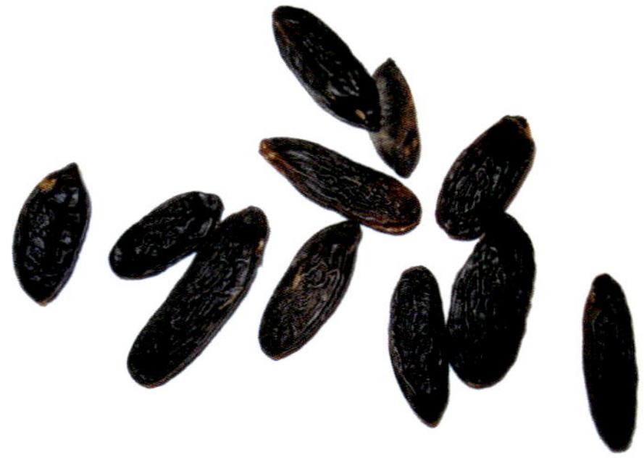

TONKA Ⓟ

Das Glücksbringer-Öl |
Dipteryx odorata (Aubl.) Willd.

- Samen (Bohnen)
- Hülsenfruchtgewächse, Fabaceae
- Extraktion mit Branntwein
- 5 Jahre
- Spezialität
- balsamisch-vanillige Duftnote
- Venezuela/Brasilien

Tonkabohnen-Extrakt besteht fast nur aus Cumarinen (im Absolue der Lavendelblüten befinden sich auch kleine Mengen an Cumarinen). Cumarine und deren Abkömmlinge, die Furocumarine, sind ganz besondere Moleküle. Das Wort leitet sich vom Tonkabaum ab, der im Amazonasgebiet *cumarú* genannt wird. Seinen bohnenartigen Früchten entströmt ein Duft, der an Heu und Waldmeister erinnert.
Der alkoholische Extrakt hat einen starken Effekt auf unser zentrales Nervensystem. Wegen der schlaffördernden und schmerzlindernden Wirkung hat Tonka-Extrakt bereits zahlreiche Krankenhausmischungen erfolgreich versüßen können.
Cumarin wurde nach übertriebenen Tierexperimenten in der Lebensmittelgesetzgebung als leberschädigend verankert. Darum war dieses feine Aroma lange als Lebensmittelaroma verboten. Inzwischen ist es in geringen Mengen wieder erlaubt. Vor dem Zweiten Weltkrieg gehörte die Tonkabohne zu den gerne verwendeten Gewürzen für den Weihnachtsstollen.

Glücksgefühle Roll-on

- 10 ml Jojobaöl
- 5 Tropfen Grapefruitöl
- 2 Tropfen Vanille-Extrakt
- 2 Tropfen Tonka-Extrakt
- 1 Tropfen Kamillenöl (römisch)

Alles in einem Roll-on vermischen und bei Bedarf auf die Unterarme auftragen.

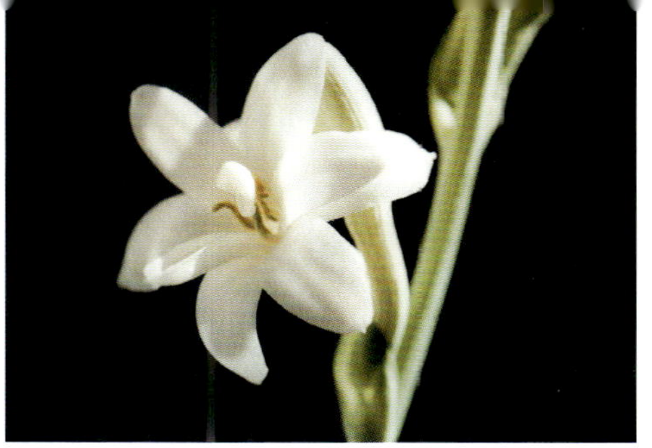

TUBEROSE Ⓟ

Das Trost-Öl | *Polianthes tuberosa L.*

Blüten

Agavengewächse, Agavaceae

Extraktion mit Lösungsmitteln

5–6 Jahre

kostbar

blumige Duftnote

Indien

Aus dieser ein klein bisschen an Dichter-Narzissen erinnernden, wärmeliebenden Pflanze wird mit Lösungsmitteln (z. B. Hexan) ein extrem schweres Naturparfüm extrahiert. Dieses Absolue gehört zu den intensivsten Blütendüften, die wir einsetzen können. Tuberose-Absolue duftet unverdünnt nicht wirklich angenehm, doch bei extremer Verdünnung verleiht es Mischungen eine feine, ungewöhnliche Note. Wer sich jemals von einer einzigen Blüte dieser ganz einfach aus kleinen Zwiebeln zu ziehenden (Zimmer-)Pflanze hat verzaubern lassen, weiß um ihre Kraft. Ihr Duft gilt als stark erotisierend, der sinnliche Abendduft erinnert etwas an Jasmin (und ist doch ganz anders) …

Der Duft der weißen Blume, die auch Nachthyazinthe genannt wird, umhüllt, fängt auf, wirkt tröstend; dazu kann auch das teure Absolue eingesetzt werden, das meist in einer fünfprozentigen Verdünnung verkauft wird. Es ist ein wunderbarer Begleiter für Menschen in zehrenden Berufen und Lebenssituationen, es stabilisiert und hüllt ein. Gleichermaßen hilft es, Lebenskrisen zu meistern und seelische Traumen abzulegen.

Achtung, stark verdünnen, das Öl kann sonst Kopfschmerzen verursachen!

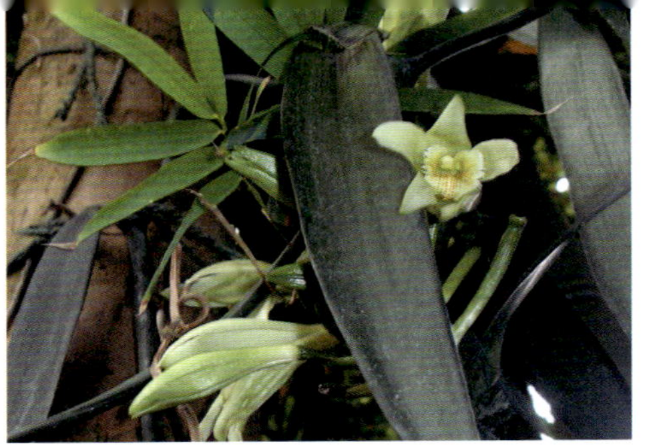

VANILLE Ⓟ

Das Geborgenheits-Öl | *Vanilla planifolia Jacks.*

- Kapseln (Schoten)
- Orchideengewächse, Orchidaceae
- Extraktion mit Branntwein oder CO_2-Extrakt
- 5–6 Jahre
- Spezialität
- balsamisch-vanillige Duftnote
- Madagaskar/Komoren

Diese rankende Orchidee ist in den tropischen Regenwäldern des südöstlichen Mexiko heimisch. Versuche der Spanier, diese als Tlilxochitl bekannte Pflanze auch woanders heimisch zu machen, scheiterten zunächst, bis man entdeckte, dass nur bestimmte Bienen und eine Kolibri-Art für das Bestäuben der kompliziert gebauten Blüten »zuständig« sind. Heute noch muss man auf Plantagen die aufwendige Befruchtung mit Bambusstäbchen vornehmen, dazu müssen die Pflanzen wochenlang besucht werden, da jeweils immer nur eine Blüte aufgeht und keine acht Stunden blüht. Die grünen Vanilleschoten duften nicht. Sie werden einem Fermentationsprozess ausgesetzt: Dafür müssen sie zunächst in Wolldecken »schwitzen« und dann wochenlang trocknen. Durch einen chemischen Prozess werden Vanillin und zahlreiche andere fein duftende Moleküle freigesetzt.

Der weltweite Bedarf an echter Vanille ist groß, circa 1.500 Tonnen werden jährlich in alle Welt verfrachtet. Und das, obwohl heutzutage 90 Prozent aller Zubereitungen mit Vanillegeschmack und -duft diesen in der künstlichen Form enthalten. Es wird heute ganz billig produziert: mithilfe von stinkender, bei der Zellstoffproduktion anfallender Sulfitlauge.

In der klinisch orientierten Aromatherapie hat Vanilleextrakt keine besondere Bedeutung, doch in der wellnessorientierten Aromatherapie wird er sehr gerne für entspannende Mischungen eingesetzt, da der Hauptinhaltsstoff Vanillin stimmungsaufhellende Neurotransmitter (Gehirnhormone) positiv beeinflusst. Der aus der Kindheit vertraute Duft vermittelt Geborgenheit und Wärme, er kann Therapien bei Essstörungen erfolgreich unterstützen (zusammen mit Grapefruitöl, siehe Bericht auf Seite 250).

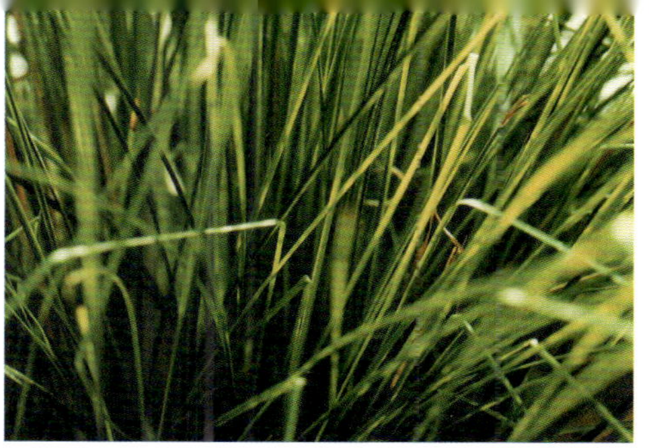

VETIVER Ⓟ

Das Zurück-zu-den-Wurzeln-Öl |
Vetiveria zizanioides (L.) Nash

- Wurzeln
- Süßgrasgewächse, Poaceae
- Wasserdampfdestillation
- 10 Jahre
- babymild
- schwere, würzig-holzige Duftnote
- Madagaskar/Indonesien/Sri Lanka

Vetiveria zizanioides, ein in tropischen Ländern beheimatetes Gras, dessen Wurzeln zu einem der charaktervollsten ätherischen Öle destilliert werden, ist ein Glücksfall für die Anhänger der Signaturenlehre. Die Eigenschaften dieses Öles lassen sich ohne viel Interpretationsvermögen aus der Gestalt, den Standortbedingungen und dem Charakter der Pflanze ableiten. Vorausgesetzt, man ist bereit, den äußeren Schein außer Acht zu lassen und unter die Oberfläche zu schauen. Denn überirdisch sieht man nur ein relativ unspektakuläres Gras mit über 1,50 Meter langen Blättern. Mancherorts in Südostasien und Mittelamerika wird es quadratkilometerweit eigens angebaut, um den Boden vor wind- und wasserbedingter Erosion zu bewahren. Der Grund für diese Schutzfunktion liegt unter der Erde: Ein weitverzweigtes, tiefgründiges Wurzelsystem hält die Bodenschichten bis in drei Metern unter der Erde während der Trockenperiode zusammen und erhöht die Wasserspeicherkapazität des Bodens für die sintflutartigen Niederschläge der Regenzeit, was einen wichtigen Überschwemmungsschutz darstellt. In der Psycho-Aromatherapie wird die stark zentrierende Eigenschaft des erdig-streng duftenden Vetiver geschätzt. Er gibt denen Halt, Gelassenheit und Selbstvertrauen, die im stürmischen Alltag den Boden unter den Füßen zu verlieren drohen.

Mütterlichkeit, Intuition, Dunkelheit, Erde – die Themen der Weiblichkeit prägen den Charakter von Vetiver. Tatsächlich ist eine hormonregulierende Wirkung der Essenz nachweisbar und sie gilt schon lange als Aphrodisiakum und Fruchtbarkeitsmittel.

Für Frauen, die ihre eigene Sexualität nicht richtig er- oder ausleben können bzw. wollen, kann Vetiver eine große Hilfe sein. Außerdem ist er ein idealer Begleiter in den Wechseljahren – zum einen gegen die Angst und Unsicherheit beim Älterwerden, zum anderen gegen die körperlichen Beschwerden: Es stärkt den Kreislauf sowie die Nerven, wirkt lymphentstauend und pflegt die Haut. Hormonell bedingte Akne bei

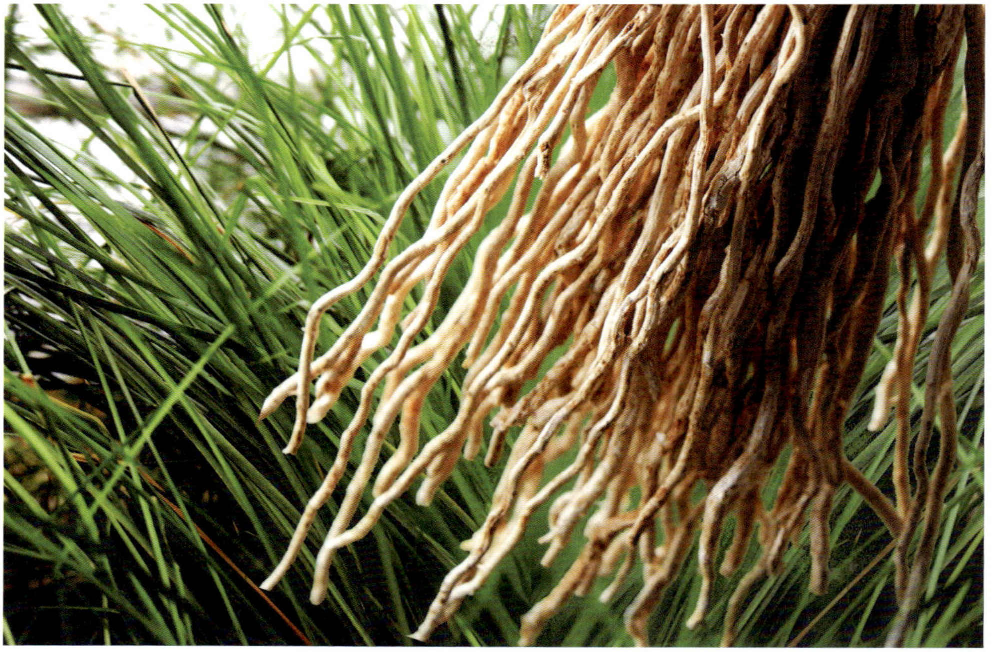

jungen Männern, trockene und spannende Haut sowie Hauterkrankungen, die mit Juckreiz einhergehen, sind weitere Anwendungsgebiete. Das Öl wirkt als Venen- und Kreislauftonikum und hilft bei stressbedingter Schlaflosigkeit.
Vetiver enthält 95 Prozent Sesquiterpene und deren Abkömmlinge, die es zu einem der haltbarsten Öle machen: Erst mit zunehmender Reifung verfeinert sich der Geruch, das Alter ist also ein Qualitätskriterium für Vetiver. Eine bemerkenswerte Eigenschaft in unserer heutigen Zeit der Ungeduld!*
Das zähflüssig-dunkle Öl kann auch »Erosionen« in unserem Bindegewebe stabilisieren, zudem sorgt es bei Frauen im Klimakterium für »Reinigung« und Ausgleich der hormonell bedingten seelischen Achterbahnfahrten.
Vetiveröl wird gerne als »das Holzhammeröl« empfohlen, wenn jemand schlecht durchschlafen kann oder nicht einschlafen kann, obwohl eine große Erschöpfung vorliegt. Am besten gibt man einen dieser dunkelbraun-zähflüssigen Tropfen in 1 Esslöffel Honig/Agavensirup und dann in circa 4 bis 5 Liter Wasser für ein erdendes Fußbad. Oder 1 Tropfen auf 5 ml eines guten fetten Pflanzenöls. Damit werden die Fußsohlen vor dem Schlafengehen eingerieben.

* Text nach Ulrike Polifke, aus: *Aromapraxis_News 20*, mit freundlicher Genehmigung

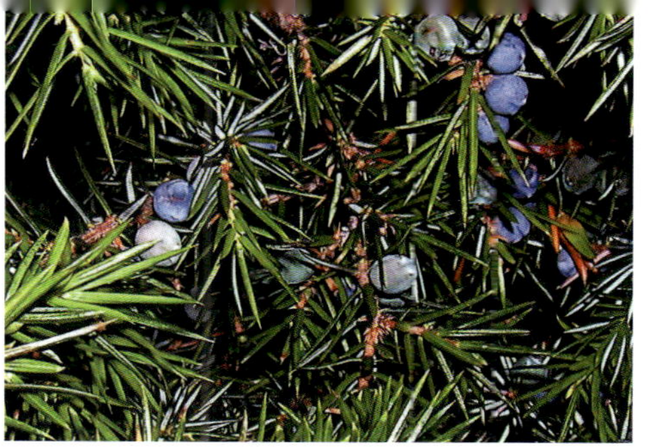

WACHOLDER ⓟ

Das Reinigungs-Öl | *Juniperus communis L.*

- Beeren oder Zweige
- Zypressengewächse, Cupressaceae
- Wasserdampfdestillation
- 2–3 Jahre
- mild
- frisch-medizinische Duftnote
- Frankreich/Spanien

Um Wacholder- und Zedernöle gibt es etliche Missverständnisse. Viele »Zedernöle« sind in Wirklichkeit Juniperusöle. Auch wirkt das ätherische Öl aus den reifen Beeren des »normalen« Wacholders bei normaler Anwendung nicht sonderlich nierenreizend, wie oft behauptet wird – der nierenreizende, stark aquaretische (wassertreibende) Inhaltsstoff geht bei der Destillation nicht in das ätherische Öl über.

Anti-Cellulite-Massagemischung für »Problemzonen«

- 20 ml Traubenkernöl
- 20 ml Centella-Mazerat
- 10 ml Avocadoöl

Mischen mit:

- 10 Tropfen Grapefruitöl
- 8 Tropfen Wacholderbeeröl
- 5 Tropfen Atlaszedernöl
- 5 Tropfen Rosmarinöl

Das ätherische Öl, das ausschließlich aus den Früchten hergestellt wird, ist durch seine leicht entgiftende Eigenschaft ein wichtiger Begleiter bei entschlackenden Frühjahrskuren und in Anti-Cellulite-Massageölen. Sensible Menschen spüren auch eine psychisch reinigende und schützende Wirkung. Es hilft bei Konzentrationsproblemen und muntert auf bei geistiger Erschöpfung.
Sehr wirksam sind Einreibungen bei Muskelkater, Rheuma und Gliederschmerzen. Gegen Schweregefühl und Wasseransammlungen vor der Regel ist ein Bad in Wacholderöl angenehm, auch hilft es Frauen, die an wiederkehrenden Blasenentzündungen leiden.

- Virginia-Zeder (*Juniperus virginiana L.*) ist der Red-Cedar-Baum, dessen ätherisches Öl weitestgehend aus Sesquiterpenen und deren Alkoholabkömmlingen besteht, welche die Lymphzirkulation in Schwung bringen. So wirkt es reinigend und festigend auf das Bindegewebe.

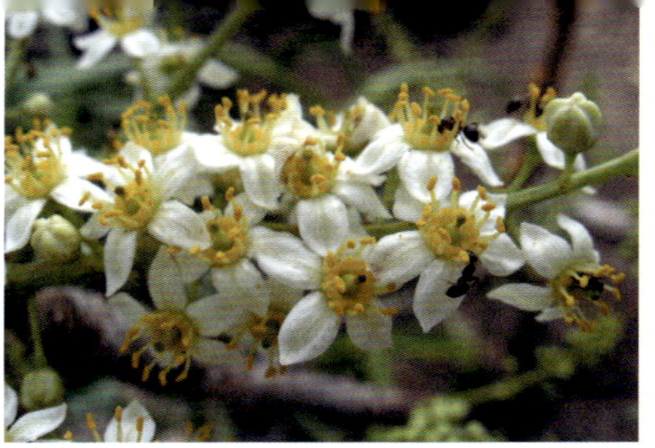

WEIHRAUCH ODER OLIBANUM ⓟ

Das Meditations-Öl | *Boswellia sacra Flueck.*

Harz

Balsambaumgewächse, Burseraceae

Wasserdampfdestillation

3–4 Jahre

mild

balsamische Duftnote

Äthiopien/Jemen

Das Harz des kargen Weihrauch- oder Olibanumbaumes, der sich perfekt an dürre Wüstengegenden angepasst hat, gehört zu den ältesten Duft- und Räucherstoffen der Menschheit. Zur Gewinnung werden die Rinden der drei bis sieben Meter hohen Bäume angeritzt. Durch die extreme Nachfrage im vergangenen Jahrzehnt gilt Weihrauch inzwischen als stark gefährdete Pflanzen – diese Kostbarkeit sollte nur noch sparsam verwendet werden. Der Duft des Weihrauchöles aus dem Jemen ist leicht holzig, würzig, manchmal muffig und etwas terpentinig/medizinisch. Die Qualität aus Äthiopien duftet weicher und balsamischer. Es können Spuren des halluzinogen wirksamen Tetrahydrocannabinol enthalten sein.
Olibanumöl hat, wie alle Harze, einen engen Bezug zur Haut und zur Atmung. Es wirkt in Cremes regenerierend (Anti-Falten), wundheilend, Narben verbessernd und hilft bei Geschwüren. Die antitumorale Wirkung ist nicht mit dem Öl, sondern nur mit dem Extrakt zu erreichen, da nur dieser die Boswelliasäure in relevanter Menge enthält. Zudem wirkt Olibanum entzündungshemmend, schmerzstillend, regulierend auf das Immunsystem und lindernd bei Bronchitis (1 Tropfen inhalieren). Das Öl aus dem äthiopischen Weihrauch wirkt insbesondere stimmungsaufhellend und hilft in angespannten Lebenslagen.

- Indischer Weihrauch (*Boswellia serrata*) wird zu Extrakten mit einem hohen Anteil an Boswelliasäure verarbeitet, das in Kapseln eingenommen wird. Diese wirkt – durch viele Studien belegt – extrem entzündungshemmend und beruhigend auf die Darmschleimhaut bei unheilbaren chronischen Darmentzündungen (*Morbus Crohn* und *Colitis ulcerosa*). Zudem wirken die Kapseln abschwellend bei bestimmten Gehirntumoren.

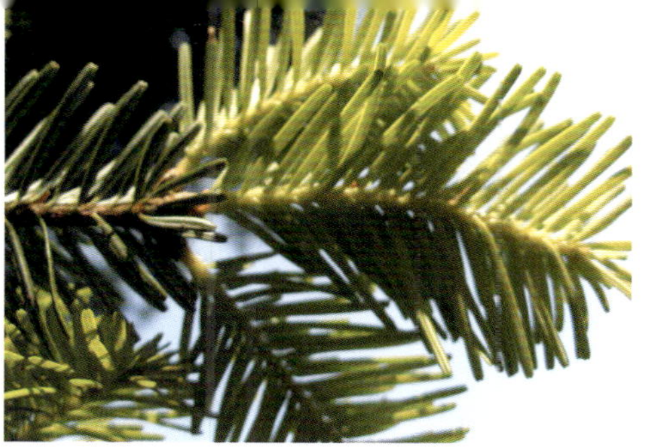

WEISSTANNE, SILBERTANNE Ⓟ

Das Weihnachtsabend-Öl |
Abies alba Mill.

- Nadeln/Zweige
- Kieferngewächse, Pinaceae
- Wasserdampfdestillation
- 1,5 Jahre
- mild
- frisch-medizinische Duftnote
- Frankreich/Deutschland

Seine weiß-graue Borke gab diesem Methusalem unter den Bäumen auch den Namen Silbertanne – er kann bis zu 600 Jahre alt werden. Tannennadelöle wirken sehr ausgleichend und entspannend und sind hautfreundlicher als Kiefernnadelöle. Weißtannenöl ist einer der schönsten und effektivsten Düfte zur Raumluftdesinfektion in der Winterzeit, wenn Viren und Bakterien nur so darauf lauern, die von der Heizung ausgetrockneten Atemwege zu überfallen. Zwei Tropfen des Öles im Verdunster am Heizkörper oder auf feuchten Tüchern genügen. Wenn es einen doch erwischt hat, lösen Inhalationen mit dem waldig-klar-frisch duftenden Öl zähen Schleim.

- Die Riesentanne (*Abies grandis [Douglas ex D. Don]*) liefert einen waldig-erfrischenden Duft, der neben der Raumluftdesinfektion ein gutes Einsatzgebiet in der Psycho-Aromatherapie findet. Er ist geeignet für Menschen, die sich schwach, ausgenutzt und ausgelaugt fühlen und die mit herben Düften besser umgehen können als mit den typischen lieblich-süßen »Psycho-Ölen«.
- Das Öl der Sibirischen Tanne (*Abies sibirica Ledeb.*) ist manchmal als »Fichtennadelöl« erhältlich. Es wirkt durch seinen hohen Anteil an Bornylacetat sehr entspannend.
- Das ätherische Öl aus Douglasiennadeln (*Pseudotsuga menziesii [Mirb.] Franco*) duftet leicht zitronig und eignet sich hervorragend für Inhalationen und zur Raumluftdesinfektion.

Ähnlich wie in Zitrusölen oxidieren Limonen und Pinen in allen Nadelölen recht schnell, darum muss das angebrochene Öl innerhalb von circa 18 Monaten verbraucht werden bzw. es sollte dann nicht mehr auf der Haut angewendet werden (siehe Seite 34 mit Tipps für die Verwendung alter Öle).

WINTERGRÜN Ⓜ

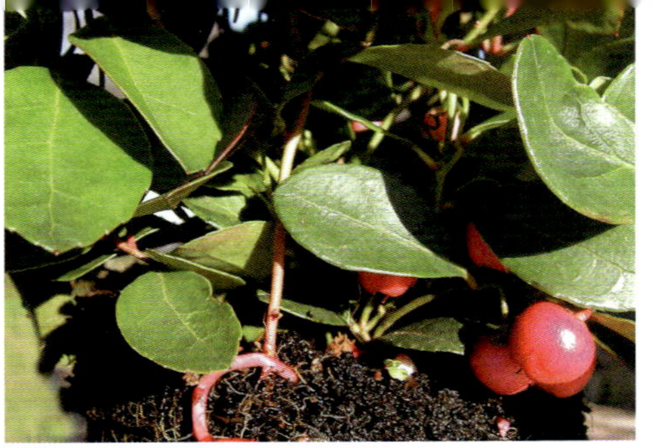

Das Schmerz-lass-nach-Öl |
Gaultheria fragrantissima Kalm ex L.

- Blätter
- Heidekrautgewächse, Ericaceae
- Wasserdampfdestillation
- 3–4 Jahre
- nicht für Kinder geeignet
- frisch-medizinische Duftnote
- Nepal

Die ätherischen Öle von Wintergrün und Birke (*Betula lenta*) sind die stärksten »Medikamente«, die den AromatherapeutInnen zur Verfügung stehen. Sie bestehen fast nur aus Methylsalicylat. Dieser Stoff wirkt genau wie die Acetylsalicylsäure in Aspirintabletten als sogenannter COX-Hemmer (Cyclooxygenase). Diese Gruppe von Medikamenten unterdrückt also einen Stoff, der unter anderem entzündungs- und schmerzfördernde Prostaglandine im Gewebe auslöst.
Wird Wintergrünöl in einer in der Aromatherapie üblichen Verdünnung von 0,5 bis 1 Prozent bei akuten Schmerzzuständen angewendet, steht einem damit eines der schmerzstillendsten Öle überhaupt zur Verfügung. Es ist aus der natürlichen Therapie von Fibromyalgie (Weichteilrheumatismus) kaum noch wegzudenken, denn es hat gleichzeitig eine entspannende Komponente, die bei dieser Erkrankung, die durch psychosomatische Faktoren verstärkt wird, für die ganzheitliche Therapie wichtig ist.
Eine enge Verwandte dieses sich bereitwillig ausbreitenden Bodendeckers hat so mancher mit anderem Namen im Garten: die Niederkriechende Scheinbeere (*Gaultheria procumbens*). Ab Oktober leuchten ihre roten Beeren mit den rötlich gefärbten Blättern um die Wette. Wenn ihre Blätter etwas angetrocknet und zerrieben werden, entströmt ihnen ein feiner medizinisch-süßer Duft: Die einen denken an Rheumasalbe, die anderen an die Marke Bubblegum.

Muskel-und-Gelenke-Öl

- 10 ml Johanniskraut-Mazerat
- 2 Tropfen Wintergrünöl
- 2 Tropfen Lavandinöl
- 2 Tropfen Lorbeeröl

Vermischen und satt auf die schmerzenden Stellen auftragen, eventuell mit Stofftaschentuch und Wollschal abdecken.

Nach Einreibungen oder Bädern mit diesem Öl spaltet sich dieser hochwirksame Ester auf der Haut zu Salicylsäure, die – ähnlich wie Aspirin® – Entzündungsstoffe unterdrückt und Schmerzen lindert. Seinen Einsatz findet das Öl also bei Muskelschmerzen nach dem Sport, bei rheumatischen Beschwerden sowie Gichtanfällen.
In den USA ist dieser Duft in Cola-Getränken, Süßigkeiten und auch Kosmetika, vor allem Zahnpasten, enthalten. Es gibt viele Missverständnisse um dieses hervorragende Öl, da die amerikanische Behörde FDA, die Medikamente und Lebensmittel überwacht, zahlreiche Vergiftungsfälle mit diesem Stoff veröffentlicht hat. Jedoch sind diese Warnungen 40 und mehr Jahre alt, zudem handelt es sich vermutlich meistens um synthetisches Methylsalicylat. Wie so oft in Pflanzen puffern auch beim natürlichen Wintergrünöl bestimmte Begleitstoffe, auch wenn sie nur in winzigen Mengen vorkommen, potenzielle Reizungen und Gefahren für Mensch und Tier. Wintergrünöl darf nicht in Verbindung mit Wärmflaschen, Heizkissen oder sonstigen Wärmeanwendungen verwendet werden, auch ist es in der Badewanne nur gering dosiert zu verwenden (maximal 5 Tropfen).

Bei Kindern unter zwölf Jahren kann eine Überdosierung mit Salicylaten eine Vergiftung namens Reye-Syndrom hervorrufen. Dieses Öl bei ihnen also nicht anwenden!

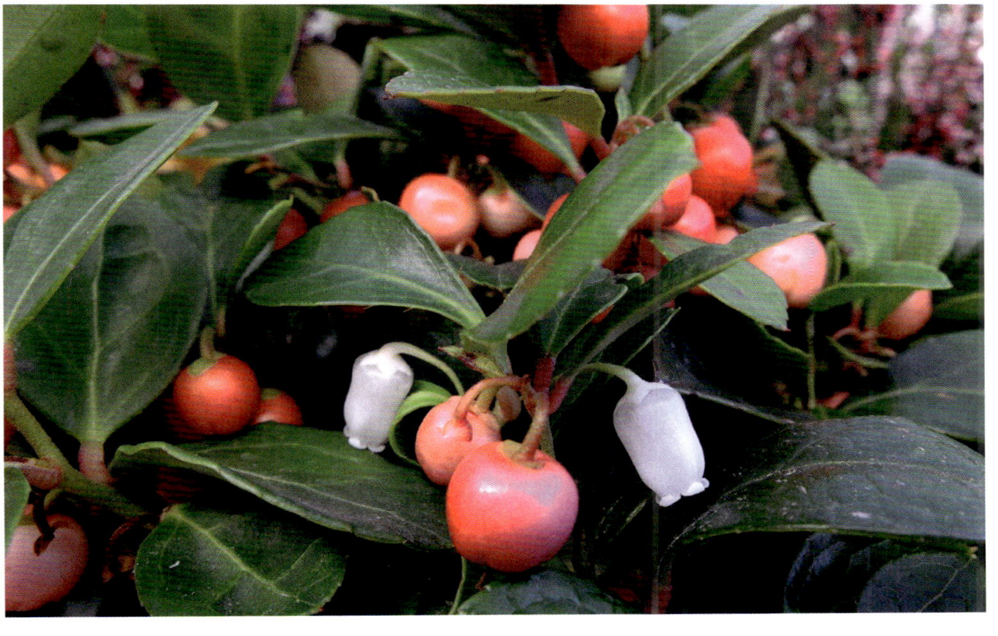

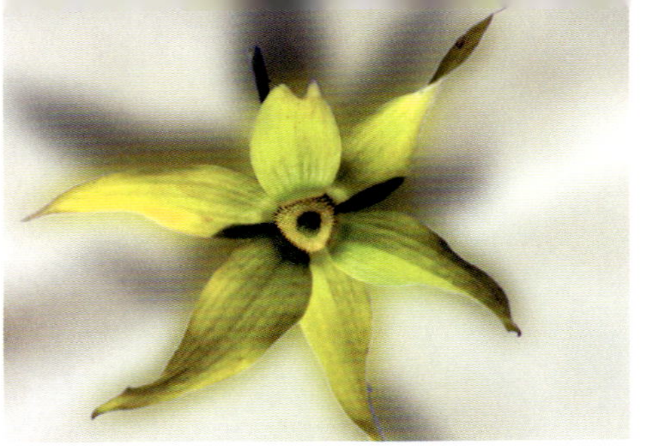

YLANG YLANG Ⓟ

Das Sinnliche-Stimmung-Öl | *Cananga odorata genuina (Lam.) Hook. f. et Thomson*

- Blüten
- Flaschenbaumgewächse, Annonaceae
- Wasserdestillation
- 5–6 Jahre
- mild
- blumige Duftnote
- Madagaskar/Komoren

Während der bis zu 24 Stunden dauernden Destillation der Blüten werden sechs unterschiedliche Ölqualitäten gewonnen, *Ylang Ylang extra supérieure* wird beispielsweise nach einer Viertelstunde entnommen, *Ylang Ylang extra* nach einer Stunde. Diese Qualität wird für entkrampfend und schmerzlindernd wirkende Mischungen eingesetzt.

Lifting ohne Skalpell

- 5 ml Jojobaöl
- 3 ml Arganöl
- 2 ml Nachtkerzenöl
- 2 Tropfen Ylang-Ylang-Öl
- 1 Tropfen Neroliöl
- 1 Tropfen Rosen-Absolue

Weitere Qualitätsstufen werden mit den römischen Ziffern I (zwei Stunden) bis III (bis 20 Stunden) bezeichnet, am längsten dauert die Destillation zu *Ylang Ylang complet*. Ihm wurden nicht im Verlauf des Vorgangs einzelne Fraktionen entnommen, sodass es wirklich vollständig ist. Dieses Öl unterstützt das Immunsystem bei chronischen Krankheiten und hilft bei lang anhaltenden psychischen Krisen sowie unterstützend bei depressiven Verstimmungen – auch prämenstruell und im Klimakterium.
Aufgrund der »bügelnden« Fähigkeit von Ylang-Ylang-Öl eignet es sich sehr gut als »Lifting ohne Skalpell« für Gesichtsmassagen. Das Öl gilt zudem als Aphrodisiakum.

- Cananga (*Cananga odorata var. macrophylla*) ist die Bezeichnung für das preiswertere ätherische Öl aus Java. Der Duft gilt in der Parfümerie als minderwertig.

Menschen mit niedrigem Blutdruck sollten das blutdrucksenkende Öl nur mit Bedacht einsetzen.

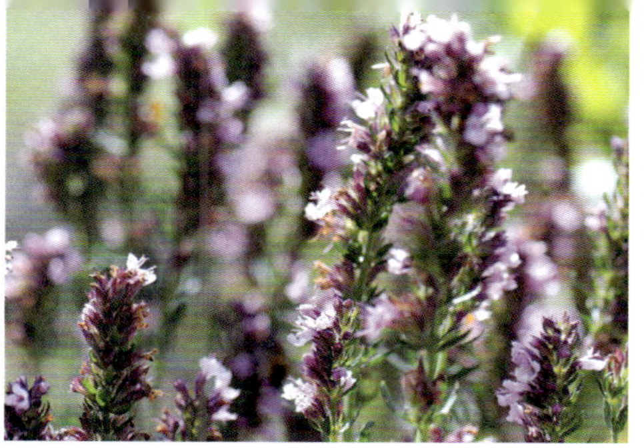

YSOP Ⓜ

Das Bronchien-Öl |
Hyssopus officinalis var. decumbens L.

- Kraut
- Lippenblütengewächse, Lamiaceae
- Wasserdampfdestillation
- 3 Jahre
- nicht in der Schwangerschaft
- krautig-würzige Duftnote
- Frankreich/Italien

Beim ätherischen Öl dieses hübsch lila und rosa blühenden, fast immergrünen Krautes ist es wichtig, auf den wissenschaftlichen Namen zu achten, da der (kriechende) *Decumbens*-Typ nicht das neurotoxische Potenzial wie der (aufrecht wachsende) *Officinalis*-Typ hat, sodass dieses Öl eher für die Hausapotheke von Laien Verwendung findet.

Am bekanntesten ist der Einsatz von Ysopöl bei Husten und Verschleimung der Atemwege (auch bei Asthma), auch bei Kindern. Durch bis zu 60 Prozent des Inhaltsstoffes Eukalyptol wirkt das Öl zudem anregend auf die Gehirntätigkeit, man kann es in einer konzentrationsfördernden Mischung zu gleichen Teilen mit Zitronenöl in der Duftlampe oder im Aromastream verdampfen.

Das »normale« Ysopöl ist in der Schwangerschaft kontraindiziert, da eine Überdosierung mit diesem Öl abortiv und neurotoxisch wirken kann. Auch Epileptiker und Menschen mit hohem Blutdruck sollten es allenfalls in Ausnahmefällen verwenden.

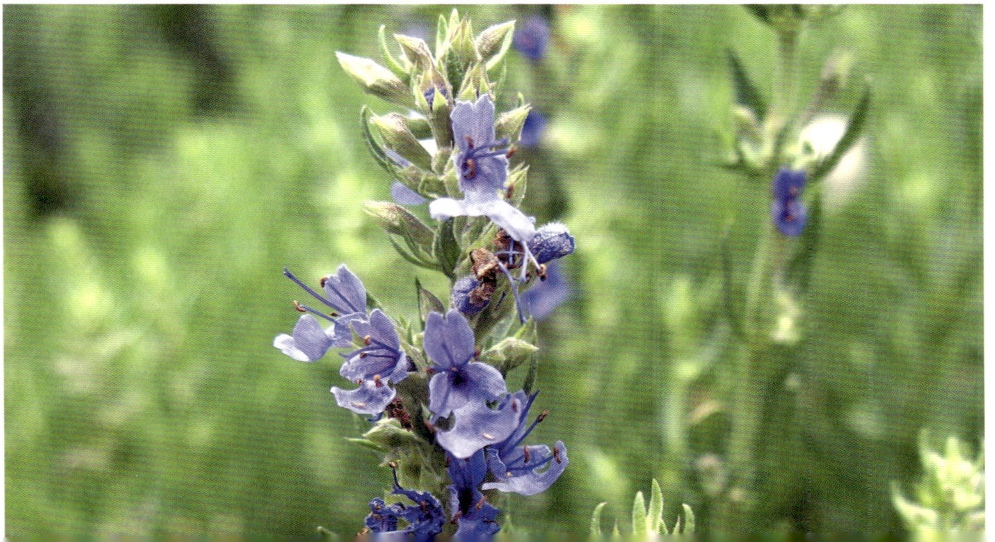

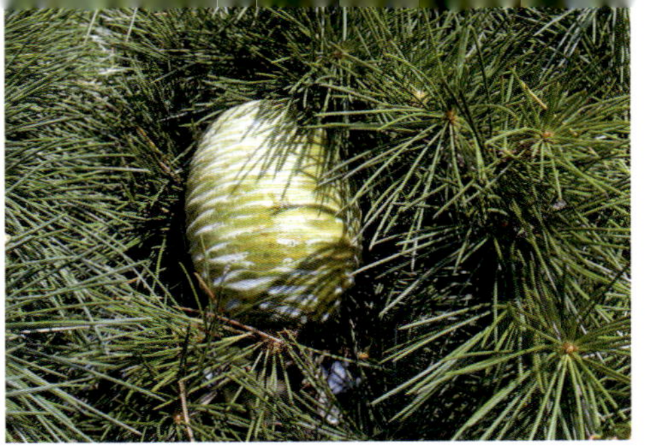

ZEDER Ⓟ

Das Stark-wie-ein-Löwe-Öl |
Cedrus atlantica (Endl.) Man. ex Carr.

Holz

Kieferngewächse, Pinaceae

Wasserdampfdestillation

10 Jahre

bedrohte Art

schwere, würzig-holzige Duftnote

Südfrankreich/Marokko

Die deutsche Aromatherapie-Pionierin Susanne Fischer-Rizzi sagte in einem Seminar so schön, dass der Zedernbaum der Löwe unter den Bäumen sei. Sie meinte damit die echte Zeder, die groß, stattlich und extrem in die Breite wächst (wenn ihr der Platz gewährt wird!). Leider sind inzwischen billigere »Zedernöle« auf dem Markt.

Während die ätherischen Öle anderer Nadelgewächse aus den Nadeln destilliert werden, handelt es sich beim Atlaszedernöl um ein Holzöl, das von besonderen Sesquiterpenen und deren Abkömmlingen geprägt wird. Tragisch ist, dass für Baumöle fast immer alt gewachsene Baumriesen gefällt werden müssen, darum zählt die Atlaszeder inzwischen an einigen Orten bereits zu den bedrohten Arten. Wir sollten also nachhaltig und respektvoll nur kleine Mengen dieses wertvollen Helfers einsetzen.

Atlaszedernöl wirkt stabiliserend und kräftigend, sowohl körperlich als auch im seelischen Bereich. Es stimuliert die Lymphgefäße, wirkt Steinbildungen entgegen und wird wegen seiner lipolytischen (»fettauflösenden«) Fähigkeiten Cellulite-Mischungen beigegeben.

Verblüffende Erfolge können mit einer rechtzeitig begonnenen Anti-Heuschnupfen-Maßnahme erreicht werden: Etwa acht Wochen vor Beginn der Pollenflugsaison verwendet man mehrmals täglich ein Dekolleté-Spray (oder ein Raumspray, von dem man ein wenig einatmet).

Fast alle Benutzer berichteten bislang von deutlich weniger Juckreiz, Schniefen und Augenbrennen.

In der Psycho-Aromatherapie hat das fast ewig haltbare Öl mit dem Thema »Präsenz im Hier und Jetzt« zu tun, es unterstützt Menschen, die sich mickrig und fehl am Platz fühlen. Es ist auch ein wertvoller Begleiter bei jeder Art von Wechsel und Neubeginn: Umzug, Schulwechsel, Partnerschaft, Beruf, Schwangerschaft. Die Anwendung in der Schwangerschaft ist – im Gegensatz zu dem, was in vielen Büchern zu lesen ist – kein

Problem. Die veralteten Warnungen kamen durch eine Verwechslung mit der amerikanischen »Zeder« (Red Cedar = Thuja) zustande, die neurotoxisch wirken kann.

Anti-Schnief-Spray

- 50 ml Wodka
- 20 Tropfen Zypressenöl
- 10 Tropfen Zedernholzöl
- 2 Tropfen Melissenöl

Alle Zutaten in einer 50-ml-Braunglasflasche mit Sprühaufsatz verschütteln. In Vorbereitung auf die Pollensaison ab November 3–4 Mal pro Woche als Raumspray anwenden, gerne auch einen Sprühstoß einatmen. Vor der Anwendung immer gut schütteln.

Thujaöl US-amerikanischen Ursprungs ist seit einiger Zeit als »Arborvitae« im Direktvertrieb erhältlich. Ob das Öl aus dem Holz dieser Baumriesen genauso toxisch ist wie das früher kaum angewendete Öl aus den Zweigen, ist noch nicht geklärt.

- Die Himalajazeder (*Cedrus deodara [Roxb.] G. Don*) aus Nepal ist in ihrer Erscheinung sanfter und weicher (siehe Foto Seite 134), auch ihr Öl duftet etwas zarter als das der Atlaszeder, die Wirkung ist deren Öl sehr ähnlich.

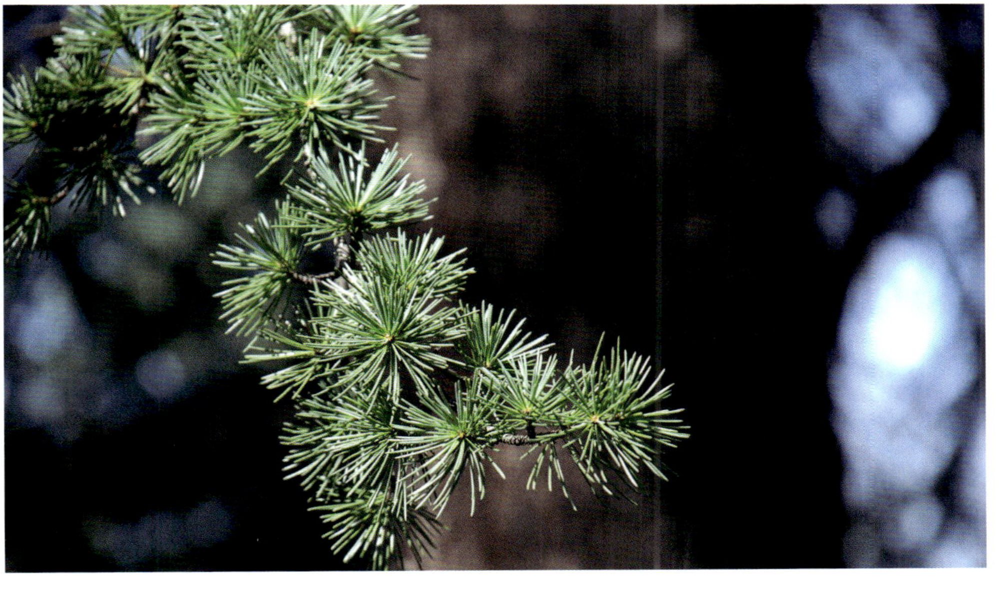

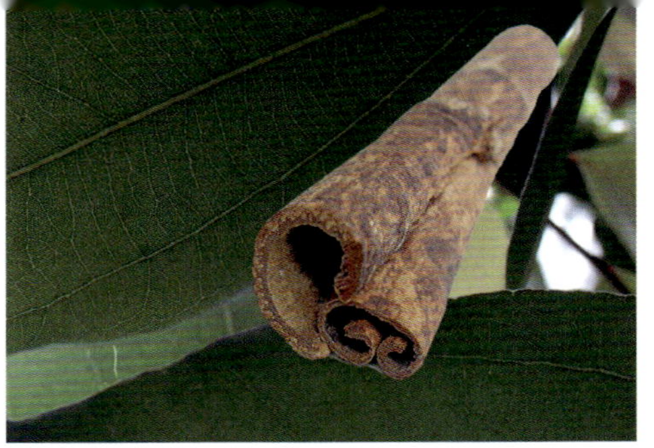

ZIMT Ⓜ

Das Wärme-und-Kuschel-Öl | *Cinnamomum zeylanicum Blume (auch: Cinnamomum verum J. Presl)*

- Blätter/Zweige oder Rinde
- Lorbeergewächse, Lauraceae
- Wasserdampfdestillation
- 3–4 Jahre
- nur verdünnt anwenden
- schwere, würzig-holzige Duftnote
- Madagaskar/Sri Lanka/Seychellen

Zimt ist ein in der Bibel häufig erwähnter Duftstoff. In den vergangenen Jahrhunderten hat er dann buchstäblich Politik und Literatur beeinflusst: Es gab erbitterte Machtkämpfe verschiedener Seefahrernationen um den Anbau und den Export des edlen Gewürzes. Das ätherische Öl aus den Blättern oder der Rinde wird durch Wasserdampfdestillation gewonnen. Das preiswertere der beiden Zimtöle aus den Blättern duftet eher nach Gewürznelken. Durch den hohen Gehalt an Eugenol ist es zwar hautreizend, jedoch nicht so aggressiv wie das viel teurere Öl aus der Rinde, das durch seinen hohen Anteil an Zimtaldehyd fein nach Weihnachtsgebäck duftet. Beide Öle (und erst recht Cassiazimt) dürfen nur in starker Verdünnung auf die Haut aufgetragen werden, mit limonenhaltigen Ölen (Zitrusölen) werden sie etwas verträglicher.

Raumspray Kuschelbär

- knapp 50 ml Wodka (oder Weizenkorn)
- 20 Tropfen Blutorangenöl
- 10 Tropfen Mandarinenöl
- 2 Tropfen Kamillenöl (römisch)
- 1 Tropfen Zimtrindenöl
- 1 Tropfen Gewürznelkenknospenöl
- 1 Tropfen Cistrosenöl

In einer 50-ml-Sprühflasche verschütteln, einige Tage ziehen lassen und bei jedem Frösteln einige Spritzer in die Luft geben (vor der Anwendung gut schütteln).

Beide ätherische Öle werden gerne bei Erkältungs- und Infektionskrankheiten eingesetzt. Auch bei allgemeinem Kältegefühl ist Zimtöl ein guter Raumduft.

Zimtöle sind in der Schwangerschaft streng kontraindiziert (empfindliche Schwangere sollten auch den weihnachtlichen Punsch und das Zimtgebäck meiden!). Es gibt nur wenig naturreines Zimtöl auf dem Markt, da der Laie sich leicht durch billiges Zimtaldehyd aus der Retorte täuschen lässt. Dieses Öl ist durch fehlende Begleitstoffe noch viel aggressiver als sein natürliches Vorbild. Beim Einsatz von Zimtprodukten gilt ganz besonders der viel zitierte Satz des Paracelsus: Die Dosis macht das Gift. Zudem entscheidet über Erfolg oder Misserfolg der Therapie die Kenntnis über den wissenschaftlichen Namen sowie die Fähigkeit der Unterscheidung am Duft, um welche Zimtart es sich handelt oder welcher Pflanzenteil im Fläschchen steckt.

- Cassiazimt (*Cinnamomum aromaticum Nees*) ist das schärfste Zimtöl, sein Zimtduft geht in eine marzipanartige Richtung. 1 oder 2 Tropfen davon in 10 ml Mandarinen- oder Orangenöl ergeben eine wunderschöne Duftlampenmischung für die Weihnachtszeit. Es gibt auch ein ätherisches Öl aus getrockneten Cassiazimtblüten, sie sehen ähnlich wie Gewürznelken aus.

Vergleich Zimtöle

	Zimtrinde C. zeylanicum	Zimtblätter C. zeylanicum	Cassiazimtblätter C. aromaticum
Zimtaldehyd stark antibakteriell	35–75 %	3 %	78–85 %
Eugenol stark antibakteriell	4–36 %	70–90 %	–
Benzaldehyd stimmungsaufhellend	–	–	2,7–3,7 %
Cumarine entspannend stimmungsaufhellend	–	–	6–9 %
Preis 5 ml	7–12,50 Euro	2,85–3,60 Euro	3 Euro

Politiker und Beamte wollen uns vor Kleinigkeiten bewahren und übersehen die wirklichen Probleme: Seit Herbst 2006 werden die Bürger der deutschsprachigen Länder über die Presse geradezu angefleht, Abstinenz gegenüber Zimtsternen, Punsch mit Zimt und anderen weihnachtlichen Köstlichkeiten zu üben. Zimt, so wollten unsere Behörden plötzlich wissen, sei ein potenziell hochgefährlicher Stoff, da er lebertoxische Cumarine enthalte.
So viel Sorge vonseiten der Behörden ließen den Verdacht aufkommen, dass weniger die Konsumenten vor Leberzirrhosen und Tumoren geschützt werden sollen – man warnt sie ja auch nicht vor Alkoholkonsum –, sondern dass vielmehr irgendwelche Firmeninteressen dahintersteckten. Und tatsächlich stellte sich heraus, dass zwei konkurrierende Hersteller von Zimtkapseln gegen Diabetes ihren Kampf öffentlich ausfochten, denn der eine verwendete tatsächlich den stark cumarinlastigen chinesischen Zimt (Cassia), wohingegen der Zimt aus Sri Lanka des anderen Produzenten keinen Anlass zur Sorge gab, sondern tatsächlich die Leber in ihren blutzuckersenkenden Bemühungen unterstützt.

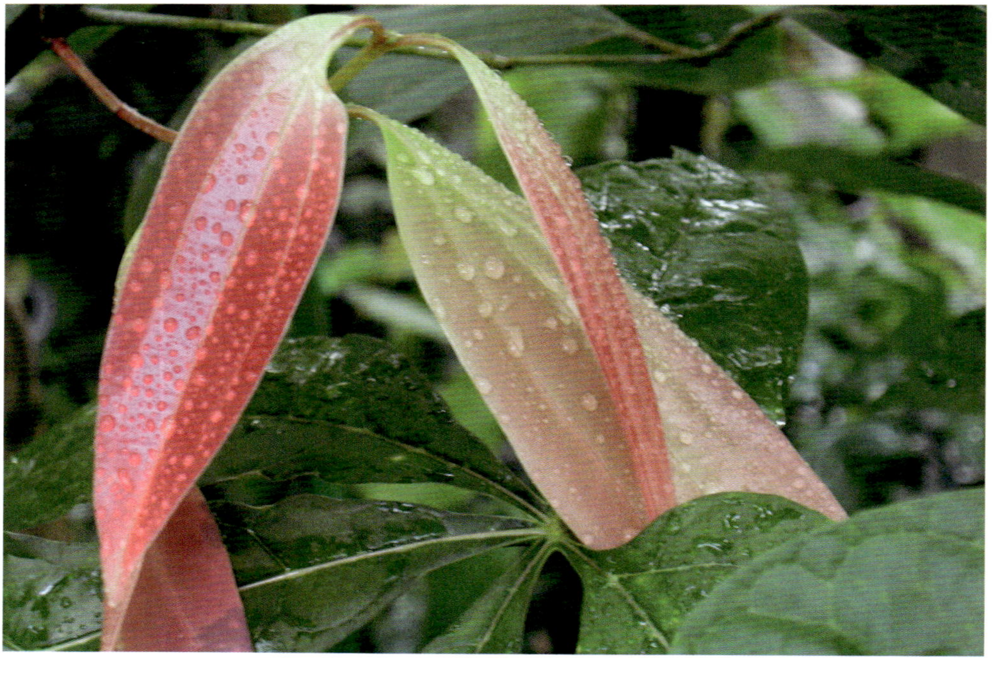

ZITRONE Ⓟ

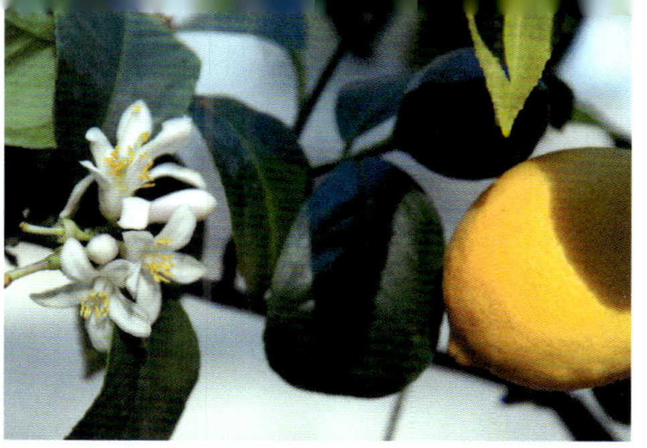

Das Lebensfreude-Öl |
Citrus limon (L.) Osbeck

- Schalen der Früchte
- Rautengewächse, Rutaceae
- Raspeln/Pressung
- 1 Jahr
- preiswert
- frische oder zitronige Duftnote
- Sizilien

Eines der besten europäischen Bio-Zitronenöle wird in Sizilien in der Cooperativa Salamita gepresst. Ich plädiere immer dafür, dieses fein duftende und gesunde Öl aus unserem Kulturraum (im weitesten Sinne) statt vieler exotischer Öle zu verwenden. Es reguliert das Immunsystem, verbessert nachweislich die Konzentrationsfähigkeit und wirkt besonders gut bei der Raumdesinfektion. Ansonsten ist es ein Allroundöl: sehr stark antibakteriell (Streptokokken), leicht antiviral, stärkt die Gefäßwände (sodass sie nicht so leicht brüchig werden – »Vitamin P-like«), nervenberuhigend und appetitanregend (bei Leber- und Verdauungsschwäche).

Gute-Laune-Limo

1 Tropfen Zedratöl (oder Zitronenöl) gut in 2 Esslöffeln Holunderblütensirup vermischen, Saft einer halben Zitrone hinzugeben, mit 1 Liter stillem oder sprudelndem Wasser aufgießen.

Wenn möglich, sollte unbedingt das nur bei wenigen Anbietern im deutschsprachigen Raum erhältliche Zedratöl (oder Cedrat oder Ur-Zitrone) ausprobiert werden. Sein Zitronenduft ist noch fruchtiger und strahlt noch mehr gute Laune und Lebensfreude aus als das Öl der »normalen« Zitrone.

Da Zitronenöl relativ schnell oxidiert, muss das angebrochene Öl innerhalb von etwa einem bis eineinhalb Jahren verbraucht werden bzw. es sollte dann nicht mehr auf der Haut angewendet werden (siehe Seite 34 mit Tipps zur Verwendung alter Öle). In der warmen Badewanne kann es besonders schnell die Haut reizen, fünf Tropfen können bereits zu viel sein.

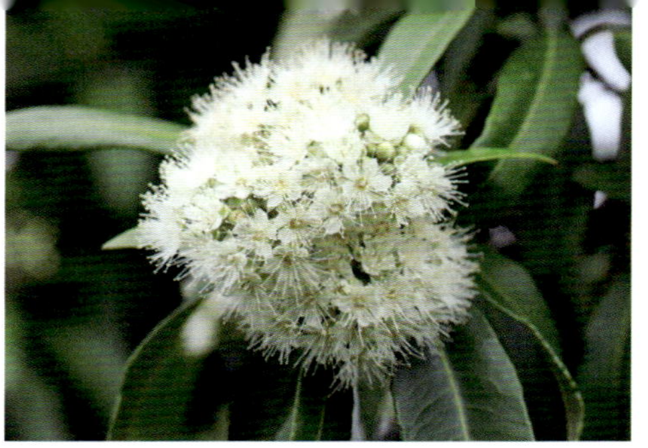

ZITRONENMYRTE Ⓟ

Das Gute-Laune-Öl |
Backhousia citriodora F. Muell

Blätter

Myrtengewächse, Myrtaceae

Wasserdampfdestillation

2 Jahre

mild

frische oder zitronige Duftnote

Australien

Dieser Baum aus den küstennahen Regenwäldern Ostaustraliens trägt möglicherweise die am zitronigsten duftenden Blätter des Pflanzenreichs. Das wunderbar hell-klar-zitronig duftende ätherische Öl kam erst vor wenigen Jahren auf den deutschsprachigen Markt, obwohl es bereits 1928 im Klassiker *Die Ätherischen Öle* von Gildemeister und Hoffmann beschrieben wird. Der Text hört sich sehr zeitgemäß an, da die Autoren schon damals auf Umweltprobleme im Habitat des Backhousia-Baumes aufmerksam machen: »Weil dieser Küstenstrich immer mehr anderen Zwecken dienstbar gemacht wird, besteht die Gefahr der völligen Ausrottung.«
Mehr noch als in Lemongrassöl und Litseaöl ist im Blätteröl dieses myrtenartigen Gewächses fast nur Citral enthalten, sodass es stark entspannende Eigenschaften aufweist. In seiner Heimat Australien gilt es bei einigen Aromatherapeuten mittlerweile als hilfreicher in der antbakteriellen Wirkung als Teebaumöl – es muss jedoch stark verdünnt werden, da es die Haut reizen kann. Einprozentig ist Zitronenmyrtenöl eine frische und effektive Zutat in einem selbst gemachten Deo. Auch ist es erfolgreich gegen Viren und Pilze einzusetzen und wirkt entzündungshemmend. In einer Studie wurde eindrucksvoll gezeigt, dass sein Einsatz gegen Dellwarzen (*Molluscum contagiosum*), die vor allem Schulkinder befallen, lohnend ist. Es ist ein ideales Öl in der Duftlampe in Grippezeiten und wird auch bei Pilzbefall in Räumen zur Unterstützung einer Sanierung empfohlen. Letztendlich betört schlicht und einfach der wundervolle Duft, mit dem viele antiseptische Öle nicht aufwarten können.

Bei Überdosierung können Hautreizungen auftreten, vor allem wenn das Öl älter als ca. ein Jahr ist.

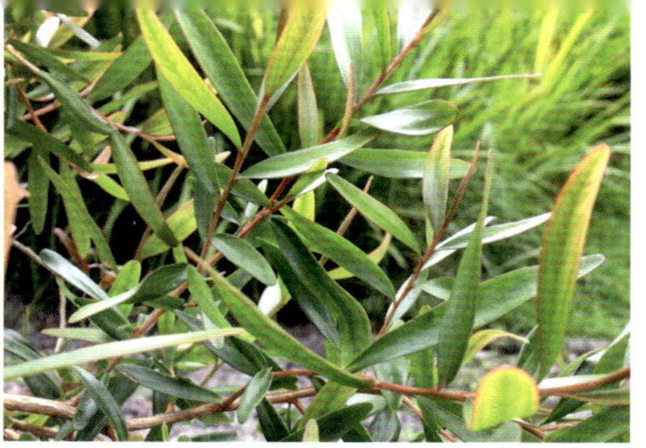

ZITRONEN-TEEBAUM

Ⓟ

Das Stark-bei-Infekten-Öl |
Leptospermum petersonii F.M.Bailey

- Zweige mit Blättern
- Myrtengewächse, Myrtaceae
- Wasserdampfdestillation
- 1,5–2 Jahre
- mild
- zitronig
- Australien und Südafrika

Auf diesen zitronigen Duft reagieren die meisten Menschen überrascht, da er so gar nicht an den doch eher medizinischen Geruch des einst sehr populären Teebaumöls erinnert. Kein Wunder, es handelt sich um einen »Cousin« vom Manukabaum, allerdings mit völlig anderen Blättern. Wenn diese geknickt werden, entweicht ein wunderbarer Hauch von Zitronenduft. Die hellen Blüten erinnern an den »normalen« Manuka.

Es handelt sich um ein wunderbar ausgleichendes und beruhigend wirkendes ätherisches Öl, kann also ideal bei gereizten Zuständen eingesetzt werden. Es wirkt auch leicht stimmungsaufhellend.

In »viralen Zeiten«, während der kalten Monate, ist es der perfekte Begleiter, idealerweise als Raumspray oder im Vernebler. So wird die Keimlast reduziert und unser Immunsystem hat weniger zu kämpfen. Bei allerlei Infektionen kann es als Brustsalbe, Fußbad und im Riechstift eingesetzt werden, auch bei kleinen Kindern und schwangeren Frauen.

Zitronen-Teebaumöl sollte trotz guter Verträglichkeit gering dosiert werden (unter ein Prozent), dann wirkt es beruhigend und entspannend. Bei Überdosierung können Hautreizungen auftreten, vor allem wenn das Öl älter als ein Jahr nach Öffnen des Fläschchens ist.

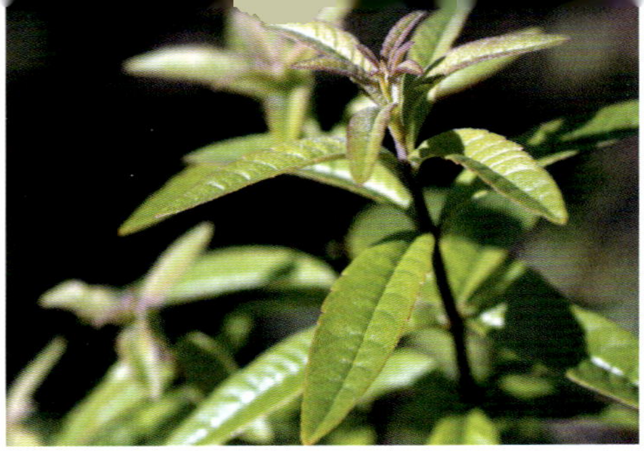

ZITRONENVERBENE Ⓟ

Das Nervenberuhigungs-Öl |
Aloysia triphylla (L'Hér.) Britton
(früher: Lippia citriodora)

- Kraut
- Eisenkrautgewächse, Verbenaceae
- Wasserdampfdestillation
- 2 Jahre
- kostbar
- frische oder zitronige Duftnote
- Südfrankreich/Peru

Dieser bis zu drei Meter hohe Strauch mit verholzenden feinen Zweigen und lanzenförmigen, stark zitronig duftenden Blättern ist nicht zu verwechseln mit dem eher niedrig wachsenden und so gut wie geruchlosen Kraut namens Eisenkraut (*Verbena officinalis*), das eichenblattähnliche Blätter hat. Der Duftstrauch ist frostempfindlich und überlebt nur in milden Lagen im mitteleuropäischen Raum winterliche Außentemperaturen, das seit alters her in deutschen Kräuterbüchern gepriesene Eisenkraut hingegen ist winterfest.

Loslass-Tee

2 Tropfen Zitronenverbenenöl auf einen Zuckerwürfel (oder ein gefaltetes Stückchen Küchenpapier) tropfen, mitten in 50 g getrocknete Melissenblätter oder in eine Kräuterteemischung mit wenig Geschmack geben. In einem luftdichten Glas zwei Wochen ziehen lassen, zwischendrin öfters leicht schütteln, den Tee normal zubereiten.

In Südfrankreich, wo die aus Südamerika stammende Pflanze als *verveine citronée* bekannt ist, wird ihr leckerer Tee zur Bewältigung eines stressvollen Alltags, zur Nervenberuhigung und zum Wohlfühlen getrunken. Ähnlich wird auch das kostbare ätherische Öl eingesetzt: Wie Melissenöl wirkt es in hoher Verdünnung stark entzündungswidrig und sehr beruhigend. Zudem ist es hilfreich bei Stress, Angst, nervöser Erschöpfung und Schlaflosigkeit. Dafür mischt man 1 Tropfen Zitronenverbenenöl, 1 Tropfen Rosenöl und 2 Tropfen Bergamotteöl in 10 ml Jojobaöl und trägt einige

Tropfen dieser Mischung jeden Abend vor dem Schlafengehen auf die mittleren Fußsohlen (Solarplexus-Bereich) auf. Verdauungsprobleme mit diesem Hintergrund können mit Zitronenverbenenöl auch gut behandelt werden. Das selten erhältliche ätherische Öl aus *Lippia alba* (Anis-Verbene) duftet ähnlich wie Rosenholzöl, da es – je nach Chemotyp) – fast nur aus Linalool besteht.

Manche Hebammen wenden das Öl unmittelbar vor der Geburt zur Wehenanregung an, deshalb ist es in der Schwangerschaft streng kontraindiziert. Vorsicht: Es erhöht die Lichtempfindlichkeit der Haut!

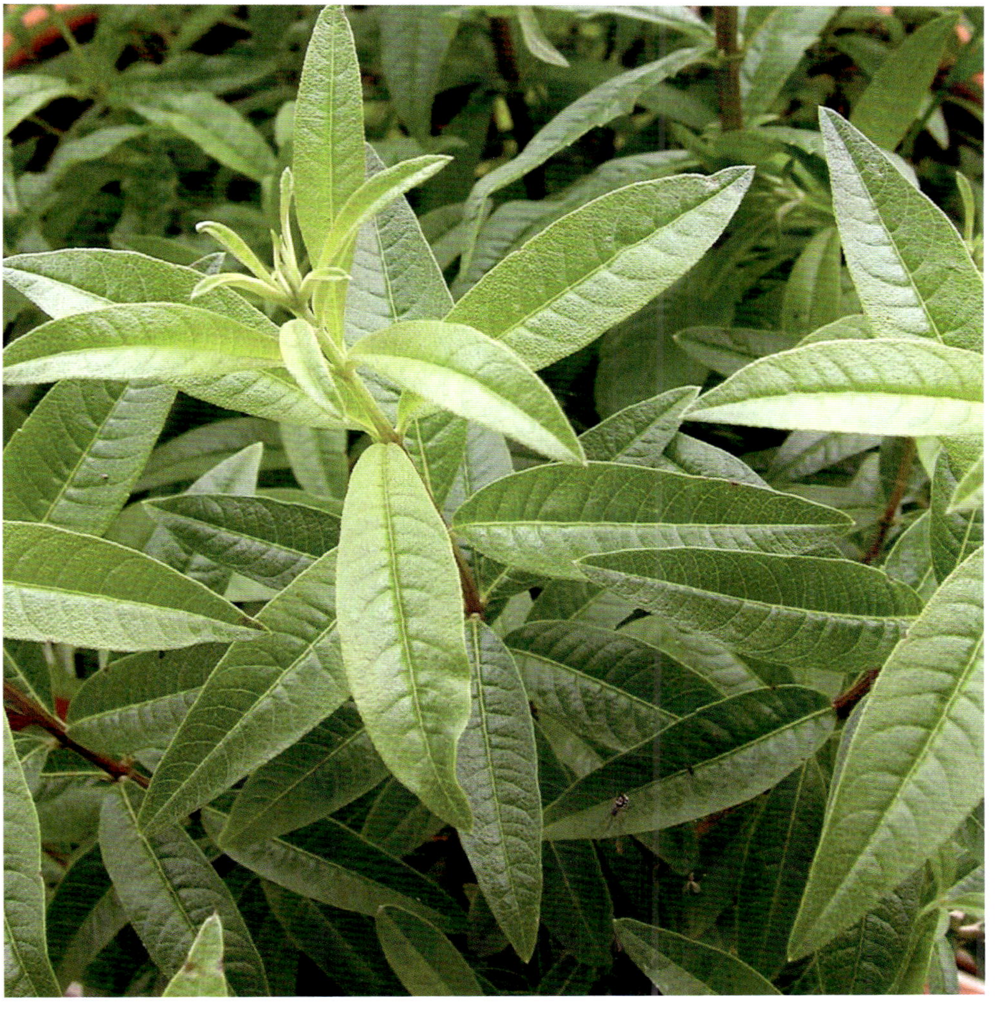

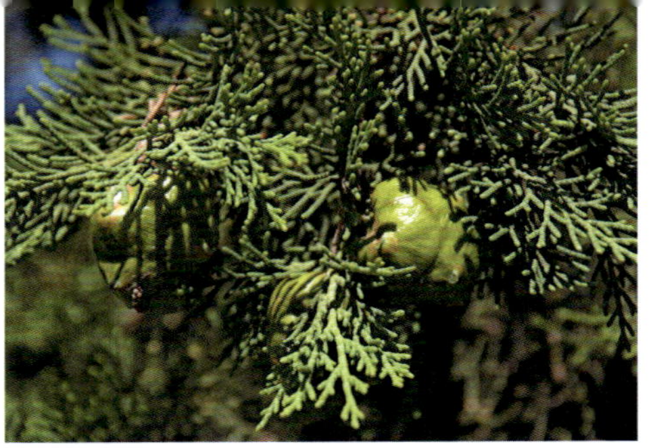

ZYPRESSE Ⓟ

Das Struktur-Öl | *Cupressus sempervirens L.*

- Früchte, auch Zweige
- Zypressengewächse, Cupressaceae
- Wasserdampfdestillation
- 2–3 Jahre
- mild
- krautig-würzige Duftnote
- Frankreich

Von den circa 20 Zypressenarten hat nur die »italienische Zypresse« die typische aufrechte und schlank wachsende Form, sie gedeiht vor allem im Mittelmeerraum. Dieser Baum wird bis zu 25 Meter hoch und prägt als Windschutzmaßnahme ganze Landschaften. Das aus den Blättern und den Früchten destillierte ätherische Öl ist das wichtigste Mittel bei allen Zuständen im Körper, bei denen irgendetwas »aus den Fugen« geraten ist.

Venenwohl-Öl

- 30 ml Traubenkernöl
- 20 ml Calophyllumöl
- 5 Tropfen Mastixöl
- 5 Tropfen Zypressenöl
- 5 Tropfen Zitronenöl
- 3 Tropfen Niaouliöl
- 3 Tropfen Virginia-Zedernöl

Eine der ältesten Studien zu ätherischen Ölen soll mit dem erfolgreichen Einsatz von Zypressenöl (*Cupressus sempervirens*) bei Keuchhusten erfolgt sein. Autorin Monika Werner berichtete, dass dieses Öl bereits in Zeiten lange vor der Gründung der DDR in Leipzig durch den engagierten Kinderarzt aus Breslau und Leipzig, Dr. Otto Soltmann (1844–1913), erfolgreich eingesetzt worden sei: »Aufgrund bahnbrechender Untersuchungen, die in großem Umfang im Leipziger Kinderkrankenhaus von Dr. Soltmann durchgeführt wurden, wird Zypressenöl heute mit bestem Erfolg als Mittel gegen Keuch- und Krampfhusten angewendet.«
Zumindest zur Unterstützung der Psyche von stark hustenden Menschen kann dieses Öl hervorragend wirken: Der gebeugte, sich krümmende Hustenpatient kann sich wieder aufrichten wie der Baum, der mit allen Winden und Stürmen mitgehen kann, seine Struktur behält, sich nicht umhauen lässt.

Dieses Öl kann auch nach langwierigen Krankheiten und entsprechenden anstrengenden Therapien für mehr Stabilität und Klarheit sorgen. Nach medizinischen Eingriffen, wie Transfusionen und Impfungen, wenn Menschen manchmal das Gefühl äußern: »Ich stehe irgendwie neben mir«, kann Zypressenöl den Weg zurück »zum alten Ich« unterstützen.

Optimal wirkt es gegen erweiterte Äderchen (Couperose), es lindert das Schweregefühl bei Krampfadern und strafft Hämorrhoiden (in Hamamelis-Hydrolat). Eine übermäßige Schweißproduktion wird sanft gebremst, Wasseransammlungen entstaut und ein aus dem Ruder geratenes Immunsystem auf verblüffende Weise reguliert.

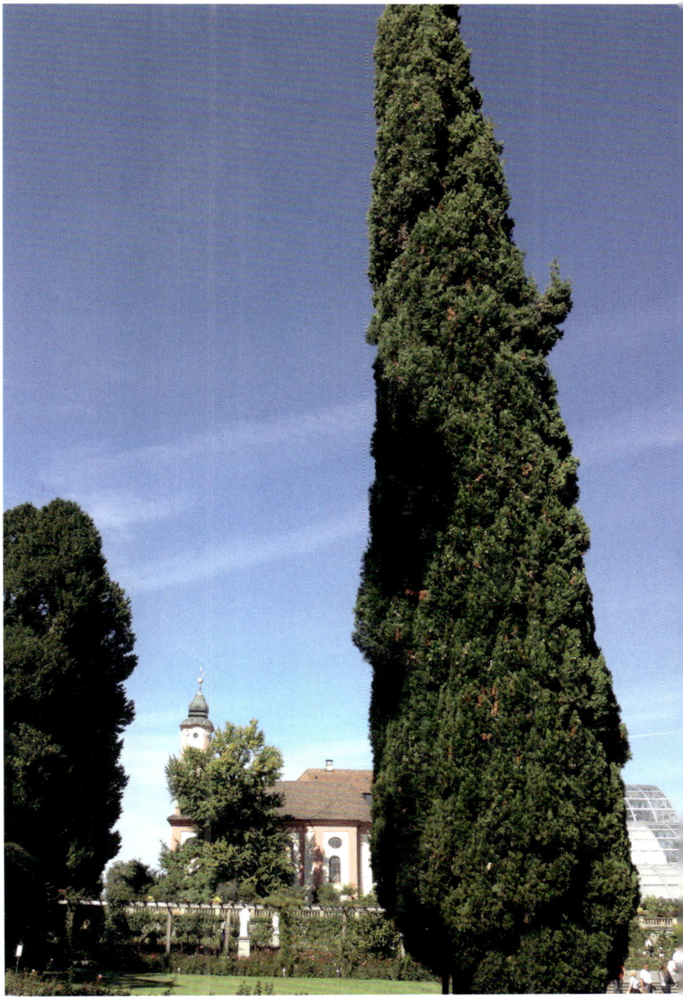

Darum setzt man es – zusammen mit Atlaszedernöl – als vorbeugende Maßnahme gegen Beschwerden durch Heuschnupfen ein (siehe Seite 135). Auch ein »verschlacktes« Bindegewebe (Cellulite) wird durch dieses strukturgebende Öl geglättet und gestrafft. Die Wirkung wird bei Husten, vor allem bei Reiz- und Keuchhusten, geschätzt. Für diesen Zweck leistet ein Vernebler gute Dienste, oder zwei Tropfen auf feuchte Handtücher geben und auf der Heizung platzieren.

Insbesondere bei seelischer Zerstreutheit, wenn man nicht mehr weiß, wo es langgeht, eignet sich Zypressenöl hervorragend für die Raumbeduftung.

- Thuja oder Arborvitae (*Thuja occidentalis L.*) ist eine enge Verwandte der Zypresse, deren ätherisches Öl jedoch aufgrund des hohen Gehaltes an nervengiftigem Thujon keinesfalls angewendet werden sollte.

Potenziell gefährliche ätherische Öle

	Wissenschaftlicher Name	**Gefährlicher Inhaltsstoff**
Beifuß	*Artemisia vulgaris L.*	Thujon (Hauptbestandteil)
Kalmus	*Acorus calamus L.*	bis 80 % Asaron
Kampfer	*Cinnamomum camphora (L.) J. Presl*	50 % Borneon (Campher)
Muskat	*Myristica fragrans Houtt.*	bis 14 % Myristicin, Safrol
Poleiminze, Penny Royal	*Mentha pulegium L.*	bis 95 % Pulegon
Rainfarn	*Tanacetum vulgare L.*	bis 80 % Thujon
Raute	*Ruta graveolens L.*	bis 50 % 2-Undecanon
Sade dest.	*Juniperus sabina L.*	bis 50 % Sabinylacetat
Sassafras	*Sassafras albidum (Nutt.) Nees*	bis 90 % Safrol
Thuja, Arborvitae	*Thuja occidentalis L.* *Thuja plicata*	bis 80 % Thujon, Borneon (Campher)
Wermut	*Artemisia absinthium L.*	bis 70 % Thujon

Bei korrekter Verdünnung – wie in diesem Buch beschrieben – geht von ätherischen Ölen keinerlei Gefahr aus. Selbst einzelne Anwendungen von Ölen dieser Tabelle schaden nicht. Ich habe schon Fälle von eklatanten Fehlanwendungen geschildert bekommen und wundere mich immer aufs Neue, dass selbst dann nichts passiert ist. Wichtig ist allerdings, nur Öle von seriösen Anbietern zu verwenden (siehe Adressen im Anhang), da deren Einkäufer über sehr viel Erfahrung verfügen.
Inzwischen ist viel über die Chemotypen von einigen Ölen bekannt und dass sie für unterschiedliche Zielgruppen eingesetzt werden müssen (siehe Thymian Seite 120f.). Salbei- und Ysopöle werden inzwischen vorwiegend in sehr milden Varianten angeboten. Die recht kurze Haltbarkeit von terpenreichen Ölen wird mehr und mehr untersucht. Bekannt gewordene Vergiftungsfälle stammen meistens aus der Parfümindustrie, die vorwiegend synthetische Duftbausteine einsetzt. Heutzutage ist also

ein sehr viel größeres Wissen über diese sanfte Therapieform vorhanden als zur Zeit ihrer Bekanntwerdung. Zu unerwünschten Nebenwirkungen muss nur der Satz des Paracelsus wiederholt werden: »All Ding' sind Gift und nichts ohn' Gift; allein die Dosis macht, dass ein Ding kein Gift ist.«

Grundausstattung

»Und welche Öle kaufe ich mir nun als Erstes?«, werden Sie sich in Anbetracht dieser vielen Beschreibungen nun fragen. Natürlich kommt es ein bisschen auf Ihren Geschmack und auch auf Ihre Lebensumstände an, auch ob Sie Kinder oder ältere Menschen zu betreuen haben. Folgende Öle wären meine Favoriten, müsste ich mir für die sprichwörtliche einsame Insel welche zusammenstellen (oder für das heutzutage stark reduzierte Handgepäck im Flugzeug):

- Manuka, Teebaum, Thymian Ct. Linalool oder Ravintsara sind ein Muss zur Bekämpfung von unterschiedlichen Infektionen.
- Rose hilft bei Entzündungen und seelischen Verstimmungen.
- Lavendel, oder die fast identisch zusammengesetzte, jedoch frischer duftende Bergamottminze, kann gegen fast jedes Wehwehchen eingesetzt werden, sie lindert zudem Sonnenbrand und Insektenstiche.
- Pfefferminze befreit von Kopfschmerzen und Magen-/Darmverstimmungen, zudem erfrischt und kühlt dieses Öl enorm und bringt den Kreislauf in Schwung (stattdessen könnte auch Rosmarin eingepackt werden).
- Natürlich gehören in die erweiterte Grundausstattung auch zwei oder drei Zitrusöle nach Vorliebe.
- Wer Süßes mag, wird Benzoe-, Vanille- oder Tonkaextrakt dazunehmen.
- Wer tobende Kinder hat, kommt vermutlich nicht ohne Cistrose oder Immortelle aus.
- Im Fall von häufigen Erkältungen sollte eines von folgenden Ölen zur Hand sein: entweder ein Kiefern- oder Tannenöl, oder aber Eukalyptus, Ravintsara, Cajeput oder Niaouli.

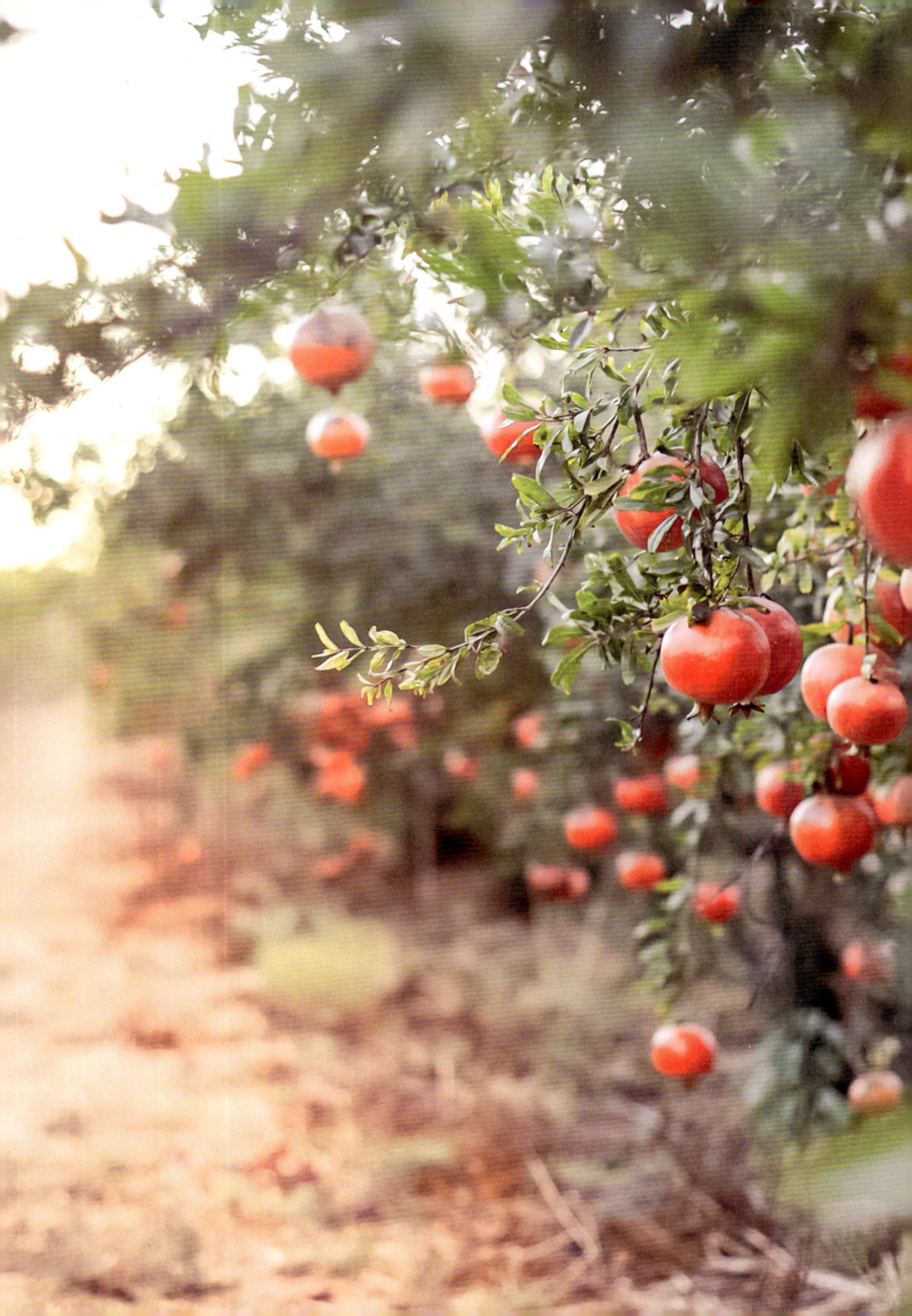

Fette Pflanzenöle von A bis Z

Wie wir bereits gesehen haben (siehe Seite 27), spielen fette Pflanzenöle bei den Pflanzen selbst eine maßgebliche Rolle als Energiereserve für das Fortbestehen der Art. Die Samen enthalten ein »Starterpaket« mit all den notwendigen Stoffen, welche die zukünftigen Pflänzchen für ein gesundes Gedeihen benötigen. Für uns Menschen dienen sie – zumindest vordergründig – als Treibstoff zum Leben.

Im Laufe des Schlankheitswahns, der den »fetten Jahren« nach dem Zweiten Weltkrieg folgte, begann man jedoch, pauschal alle Fette zu verdammen, und vergaß dabei, dass diese neben möglicherweise dick machenden Kalorien auch unentbehrliche vitaminartige Substanzen sowie wertvolle Fettbegleitstoffe enthalten. Wenn überhaupt, hatte nur noch das geschmacksneutrale Markenöl aus der Dose seine Berechtigung im Salat, auch Kosmetik wurde nur noch ohne die lästigen, schnell ranzig werdenden Naturöle hergestellt.

Mittlerweile sorgen sich Mütter um die störrische oder kranke Haut ihrer Kinder, Mädchen leiden schon in jungem Alter an fast unerträglichen Menstruationsstörungen, junge Männer werden von Jahrzehnt zu Jahrzehnt immer zeugungsunfähiger. Die Cholesterinspiegel – nicht immer nur von Senioren – steigen in unermessliche Höhen und Mikroentzündungen führen zu degenerativen Erkrankungen.

Die Vielfalt pflanzlicher Fettsäuren garantiert die stabile Gesundheit

In diesem Jahrtausend wurden die Zusammenhänge besser erforscht: Schöne Haut braucht bestimmte Fettsäuren, um glatt und elastisch zu bleiben, der fein abgestimmte menschliche Hormonhaushalt gerät ohne bestimmte Fettsäuren als Grundbausteine durcheinander, die unbeliebten und darum oft entfernten Fettbegleitstoffe wirken entzündungshemmend und cholesterinsenkend. In den vergangenen zwei Jahrzehnten lernten wir viel über die Besonderheiten von naturbelassenen Ölen für Gesundheit und für Schönheit. Es wird immer bekannter, dass sie viel mehr sind als die bloße »Schmiere« in der Rohkost oder in der Körperpflege.

Um diese Zusammenhänge zu begreifen, muss man sich den Aufbau von Pflanzenölen anschauen.

Fettsäuren

Auch wenn es banal klingt, muss an dieser Stelle doch daran erinnert werden, dass unser Körper nur gesund funktionieren kann, wenn er mit allen benötigten Bausteinen versorgt wird – von außen, jedoch vor allem auch von innen. Neben Wasser und Luft benötigt er hochwertige Kohlenhydrate, Proteine und auch Fette. Heutzutage verkommt die Ernährung des »zivilisierten« Menschen immer mehr zu Masse statt Klasse. Wir merken das nicht einmal, da die Werbung jeden Tag in Funk und Presse bereits den kleinsten Kindern suggeriert, dass wir noch mehr bequeme Hightechprodukte verzehren sollen. Besonders stark leiden bei der Herstellung des modernen Convenience-Food die unbeliebten Pflanzenfette, sie glänzen zugunsten Kalorienersparnis und langer Lagerungsdauer der Lebensmittel durch Abwesenheit von wichtigen Begleitstoffen oder durch völlige Umarbeitung.

Nahrungsfette, die uns auch wunderbare kosmetische Dienste leisten können, bestehen grundsätzlich aus je einem Molekül Glycerin, an dem drei Fettsäuren hängen. Diese Fettsäuren bestehen aus langen Ketten von 18 Kohlenstoffatomen (manchmal auch ein paar mehr oder weniger). Stellen Sie sich Vierer-Legosteine vor, die mit jeweils zweien ihrer Knöpfchen eine Kette oder Reihe bilden, auf den jeweils freien Knöpfchen stecken Einser, das sind Wasserstoffatome. Anders als beim Lego sind auch Doppelbindungen, wie auf unten stehender Grafik zu erkennen ist, möglich. Diese machen die Fettsäurenmoleküle biegsam und elastisch, was beim Auftragen der entsprechenden Öle unserer Haut zugutekommt.

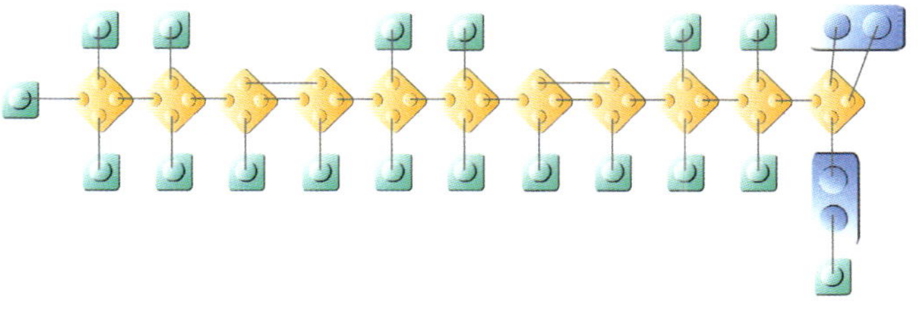

Fettsäuren sind jedoch auch ganz »nervöse«, instabile Bindungen, die stets eine ihrer Bindungen mit einem anderen Partner als dem nächstliegenden Kohlenstoffatom eingehen möchten. Das macht ihren gesundheitserhaltenden und Anti-Aging-Effekt aus. Diese Partner können aggressive, krank machende Moleküle sein (beispielsweise freie Sauerstoffradikale), die von den Fettsäuren gewissermaßen eingefangen und unschädlich gemacht werden.

Je mehr solcher Doppelbindungen in einer Fettsäure bzw. in einem Öl mit dieser Fettsäure sind, desto besser greift ihr »entgiftender« Effekt, desto kürzer ist jedoch die

Lebensdauer des Öles. Denn auch vor dem »Einfangen« von »normalen« Sauerstoffmolekülen (in der angebrochen Flasche) machen diese Doppelbindungen nicht halt, sodass sie schnell ranzig werden, wenn die Behälter erst einmal geöffnet wurden und Sauerstoff eintreten konnte. Ein natürlicher hoher Gehalt an Vitamin E oder auch vom Menschen zugesetzte Tocopherole, wie die verschiedenen Formen dieses fettlöslichen Vitamins auch heißen, können diesen Prozess ein wenig verlangsamen.

Name der Fettsäure	Anzahl der C-Atome	Anzahl der Doppelbindungen	Omega-Konfiguration	Haltbarkeit	Wirkung im Körper	Viel in
Ölsäure	18	eine = einfach ungesättigt	Omega 9 18:1w9	lang	gut antioxidativ	Olive Mandel Raps Erdnuss
Linolsäure *essenziell*	18	zwei = zweifach ungesättigt	Omega 6 18:2w6	mittel	sehr gut antioxidativ	Sonnenblume Distel Sesam Hanf
α-Linolensäure *essenziell*	18	drei = dreifach ungesättigt	Omega 3 18:3w3	kurz	hervorragend antioxidativ	Lein Hanf Chia Perilla Wildrose
γ-Linolensäure *essenziell*	18	drei = dreifach ungesättigt	Omega 6 18:3w6	kurz	hervorragend antioxidativ	Borretsch Nachtkerze Hanf
Palmitoleinsäure	16	eine = einfach ungesättigt	Omega 7 16:1w7	mittel	dem menschlichen Hauttalg ähnlich = stark hautpflegend	Macadamianuss Sanddornfruchtfleisch Avocado

Diese Unberechenbarkeit der gesunden Öle in Lebensmitteln und Kosmetik macht sie zu unbeliebten, teuren Zutaten. Darum werden in konventioneller Kosmetik billige und »ewig« haltbare Ölfraktionen, die bei der Destillation von Erdöl anfallen, für kosmetische Zwecke verwendet (Paraffinum, Petrolatum/Vaseline, Melkfett).
Für Nahrungszwecke wurde die Technik des »Härtens« von Naturfetten erfunden. Es muss nur geringfügig die Molekülbeschaffenheit verändert werden. Damit werden die kostbaren Doppelbindungen eliminiert, und schon hat man ein gut zu verarbeitendes Fett, das auch noch (fast) ewig hält. Die nun nicht mehr erfolgende vitaminartige Wirkung im Körper des Kunden wird über Jahre oder gar Jahrzehnte nicht gespürt – so besteht keine Gefahr, dass die Fett- und Nahrungsmittelindustrie angegriffen wird.
In fetten Pflanzenölen liegen drei dieser und/oder anderer Fettsäuren an Glycerinmoleküle gebunden vor. Linolsäure und Linolensäure müssen über die Nahrung zugeführt werden, sie heißen darum auch *essenzielle* Fettsäuren, früher wurden sie sogar als Vitamin F bezeichnet. Diese und andere Fettsäuren müssen in einem ausgewogenen Verhältnis zueinander verspeist werden. Die Zahl in der Omega-Fettsäure (die Bezeichnung kommt aus dem amerikanischen Sprachgebrauch und wird korrekt als ω geschrieben) bezieht sich auf die Stelle, an der die erste Doppelbindung in der langkettigen Fettsäure vorkommt.
In unserer westlichen Ernährung konsumieren wir einen zu hohen Anteil an Omega-6-Fettsäuren, was zulasten von Omega-3-Fettsäuren geht. Das gesunde Verhältnis von Omega-3- zu Omega-6-Fettsäuren sollte laut offizieller Empfehlung in Deutschland 1:5 betragen (in der Schweiz 1:4). Tatsächlich konsumiert die Mehrheit der Menschen in unseren Breiten kaum Omega 3; schon allein deshalb, weil sie in »normalen« Lebensmitteln nur noch geringfügig enthalten ist. Naturbelassene Nüsse und Saaten sowie native Pflanzenöle stehen selten auf dem durchschnittlichen Speiseplan. Fetter Meeresfisch wie Zucht-Lachs (inklusive »Bio«-Lachs) kann aus toxikologischer Sicht nicht mehr empfohlen werden. So kann ein entzündungsförderndes Verhältnis von 1:20 entstehen. Schmerzen und viele andere Zivilisationskrankheiten sind vorprogrammiert: Ekzeme, Haarausfall, verzögerte Wundheilung, Gelenkentzündungen, Hyperaktivität, Kreislaufprobleme, Frühgeburten etc. Je ungesünder dieses Verhältnis, desto gravierender sind die Beschwerden. Darum werden uns in modernen Ratgebern Nahrungsergänzungsmittel mit Omega-3-reichen Ölen nahegelegt, insbesondere der Verzehr von fettem Fisch, der besonders reich an gut resorbierbaren, Omega-3-reichen Fettsäuren ist. Doch es gibt auch einige vegane Quellen von viel Omega-3-Fettsäure, beispielsweise Algenöl sowie Perilla- und Chiasamen. Neuerdings kommen wieder Speisen mit ein-

heimischem Leinöl in Mode, das Mitteleuropäer schon seit ewigen Zeiten mit reichlich wertvoller Omega-3-Linolsäure versorgt. Die Faserstoffe der Leinsamen sind zudem eine wichtige Nahrung für unsere »guten« Darmbakterien.

Nicht nur die mangelnde Zufuhr an diesen lebensnotwendigen »Gesundheitssäuren« lässt uns allerlei unangenehme Symptome verspüren: Die moderne Ernährung, die reich an schädlichen Trans-Fettsäuren ist, benötigt sogar eine Extraportion der »guten Fette«, um die Wirkung der belastenden Fette auszugleichen.

Aufgaben von essenziellen Fettsäuren

Haut und Gefäße	**Immunsystem und Nervensystem**	**Hormonhaushalt**
Regulierung von Entzündungsfaktoren	Linderung von Heuschnupfensymptomen	Besserung bei prämenstruellem Syndrom und Menstruationsstörungen
Reduktion von Juckreiz	Reduktion der Allergiebereitschaft	Linderung von klimakterischen Beschwerden
glattere, elastischere Haut	Beruhigung bei Gereiztheit und Stresssymptomen	Linderung von pubertären Beschwerden
Reduktion von Schuppung	Verbesserung bei ADHS (Hyperaktivität)	bei Unfruchtbarkeit
Verbesserung bei Akne und Neurodermitis	Verbesserung bei einigen psychiatrischen Erkrankungen	bei ungenügender Geburtsreife des Muttermundes
Erhaltung der Elastizität der Blutgefäße	Stabilisierung bei einigen Krebsarten	
Cholesterinablagerungen in Gefäßen werden nicht so schnell ranzig/schädlich		

Wenn wir also das Auftreten der in der Tabelle genannten Symptome vermeiden möchten oder sie bereits verspüren, sollten wir nicht den gesamten Fettverbrauch reduzieren, sondern den Verbrauch von unguten Fetten stark einschränken und uns mit schonend gewonnenen Ölen und Fetten sowie Nüssen und Samen verwöhnen.

Der Körper nutzt deren kostbare Fettsäuren zunächst für Instandhaltungs- und Reparaturarbeiten, erst Überschüsse werden zur Energiegewinnung und Bildung von Fettpölsterchen herangezogen.
Schonend gewonnene Pflanzenöle und Fette sind nicht nur noch intakt, sondern sie sind auch Träger der wertvollen fettlöslichen Vitamine A, E und K sowie weiterer Fettbegleitstoffe wie Phytoöstrogene, die allesamt wichtige Funktionen im Körper ausüben. Diese Vitamine werden auch mit fettfreien Nahrungsmitteln zugeführt, doch für deren Verarbeitung und Aufnahme im Körper sind Fette nötig. Die Vitamine A und E sind übrigens wahre Schönheitsvitamine, wenn sie in Form von Naturcremes und Körperölen aufgetragen werden.

Anteile der unterschiedlichen Fettsäuren

Je nach Zusammensetzung eines Pflanzenöles spricht man von trocknenden oder nicht trocknenden Ölen. Dieser Begriff bezieht sich auf das Trocknungsverhalten an der Luft und das anschließende Verharzen, was beispielsweise ein wichtiger Faktor bei der Holzbehandlung ist, jedoch auch für die Hautpflege interessant ist.

- **Trocknende Öle** (in der Grafik auf Seite 156 gelb, viel grün) enthalten mehr als 60 Prozent der zwei- oder dreifach ungesättigten Linol- oder Linolensäure. Dazu gehören beispielsweise Leinöl sowie Borretsch-, Chia-, Perilla- und Nachtkerzenöl, aber auch Hanf-, Granatapfelsamen-, Hagebuttensamen-, Kukui-, Sanddorn- und Traubenkernöl. Sie ziehen sehr gut und schnell in die Haut ein.
- **Halb trocknende Öle** enthalten weniger als 60 Prozent der zwei- oder dreifach ungesättigten Linol- oder Linolensäure, beispielsweise Calophyllum- und Sesamöl.
- **Nicht trocknende Öle** (in der Grafik auf Seite 156 viel hellblau) enthalten weniger als 20 Prozent der zwei- oder dreifach ungesättigten Linol- oder Linolensäure, so wie in Aprikosen-, Kamelien-, Mandel-, Macadamia-, Oliven- und Rapsöl.

Jojoba ist ein Wachs und ist kein Ester aus Fettsäuren und Glycerin, sondern ein Ester aus ungesättigten Fettsäuren und Fettalkoholen. Auch die gesättigten Fettsäuren beim *Kokosöl* stellen eine Sonderform dar, denn bei den gesättigten Fettsäuren kann noch zwischen den kurz-, mittel- und langkettigen gesättigten Fettsäuren unterschieden werden. Im Kokosöl befinden sich über 50 Prozent der mittelkettigen Laurinsäure, die sich sehr positiv auf unseren Körper auswirkt.

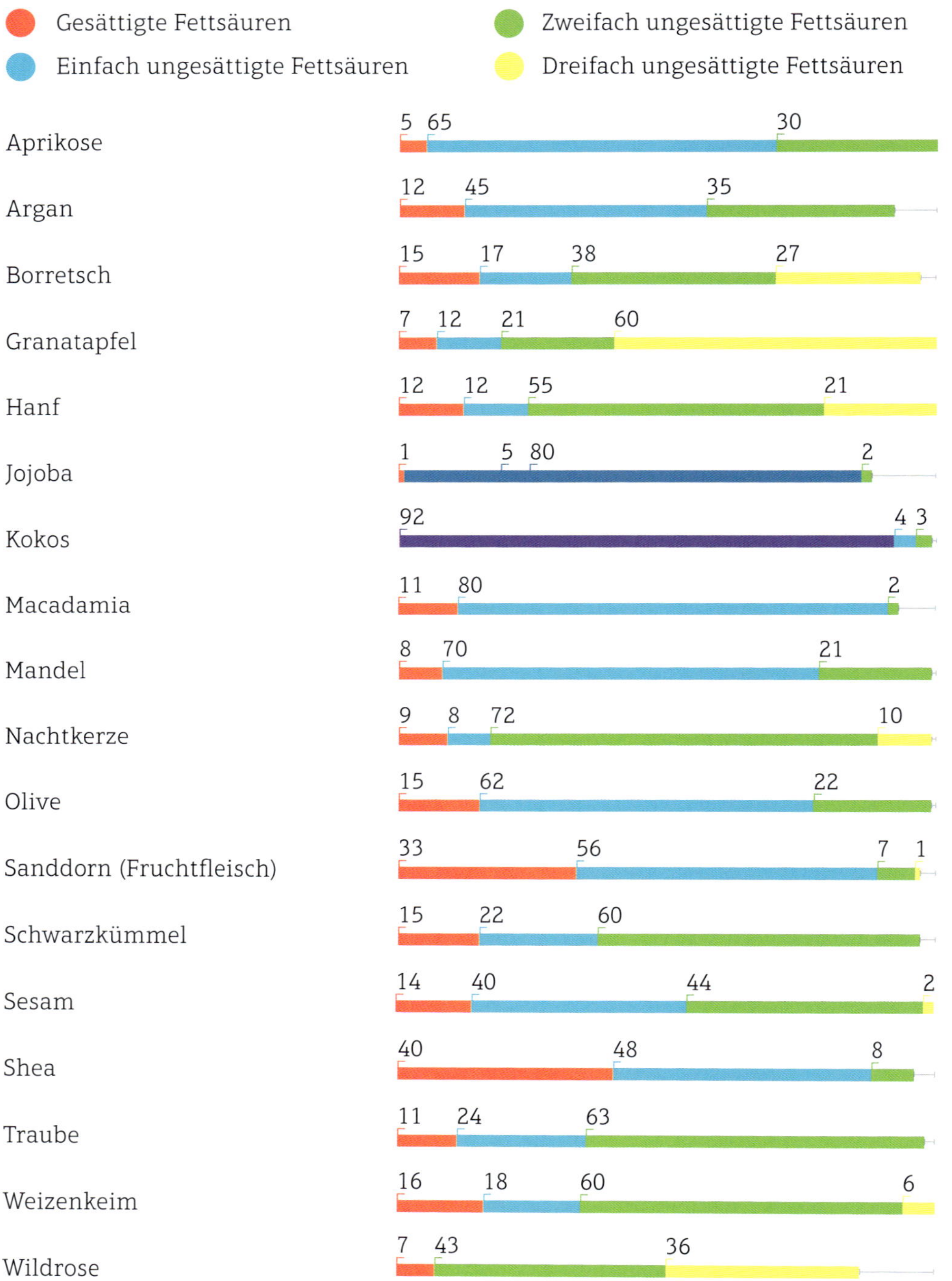

© Waltraut Reischer, mit freundlicher Genehmigung; Werte sind abgerundet

Fettbegleitstoffe in fetten Pflanzenölen

Das verbleibende weiße Feld in der Grafik (bis 100 Prozent) beinhaltet einen Mix der jeweils einzigartigen Fettbegleitstoffe, auch *Unverseifbares* genannt, die in raffinierten Ölen fast gänzlich fehlen: Normalerweise lassen sich Fette zusammen mit Laugen aufkochen, und daraus bilden sich Seifen. Vor allem beim Avocadoöl wie auch in der Sheabutter finden sich jedoch sehr hohe Anteile von Bestandteilen, die beim Verseifen übrig bleiben. Genau sie machen jedoch die Haut geschmeidig und schützen sie vor Feuchtigkeitsverlust (Phyto-Moisturizer; jedoch spenden fette Öle keine Feuchtigkeit). Ferner befinden sich in diesem einst als »Abfall« der Seifensieder betrachteten Anteil viele wertvolle Stoffe wie beispielsweise fettlösliche Vitamine.

Mineralöle

Mineralöle (Paraffinum, Petrolatum/Vaseline, Melkfett) sind Fraktionen, die bei der Erdölverarbeitung anfallen. Anders als fette Pflanzenöle verfügen sie nicht über »gespeicherte Sonnenenergie«, was sich rein chemisch-materiell im Fehlen der gesundheitsfördernden Doppelbindungen und des Sauerstoffanteils im Molekül ausdrückt, denn sie sind unter der Erde durch Jahrmillionen währende Abbauprozesse aus totem Pflanzenmaterial entstanden. Sie sind darum »ewig« haltbar und billig. Sie hinterlassen auf der Haut einen Film, der bei Schutz- und Gleitprodukten (Handcreme, Windelnässeschutz, Gärtnerschutz, Kälteschutz, Einlauf-Gleitmittel) durchaus erwünscht ist.

Mineralöle pflegen nicht per se, sondern durch zugesetzte Produkte (in Melkfett kann beispielsweise etwas Kortison enthalten sein), und sie werden nicht von der Haut verstoffwechselt. Die Hersteller herkömmlicher Kosmetik werben mit der chemischen Stabilität der Mineralöle, sodass Allergien erst gar nicht entstehen sollen, Allergiker sollen damit besser klarkommen als mit natürlichen Produkten, was in extremen Fällen von Unverträglichkeiten sogar stimmen kann. Diese Menschen müssen jedoch fast ihre ganze Welt frei von potenziell reizenden Stoffen halten und auch in Sachen Kleidung und Heimtextilien auf Synthetisches zurückgreifen.

Stoffgruppe	Wirkung	viel in
Tocopherole (Vitamin E)	antioxidative Wirkung auf das Öl selbst und auf physiologische Körperabläufe, Anti-Aging-Wirkung, fördern Durchblutung und Zellatmung	Arganöl Sanddornöl Weizenkeimöl Hanf
Carotinoide (Vitamin A, gelbe Farbstoffe)	regenerative Wirkung auf Haut und Schleimhäute, regenerative Wirkung auf Augen (Sehpigmente)	Sanddornöl
Flavonoide (gelbe/orangefarbene Farbstoffe, Procyanidine)	regulierende Wirkung auf Immunsystem, Wachstums- und Verhornungsprozesse, regulierende Wirkung auf Immunsystem	Sanddornöl Traubenkernöl
Lecithin	Senkung/Regulierung des Cholesterinspiegels im Blut, hautpflegend, Förderung der Gehirnfunktionen: wichtig für Weiterleitung von Nervenimpulsen	Sonnenblumenöl Sesam Walnuss Avocado
Phytosterole	wirken wie Mörtel zwischen den Zellen, bewahren Haut vor Feuchtigkeitsverlust, Förderung der Hautelastizität, Linderung von Juckreiz und Irritationen, Senkung/Regulierung des Cholesterinspiegels im Blut	Arganöl Soja
besondere »Weichmacher« (Emoliens)	regulierende Wirkung auf Wachstums- und Verhornungsprozesse der Epidermis, weich machende Wirkung	Avocadoöl Sheabutter
Wachse/Triterpenalkohole	Schutz vor Austrocknung, Schutz vor Bakterienbefall	Jojoba Sheabutter
Harze und Aromastoffe	heilende und schmerzstillende Funktionen, Nigellon: bronchienerweiternde Wirkung	Calophyllum inophyllum Lorbeerfett Schwarzkümmelöl

pharmakologisch aktive Stoffe	insektizid-wirksame Stoffe	Neemöl, Andirobaöl
	gewebestraffende Stoffe	Calophyllum inophyllum
	Amygdalin (»Vitamin B 17«): vermutlich antitumorale Wirkung	Aprikosenkernöl
	17-α-Estradiol: hormonell regulierende Wirkung	Granatapfelsamenöl
	Sesamol (Phenol): antioxidativ wirksam	Sesamöl
	Oleocanthal wirkt ähnlich wie Ibuprofen: unterdrückt Entzündungsmediatoren (Enzym Cyclooxygenase COX)	Olivenöl
	antiviral wirksame Stoffe	Calophyllum inophyllum Kokosfett (nativ)
	Allantoin: entzündungshemmende Wirkung	Sheabutter

Ätherische Öle nicht mit Mineralölen vermischen

Ätherische Öle können eine sogenannte Carrierfunktion ausüben, das bedeutet, dass sie durch ihre Fähigkeit, sich an menschliche und tierische Zellmembranen anlagern zu können, anderen – auch unerwünschten und möglicherweise allergisierenden – Stoffen den Transport in die Zelle hinein ermöglichen. Sie werden darum von der Pharmaindustrie gelegentlich als Penetrationsverstärker verwendet, um also schlecht in die Haut eindringende Arzneistoffe besser in den Körper einschleusen zu können. Um die Einschleusung von unerwünschten Substanzen zu vermeiden, sollten sie nicht mit Produkten aus Mineralölen vermischt werden.
Das gilt nicht für Mineralerde: Sie ist weder lipophil noch besteht sie aus eindringbaren Minimolekülen, sodass keine Gefahr besteht, wenn sie mit ätherischen Ölen vermischt wird, beispielsweise in Heilerdemasken oder Shampoos.

Die Gewinnung von fetten Pflanzenölen
Bevor wir uns den einzelnen Ölkostbarkeiten zuwenden, noch eine kurze Erläuterung zum Unterschied zwischen »normalen« Supermarkt- oder Discounterölen und hoch-

wertigen »echten« Pflanzenölen. Die allermeisten Öle, welche die Bevölkerung der Erde heutzutage konsumiert, werden industriell im großen Stil hergestellt: Es sind *raffinierte* Öle, deren Literpreis oft bei circa einem Euro liegt. In einem sehr aufwendigen Prozess werden die pflanzlichen Ausgangssubstanzen unter Hitzeeinwirkung und mit Lösungsmitteln fast bis zum letzten Tropfen ausgelaugt. Alle »lästigen« Fettbegleitstoffe werden entfernt, da sie unerwünschte Farbtöne, Flockungen, Geschmacksnuancen und Gerüche enthalten. Übrig bleibt eine billige Substanz, die streng genommen eher für industrielle Zwecke tauglich ist als für die menschliche Ernährung oder Körperpflege.
So verwundert es nicht, dass in den Wohlstandsländern zunehmend Erkrankungen wie Gefäß- und Gelenkveränderungen, Allergien, Demenzen und viele mehr auftreten, denn uns fehlen die geschilderten heilenden und reparierenden Eigenschaften der Nüsse und Samen oft ganz. Es gibt kaum Aufklärung über diesen Mangel, da industrielle Interessen wirtschaftlich orientiert sind und auch keine späten Klagen zu erwarten sind, denn die Gesundheitsschäden durch minderwertige Industriefette erfolgen schleichend.

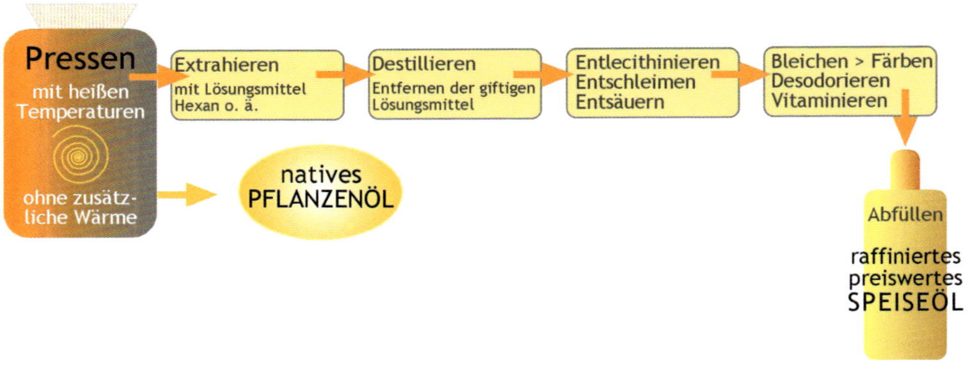

Umgekehrt werden die naturbelassenen Öle nur noch in wenigen, eher kleinen Ölmühlen von engagierten Menschen schonend mechanisch gepresst. Die Ausbeute ist vergleichsweise gering, die Öle haben einen mehr oder weniger starken Eigengeschmack und Duft, sie sind gelb, grün, dunkelorangefarben oder gar braun und viele werden innerhalb von Wochen oder Monaten ranzig, auch wenn sie noch so dunkel und schonend abgefüllt werden.
Ihre Preise belaufen sich auf gut 4 Euro bis 15 Euro pro Liter, für besondere Öle wie Arganöl sowie für besondere Lagen von Olivenöl ist auch schon mal das Dreifache zu zahlen. Da diese Raritäten jedoch eher tropfenweise – wie Gewürze – über fertige Speisen gegeben werden sollten, fällt der hohe Preis nicht so ins Gewicht.

Fette Pflanzenöle für innere und äußere Schönheit

In diesem Kapitel werden die folgenden Kürzel verwendet:

- [**MA**] = Mazerat: Öle, in denen Pflanzen eingelegt bzw. »ausgezogen« werden und die die Pflanzen somit mit ihren fettlöslichen Wirkstoffen anreichern; sie können sowohl als Wirkstoff- als auch als Trägeröle eingesetzt werden
- [**T**] = Trägeröl: verwendet man meistens pur und mischt es mit den gewünschten ätherischen Ölen
- [**W**] = Wirkstofföl: gibt man meistens fünf- oder zehnprozentig zum Trägeröl, da es eine ausgeprägte Heilwirkung hat, jedoch kostenintensiv ist

ALOE VERA [MA]

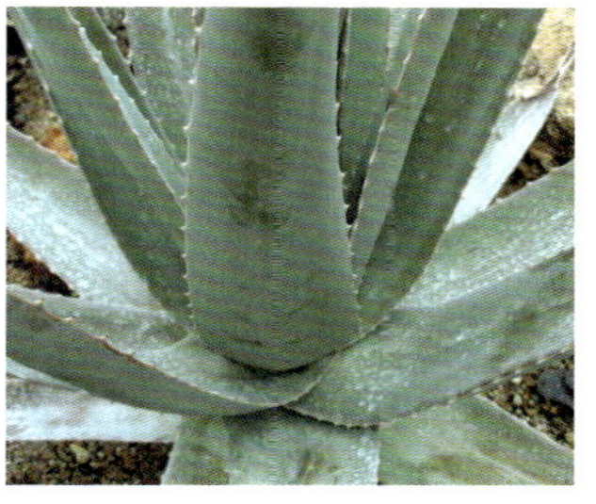

Aloe vera (L.) Burm. f. | *Asphodelaceae*

Dadurch, dass Aloestückchen klein geschnitten in Soja- oder Rapsöl (Canola) eingelegt werden, entfällt die sonst erforderliche starke Konservierung des Aloe-vera-Gels. Das mit dem Saft der dickfleischigen Blätter dieser sonnenhungrigen Pflanze angereicherte Öl wirkt durchblutungsfördernd und feuchtigkeitsspendend. Die Selbstheilungskräfte der Haut werden gestärkt. Bei Sonnenbrand wird es zehnprozentig mit ätherischem Lavendelöl gemischt, so wirkt es enorm beruhigend und zellregenerierend auf die Haut.

ANDIROBA [W]

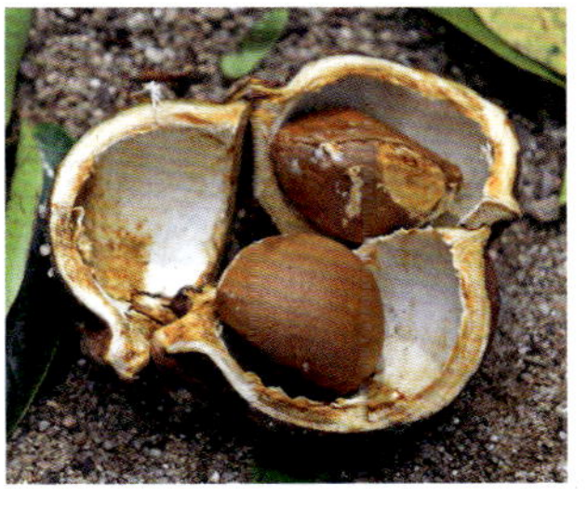

Carapa guianensis Aubl. | *Meliaceae*

Dieses hellgelbe Öl aus den Samen eines Amazonas-Baumes spielt bislang keine große Rolle in der Aromatherapie, trotz seiner entzündungshemmenden und schmerzlindernden Wirkungen. Für einen Befall mit Kopfläusen ist es jedoch fast unentbehrlich – sogar die Pharmaindustrie hat es dafür entdeckt. Dieser mit dem indischen Neembaum verwandte Baum hat ebenfalls eine fatale Wirkung auf diese unappetitlichen und lästigen Insekten, sodass man beide kombiniert für diesen Zweck einsetzen kann (siehe Rezept Seite 241).

APRIKOSE [T]

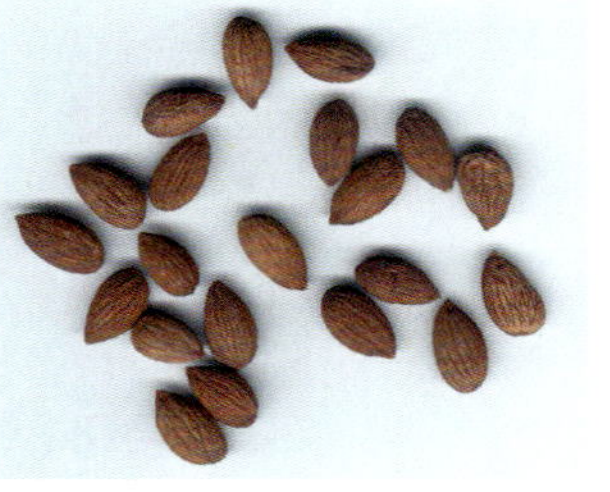

Prunus armeniaca L. | *Rosaceae*

In den hölzernen Steinen, die nach dem Genuss der Früchte von Aprikose und Pfirsich sichtbar werden, verbergen sich kleine Mandeln, welche Öl enthalten. Aprikosenkernöl aus Frankreich oder der Türkei – es duftet manchmal deutlich wahrnehmbar nach Marzipan – wirkt leicht wärmend und ist für entsprechend »lecker« duftende Mischungen geeignet. Aprikosen gehören zur gleichen Pflanzenfamilie wie Wildrose und Mandel, deren Öl ist genau wie deren Pflanzenöle universell einsetzbar sowie bestens verträglich. Da Mandelöl zwischenzeitlich im Preis gestiegen ist, greifen Krankenhäuser, die Aromatherapie anbieten, gerne auf das ebenso gut verträgliche Aprikosenkernöl zurück.

Das darin enthaltene Amygdalin unterstützt den Feuchtigkeitshaushalt der Haut und wirkt beruhigend bei Sonnenbrand. Auch empfindliche oder entzündete Haut profitiert von diesem Öl.

ARGANBAUM [T]

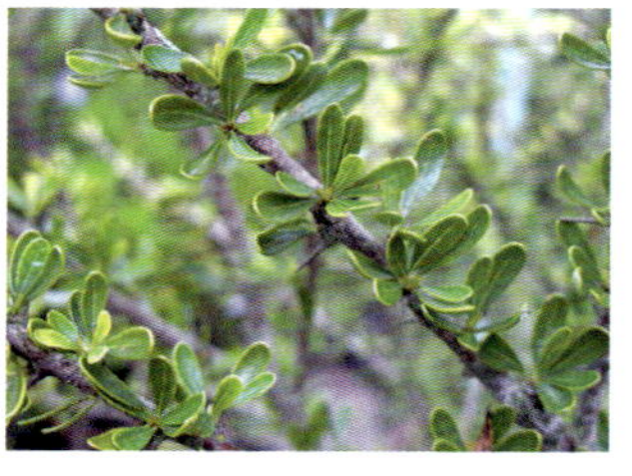

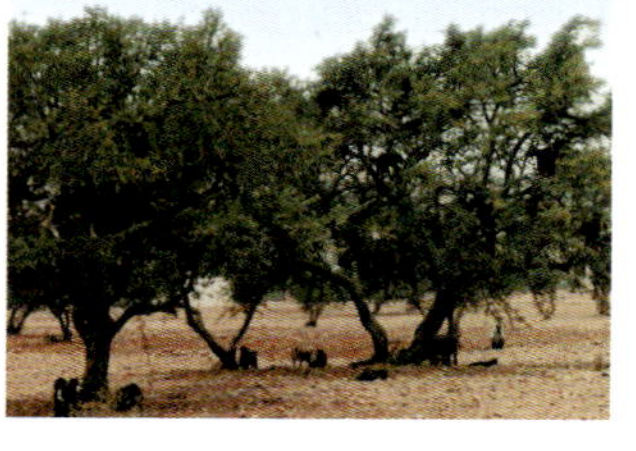

Argania spinosa (L.) Skeels | *Sapotaceae*

Dieses in jeder Hinsicht besondere und kostbare Öl wird traditionell von den Amazigh-Berbern in Marokko verwendet, die es in mühsamer Handarbeit gewinnen. In den deutschsprachigen Ländern ist es noch nicht sehr lange bekannt. 20 Millionen Arganbäume wachsen im Südwesten Marokkos auf 820.000 Hektar. Durch die Ausbreitung der Wüste Sahara werden sie jedoch bereits zurückgedrängt, darum erklärte die UNESCO 1998 diese Region zum Biosphärenreservat. Touristen fotografieren diese Bäume leidenschaftlich gerne, da sie fast immer von Ziegen »bewohnt« sind, die sich auch von den hoch oben wachsenden Früchten ernähren. Das ist auch der traditionelle Weg des »Erntens«, da die Menschenhand den stacheligen Baum kaum bezwingen kann. So passieren die Früchte erst einmal den Verdauungstrakt der Ziegen, der innere »Kern« wird ausgeschieden und kann dann in mühsamer Kleinarbeit geknackt werden. Freilich werden für den Export vorwiegend »hygienischere« Gewinnungsverfahren eingesetzt. Das Innere des Kerns wird – ähnlich wie ein Sonnenblumenkern aussehend – zu Öl verarbeitet.

Das Öl gehört wegen seiner ausgeprägten antioxidativen Wirkung zu den ganz starken Anti-Aging-Ölen, sowohl im Verzehr als auch auf die Haut aufgetragen. Mit 620 mg/l an Tocopherolen (Vitamin E) ist es ein Spitzenreiter dieses verjüngenden Vitamins, das auch angegriffene Gelenke wieder in Schwung bringen kann. Die entzündungshemmende Wirkung macht es bei Neurodermitis und auch bei allergischen Hauterkrankungen interessant.

ARNIKA [MA]

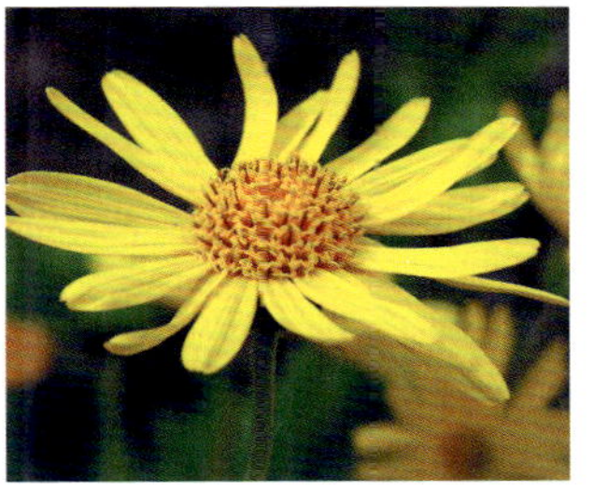

Arnica montana L. | *Asteraceae*

Eingelegt in fettem Olivenöl, entfalten diese »sonnigen« Blüten erwärmende und durchblutungsfördernde Wirkungen. Die seit alters geschätzte und auch als Berg-Wohlverleih bekannte Heilpflanze wächst wild in der starken Bergsonne und schenkte dem Menschen seit alten Zeiten im Hochsommer ihre goldgelben Blütenblättchen, aus denen Tinkturen und Mazerate für die Hausapotheke gemacht wurden. Bei Stürzen, Prellungen und Verstauchungen sollte das energetisierende Öl stets zur Hand sein. Zudem wirkt es bei der Behandlung von Hämatomen zusammen mit Immortellen-Hydrolat oder mit ätherischem Immortellen- und Pfefferöl geradezu Wunder.

Allerdings vertragen nicht alle Menschen Arnika, auch kann es innerlich eingenommen zu Vergiftungserscheinungen kommen. Wie andere Arnikaprodukte auch, darf es nicht auf offene Wunden aufgetragen werden, für Haut mit Couperose oder Neurodermitis ist es auch nicht zu empfehlen.

AVOCADO [W]

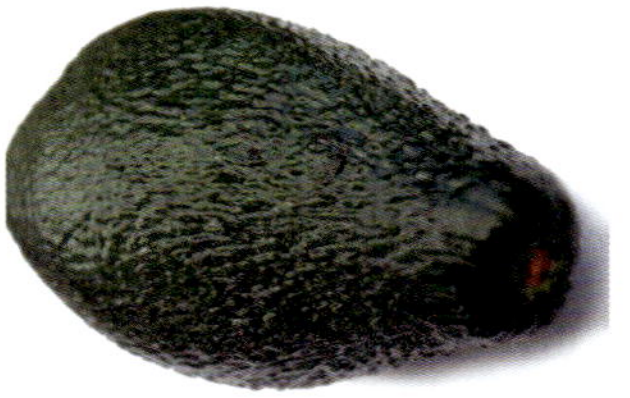

Persea americana Mill. | *Lauraceae*

Das grüne Avocadoöl aus Israel mit seinem meistens recht intensiven Eigenduft eignet sich in einer Massageölmischung nur als kleine Beigabe. Es ist vitaminreich, sehr nährend und enthält einen leichten Sonnenschutzfaktor. Es wird eingesetzt, wenn man jemanden mit sehr trockener, rissiger Haut, spröden Fußballen, rauen Ellenbogen vor sich hat. Durch einen hohen Gehalt an einfach ungesättigter Ölsäure ist es recht lange haltbar. Es enthält neben Lecithin zwei bis sechs Prozent Fettbegleitstoffe (siehe Seite 157): Diese Bestandteile machen die Haut samtweich und sie wirken außerdem feuchtigkeitsbindend auf die Oberhaut.

BORRETSCH [W]

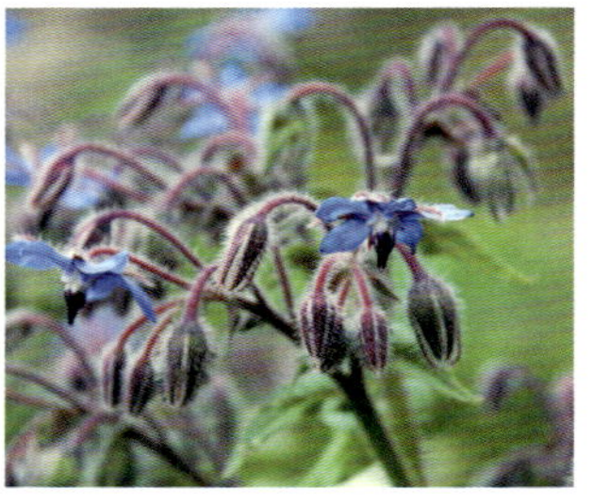

Borago officinalis L. | *Boraginaceae*

Ein Unkraut macht Karriere: Das Öl wird aus den unvorstellbar winzigen Samen der hübschen sternförmigen Blüte des sich gerne stark verbreitenden Borretsch gewonnen. Sein ungewöhnlich hoher Gehalt an γ-Linolensäure macht es zu einem stark hautregenerierenden Mittel, die Haut wird elastischer. Es hat, innerlich eingenommen, eine hormonell und psychisch ausgleichende Wirkung (extrem wirksam bei PMS) und kann das Immunsystem positiv beeinflussen. Es eignet sich innerlich wie auch äußerlich angewendet bei allergischen Hauterscheinungen und auch bei geschwächter Immunsituation nach langen Krankheiten. Es wirkt zudem antikoagulierend bei Thrombosegefahr.
Pyrrolizidinalkaloide werden heute immer aus dem Öl entfernt, da sie leberschädigend wirken können. Wie alle Öle mit einem hohen Gehalt an der dreifach ungesättigten γ-Linolensäure wird es sehr schnell ranzig, deshalb sollte es für jede Anwendung frisch aus der Gelatinekapsel benutzt werden.

CALOPHYLLUM [W]

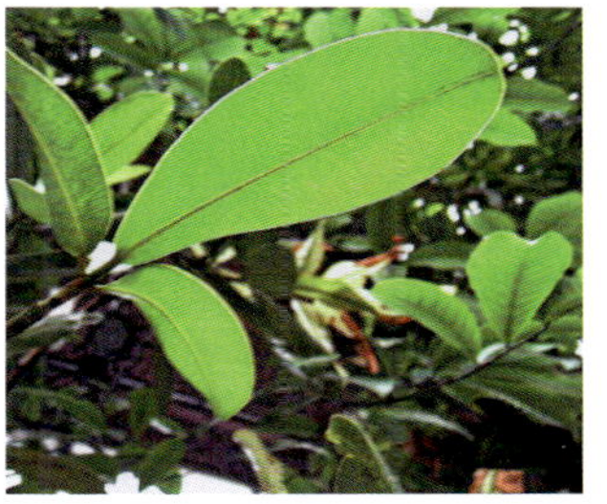

Calophyllum inophyllum L. | *Clusiaceae*

Dieses bräunlich-grüne Öl – es wird auch Tamanu- oder Forahaöl genannt – mit einem stark nussigen Aroma stammt aus den Früchten eines kleinen Baumes namens Südsee-Eisenholz, der rund um den Indischen Ozean und auch an Pazifischen Küsten heimisch ist. Er wird bis zu zwölf Meter hoch. Wegen seiner großen Blätter – *Calophyllum* bedeutet »das schöne Blatt« – wird er als Schattenbaum geschätzt. Der Kern der kugeligen Früchte enthält 40 bis 60 Prozent Fett, bei der Pressung gehen 14 bis 20 Prozent Harze in das Öl über. Somit stellt es eine Besonderheit unter den Ölen dar und ist – zumindest in den Ursprungsländern – ein äußerlich anzuwendendes Allheilmittel, vor allem bei Schmerzen, Narben und Krampfadern.
Es ist das Mittel der Wahl bei eitrigen Wunden, deren Regeneration es deutlich sichtbar beschleunigen kann, und hat sich bei Akne sowie entzündlichen Hauterkrankungen bewährt. Es beugt Haarausfall vor und verleiht den Haaren einen seidigen Glanz.

CENTELLA [MA]

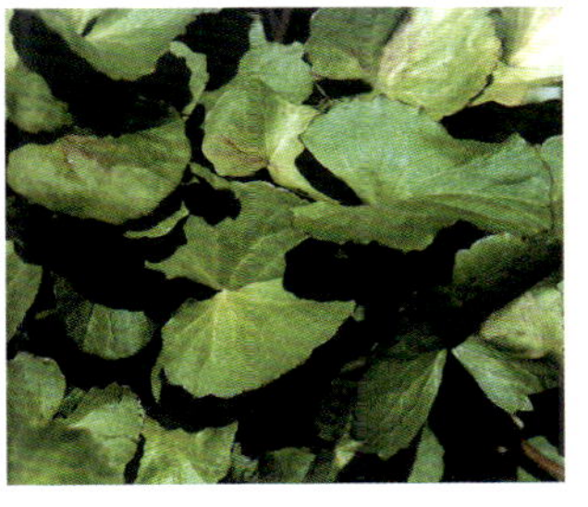

Centella asiatica (L.) Urb. | *Apiaceae*

Das auch auch Fo-ti-tieng, Gotu Kola oder Indischer Wassernabel genannte zarte Gewächs hat lange, kriechende Ranken und herzförmige Blättchen. Es wird in der Ayurveda-Medizin zu den »Rasayanas«, den verjüngenden Mitteln, gezählt, die bei jeder Form der Verschlackung und Erschöpfung empfohlen werden. Ein hoher Gehalt an verschiedenen Triterpensäuren wirkt stimulierend auf den Kollagenstoffwechsel der Haut, weswegen das auch manchmal Tigergrasöl genannte Mazerat ungewöhnlich hautregenerierend wirkt, z. B. bei verzögerter Vernarbung, insbesondere bei wulstigen Narben (Keloiden). Zudem sind ungewöhnlich gute Effekte bei Cellulite zu erzielen, die durch die innere Einnahme von Centellakraut-Tee enorm unterstützt werden. Die zarten Blättchen werden meistens in Sonnenblumen- oder Sesamöl ausgezogen.

CHIA [W]

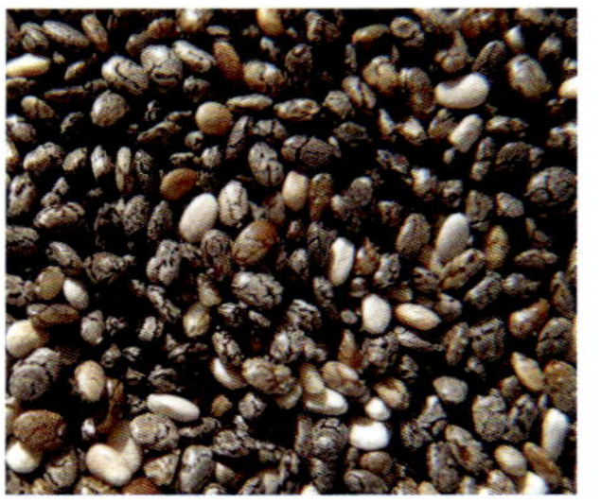

Salvia hispanica L. | *Lamiaceae*

Dieses in Deutschland noch eher unbekannte Öl wird aus den zwei Millimeter langen Samen einer mexikanischen Salbeiart durch CO_2-Extraktion gewonnen. Bereits die Azteken und andere Völker Mittelamerikas bauten Chia an, dessen Blätter als Gewürz benutzt wurden. Die Samen wurden geröstet und, zu Mehl verarbeitet, in Pfannkuchen genossen. Sie enthalten 20 Prozent Proteine mit einem besonders hochwertigen Aminosäurespektrum, mehr als Weizen, Hafer und Gerste. Chiasamenöl enthält mehr als 60 Prozent wertvoller Omega-3-Linolensäure, einem der höchsten Gehalte im Pflanzenreich. Es ist darum ein ideales Nahrungsergänzungsmittel für Vegetarier, auch wenn Omega-3-Kapseln mit Fischölen durch komplexere Fettsäuren noch stärker entzündungshemmend wirken.

In der Hautpflege eingesetzt, verbessert das kostbare Öl die Elastizität der Haut und ist auch zur Behandlung angegriffener Schleimhäute geeignet. Es hat entzündungshemmende Eigenschaften und ist ein sehr gut verträgliches und allergenfreies Öl. Innerlich eingenommen hat dieses Öl, wie alle Omega-3-reichen Pflanzenöle, antientzündliche und antithrombotische (blutverdünnende) Eigenschaften, es pflegt somit die Blutgefäße.

ERDNUSS [T]

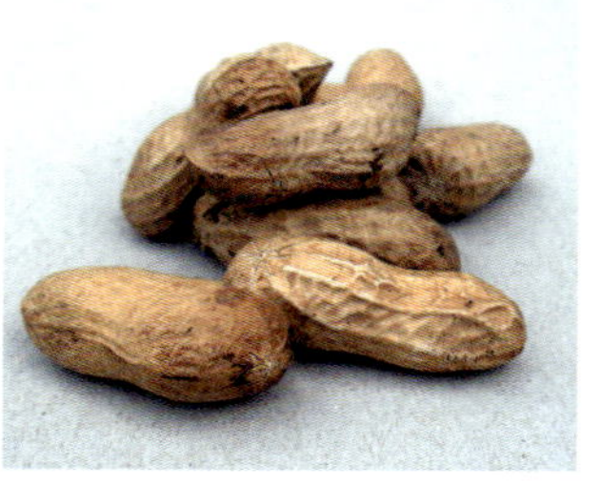

Arachis hypogaea L. | *Fabaceae*

Die leuchtend gelben Blüten stehen nur für wenige Stunden zur Selbstbestäubung auf ihren langen Stielen, dann senken sich die Fruchtknoten bis zu acht Zentimeter tief in die Erde. Geschützt vor Sonne und Trockenheit, reifen die Samenkerne in ihrer doppelten Hülle heran. Sie haben einen recht hohen Ölgehalt von 40 bis 50 Prozent, und die mehrfach ungesättigten Fettsäuren (bis zu 42 Prozent) machen es zu einem wertvollen Öl. Es wirkt wärmend, darum ist es bei Entzündungen und bei Frauen, die zu Hitzewallungen tendieren, nicht sinnvoll. Zudem wird die weich machende Wirkung auf die Haut geschätzt.

FÄRBERDISTEL ODER SAFLOR [T]

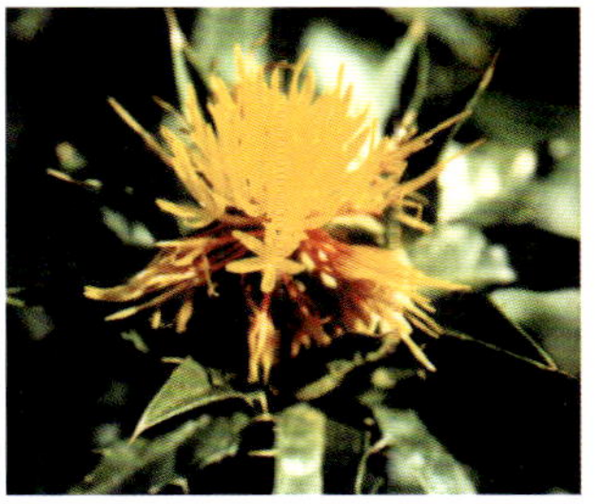

Carthamus tinctorius L. | *Asteraceae*

Das Färberdistelöl verdankt seinen Namen seiner knallgelben Blüte (*safran* = gelb, *flos* = Blüte). Früher wurde diese Distelpflanze vor allem zum Färben von Mumienbandagen und von Wolle kultiviert. Safloröl birgt den höchsten Linolsäuregehalt aller Ölpflanzen in sich. Dadurch ist es, innerlich eingenommen, eines der wirksamsten natürlichen Mittel gegen Gallensteine. Es ist eher ein austrocknendes Öl. Somit eignet es sich als Massageöl für eher fettige Haut.

GRANATAPFELSAMEN [W]

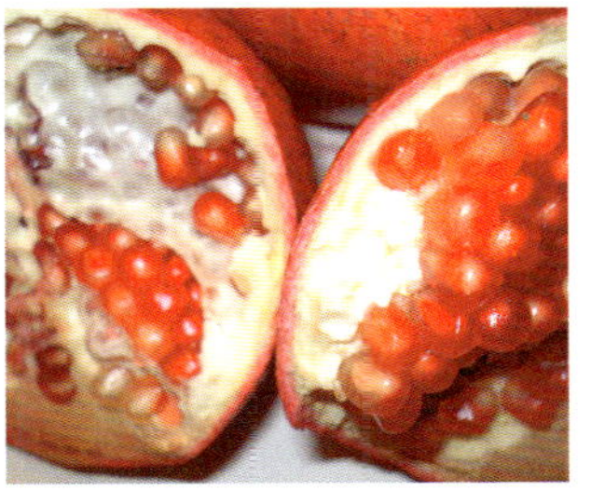

Punica granatum L. | *Punicaceae*

Die dekorative Pflanze entzückt durch hübsche rote Blüten, aus denen sich wundersam holzige rote »Äpfel« entwickeln. Werden sie sorgfältig aufgeschnitten, befinden sich wie in einer Schale viele in blutrotes »Gelee« eingebettete Samen darin. Daraus wird das kostbare Granatapfelsamenöl gewonnen, das in seiner Zusammensetzung einzigartig unter den fetten Pflanzenölen ist.
Es schmeckt ungewohnt nussig und enthält eine besondere Fettsäure namens Punicinsäure, die stark entzündungshemmend und hautregenerierend wirkt. Die Bildung von Keratinozyten wird gefördert, sodass die Epidermis (die oberste Hautschicht) in Zuge des Älterwerdens nicht so schnell dünn wird.
Zudem befindet sich darin 17-α-Estradiol, ein stark antioxidativ wirksames Phytoöstrogen, das dennoch keine Probleme bei hormonabhängigen Krebsarten verursacht. Im Tierversuch zeigte sich sogar eine Anti-Hautkrebs- und Anti-Darmkrebs-Wirkung. Andere Fettbegleitstoffe sowie ein reichhaltiges Bouquet an Vitaminen machen dieses Öl zu einem Jungbrunnen, der uns vor dem Zahn der Zeit schützen kann – äußerlich und innerlich angewandt. In Cremes eingearbeitet, hilft das Öl bei kosmetischen Problemen jeder Art, Hautkrankheiten verlieren ihren Schrecken und klimakterische Beschwerden gehören der Vergangenheit an. Insbesondere bei

trockenen Schleimhäuten in Nase, Hals und Vaginalbereich kann es beste Dienste leisten.

HANF [W]

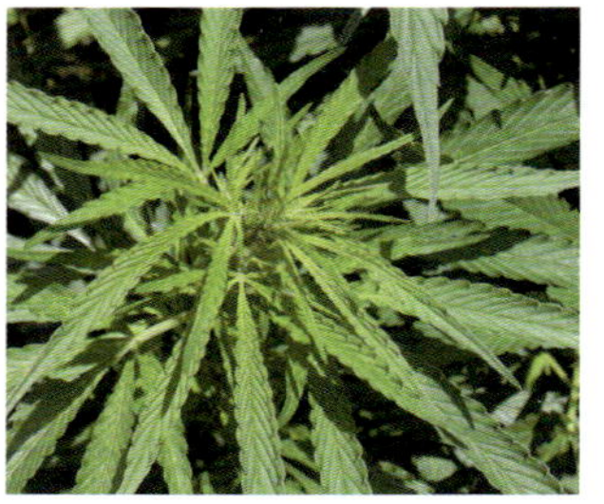

Cannabis sativa L. | *Cannabaceae*

Manche behaupten, das Öl der kleinen, runden Hanfsamen sei das wertvollste (Speise-)Öl überhaupt, da es ein ungewöhnlich ausgewogenes Fettsäureprofil hat. Es ist besonders interessant für Europäer, da es ein einheimisches Öl ist, das nicht aufwendig eingeflogen werden muss. Es besteht zu 80 Prozent aus ungesättigten Fettsäuren (Ölsäure zwölf Prozent, Linolsäure 57 Prozent, α-Linolensäure 18 Prozent) und enthält zudem etwa drei Prozent der seltenen, aber wichtigen γ-Linolensäure.
Das Öl ist grünbraun und hat einen leicht bitter-nussigen Geruch und Geschmack, der je nach Alter zart bis intensiv sein kann und an Leinöl erinnert. Das Öl ist selbst im Kühlschrank nur circa ein Vierteljahr haltbar. In der Massage wird es zehnprozentig zu herben oder harzigen ätherischen Ölen genommen. Es eignet sich für die raue, entzündliche und schuppige Haut, lässt sich gut verteilen und zieht sehr gut ein. Neurodermitiker schätzen die Einnahme als Geheimtipp, deren Haut profitiert auch von Naturkosmetik, die Hanföl enthält.

HASELNUSS [T]

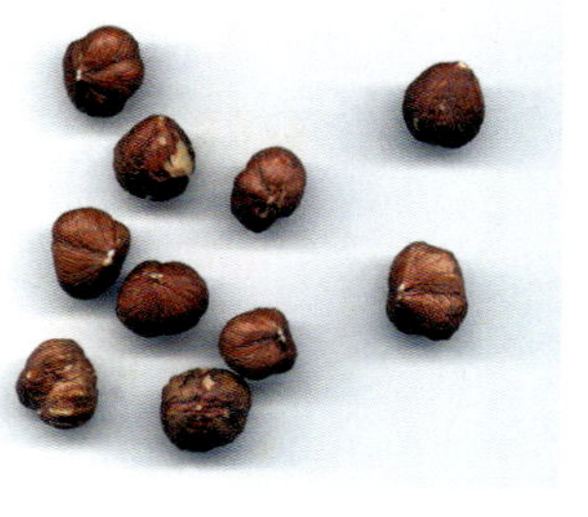

Corylus avellana L. | *Betulaceae*

Die Haselnuss ist die einzige Nuss, die ursprünglich aus Europa stammt. Ihr intensiv nussig duftendes und schmeckendes, kostbares Öl aus deutschen Landen wird nach einer vorsichtigen Röstung bei 70 Grad Celsius gepresst. Diese schmackhafte und gesunde Rarität ist nicht überall erhältlich. Es hält sich wegen seines Anteils von 80 bis 90 Prozent an einfach ungesättigten Fettsäuren circa ein Jahr. Es ist nicht überall erhältlich und ist eine schmackhafte und gesunde Rarität.

Das leicht tonisierende Haselnussöl wird zur Massage von Kindern mit Atemtraktproblemen und für spezielle Muskelmassagen eingesetzt. Vom Duft her passt es gut zu würzigen ätherischen Ölen. Für nährende Nachtcremes ist es gut geeignet. Es hat einen leichten Sonnenschutzfaktor (3 bis 4).

SCHWARZE JOHANNISBEERE [W]

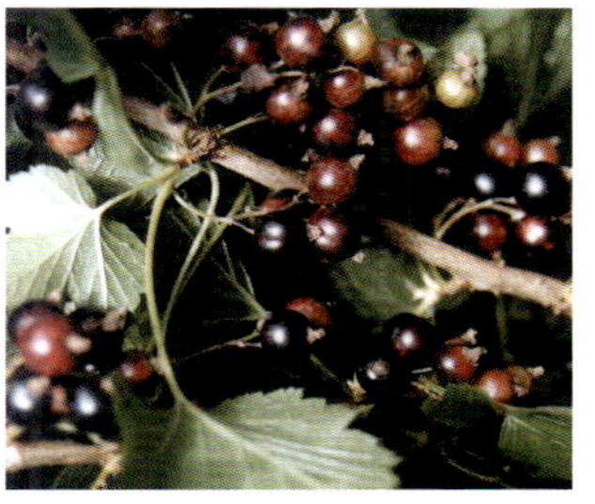

Ribes nigrum L. | *Grossulariaceae*

Die kleinen Samen der allseits bekannten schwarzen Johannisbeere werden zu einem sehr wertvollen Öl gepresst, das auch Cassisöl genannt wird. Ähnlich wie Nachtkerzen- und Borretschsamenöl enthält es einen recht hohen Anteil an γ-Linolensäure, was das Öl interessant macht bei Hormonstörungen, Neurodermitis und schwachem Immunsystem (auch innerlich eingenommen).
Die Fettsäurenzusammensetzung macht es zu einem idealen Pflegeöl für die Haut ab 30 Jahren, es ist sehr mild und reizberuhigend, auch zu Allergien neigende Haut verträgt es gut. Sein Preis ist allerdings recht hoch, sodass das preiswertere Borretschsamenöl beliebter ist. Wie bei allen Ölen mit hohem γ-Linolensäure-Gehalt ist die Haltbarkeit sehr begrenzt, man sollte es aus Kapseln verwenden.

JOHANNISKRAUT [MA]

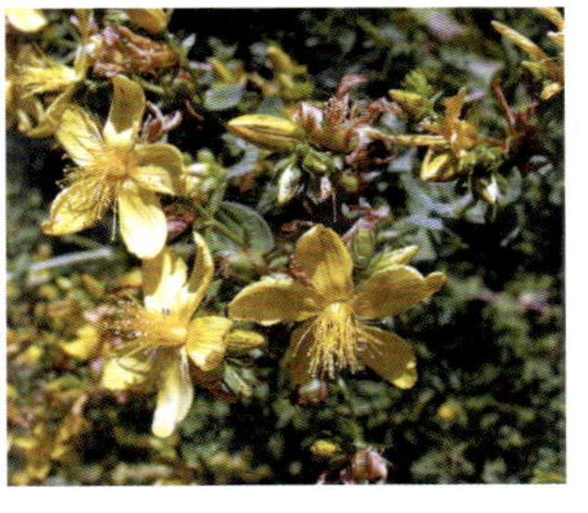

Hypericum perforatum L. | *Hypericaceae*

Dieses wegen seiner roten Farbe auch Rotöl genannte Heilmittel gehört zur traditionellen mitteleuropäischen Heiltradition. Es wird durch Einlegen von frischen Johanniskrautblüten in Olivenöl gewonnen. Frühestens nach drei Wochen wird das Kraut entnommen. Das deutlich wundheilende und schmerzlindernd wirkende Öl wird überall dort als Auflage oder Einreibung angewandt, wo entkrampft, erwärmt und beruhigt werden soll: Wunden, Verbrennungen, Sonnenbrand, Geschwüre, Hexenschuss. Es wird in Rezepturen gegen rheumatische Schmerzen eingesetzt, die Regenerationsbehandlung der Bandscheiben ist ohne dieses Mittel nicht denkbar, auch für die Dammmassage vor der Entbindung ist es ein Muss. Es kann sehr empfindliche Haut allerdings noch lichtempfindlicher machen; deshalb sind nach dem Auftragen Sonne oder Sonnenbank zu meiden. Nicht zu verwechseln ist es mit dem ätherischen Johanniskrautöl, das keine Lichtempfindlichkeit auslöst.

JOJOBA [T]

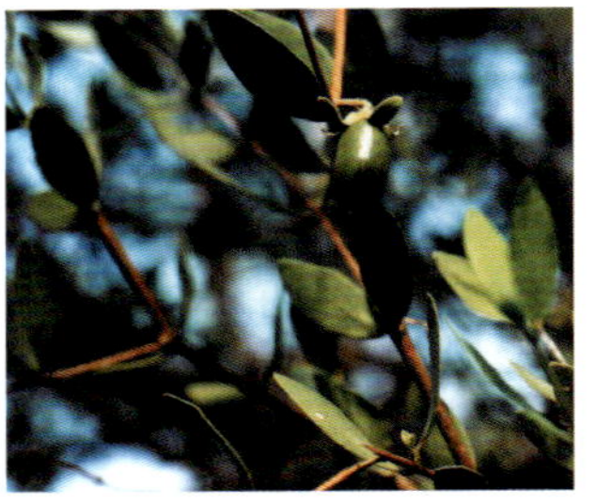

Simmondsia chinensis (Link) C. K. Schneid. |
Simmondsiaceae

Das einzigartige Jojobaöl wird nicht ranzig, da es ein bei normaler Raumtemperatur flüssiges Wachs ist. Es sollte dennoch nicht länger als zweieinhalb Jahre gelagert werden, da es durch chemische Veränderungen seine Heilkraft einbüßt.
»Jojowi« wurde von den Indianern der kalifornisch-mexikanischen Sonora-Wüste seit jeher zur Heilung von Harnwegserkrankungen, bei Wundbehandlungen und zur Geburtshilfe eingesetzt. Sogar gegen Krebs soll das »Öl« helfen.
In der westlichen Welt wurde Jojobaöl erst ab den Achtzigerjahren des 20. Jahrhunderts so richtig bekannt.
Die Jojobapflanze ist ein Wunder an Ausdauer und Genügsamkeit. Mit ihren bis zu drei Meter langen Pfahlwurzeln holt sie sich auch die letzten Wassertropfen aus den trockenen Böden der mexikanischen Heimat. Als wild wachsende Pflanze kennt Jojoba kaum Schädlinge. Der dichte Anbau in Plantagen fördert jedoch deren Aufkommen. Frost ist der einzige große Feind dieses Strauches mit den kleinen, ledrigen, immergrünen Blättern. Seine Früchte erinnern in Aussehen und Größe an Erdnüsse, sie enthalten zwischen 50 und 60 Prozent des ölartigen Wachses. Ab dem Alter von vier Jahren ist eine nennenswerte Ernte möglich.
Wir schätzen Jojobaöl als eines der wichtigsten Basisöle für jeden Bereich der Körperpflege – und ganz besonders bei fettiger Haut, da es gut einzieht und sich nicht ölig anfühlt. Zudem suggeriert die einzigartige Konsistenz dieses Öles der fettigen Haut, es sei schon genügend Talg produziert worden, sodass sie die überschießende Produktion der Talgdrüsen wieder regulieren lernt. Auf der anderen Seite schützt ebendieser wachsige Fettfilm die trockene Haut vor zu viel Verdunstung von Feuchtigkeit. Auch die schuppige und ölige Kopfhaut kann von diesem Schönheitsmittel profitieren, Jojoba in Haarwässern und Shampoos stärkt und schützt die Haare.

Bei Sonnenbrand und jeder Art von Hautkrankheiten unterstützt es die Heilungsprozesse. Entzündungen können gelindert werden. Es wirkt eher kühlend und ist deshalb besonders für erfrischende, belebende Aromamischungen geeignet. Es passt zwar zu allen Duftrichtungen, da es fast geruchsneutral ist, herbe Düfte passen sich ihm jedoch besonders gut an. Seine Haltbarkeit und seine Unaufdringlichkeit machen es zum idealen Träger bei der Komposition von Naturparfüms.
In der Naturkosmetikherstellung ist es unentbehrlich, da es fast die gleiche chemische Struktur wie der pflegende Konsistenzgeber Walrat hat. Dieser wird nicht mehr verwendet, damit wenigstens wegen der Schönheitscremes keine Wale mehr sterben müssen.
Für die professionelle Massage ist Jojobaöl pur nur bedingt zu gebrauchen, da es nicht so gut spreitet und »rutscht« wie die echten fetten Öle. Aber schon die Beimischung von wenig anderem pflanzlichen Öl macht es zu einer beliebten Basis für ätherische Öle. Für den Masseur hat das Öl den Vorteil, dass Laken und Tücher nicht so schnell einen ranzigen Geruch annehmen.
Gelegentlich sollen vermeintliche Allergien gegen Jojobaöl vorkommen, die jedoch vermutlich auf unsachgemäße Produktion oder sogar auf Panschen mit synthetischen Substanzen zurückzuführen sind.

KAKAO [W]

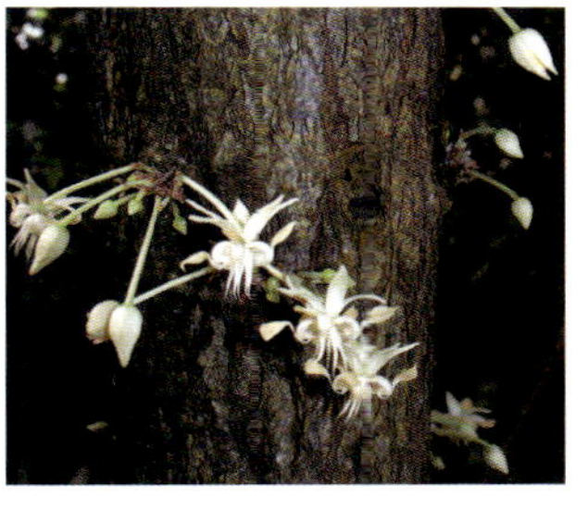

Theobroma cacao L. | *Sterculiaceae*

Aus den gerösteten Samen des »Götterbaumes« (*Theobroma* = Götterspeise) aus dem nördlichen Südamerika wird die zart nach Schokolade duftende Kakaobutter gewonnen, die gerne zu körperpflegenden seifenartigen Stücken oder zu sogenanntem Badewannenkonfekt verarbeitet wird. Durch sanftes Einmassieren in die Haut hat man so eines der feinsten natürlichen Schönheitsmittel. Verwöhn- und Partnermassagen mit dem geschmolzenen Fett sind im wahrsten Sinne des Wortes eine Delikatesse, trockene Haut profitiert besonders davon. Kakaobutter ist eine ideal zu verarbeitende Grundlage für selbst gemachte Lippenpflegestifte, da ihr Anti-Herpes-Eigenschaften nachgesagt werden, zudem werden die Lippen davon ganz zart. Wer den schokoladigen Geschmack mag, muss auf unbehandelte Qualität achten, da die meiste Kakaobutter im Handel nur desodorisiert angeboten wird.

Früher wurden Zäpfchen mit Kakaobutter hergestellt, da sie bei Körpertemperatur schnell schmilzt. Fortgeschrittene können sie sich recht einfach mit ätherischen Ölen herstellen

KAMELIE [T/W]

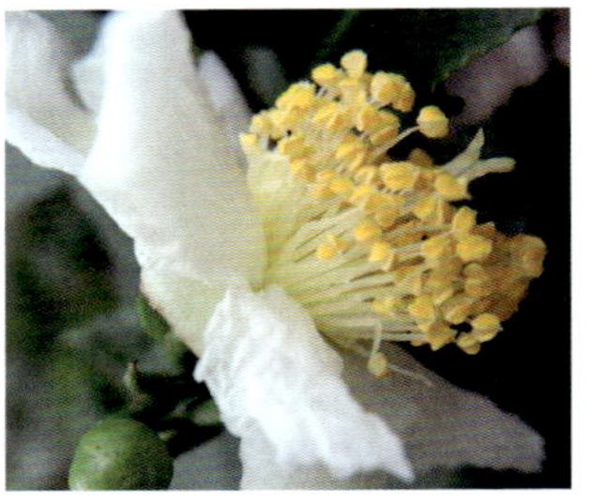

Camellia oleifera C. Abel | *Theaceae*

Der hohe Strauch mit immergrünen, ledrigen Blättern trägt Blüten, die den Centifolia-Rosenblüten sehr ähnlich sind, auch die Farbgebung von tiefem Rot bis hin zu gelblichen Cremetönungen erinnert an die Königin der Blumen. Die Kameliensamen werden im Herbst geerntet, nach einer Trocknung in der Sonne leicht zerstoßen und anschließend zu Öl gepresst.
Das geruchsneutrale und sehr lange haltbare Öl kommt als Tsubakiöl aus Japan gelegentlich auch zu uns. Dort wird es nicht nur wegen seiner ausgezeichneten kosmetischen Eigenschaften hoch geschätzt, sondern auch zum Frittieren benutzt, da es selbst bei hohen Temperaturen sehr stabil sein soll. In der Fettsäurenzusammensetzung ähnelt es dem Olivenöl.
Das teure Öl wird in Japan traditionell als Haaröl verwendet, zudem spreitet es wunderbar und zieht sehr gut in die Haut ein. Gerade zu Allergien neigende und extrem sensible Haut freut sich über dieses Öl. Die ungewöhnlich gute Haltbarkeit entschädigt für den recht hohen Preis. Deshalb wird es zehnprozentig zur Ölemischung gegeben.

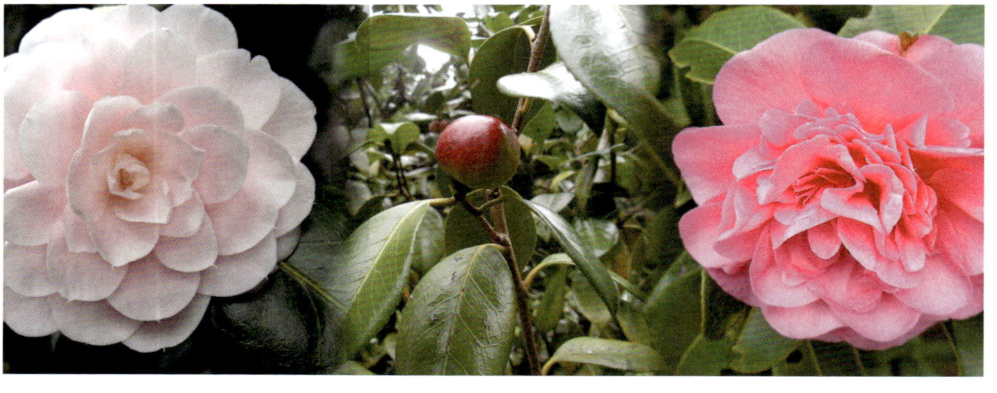

KOKOS [T]

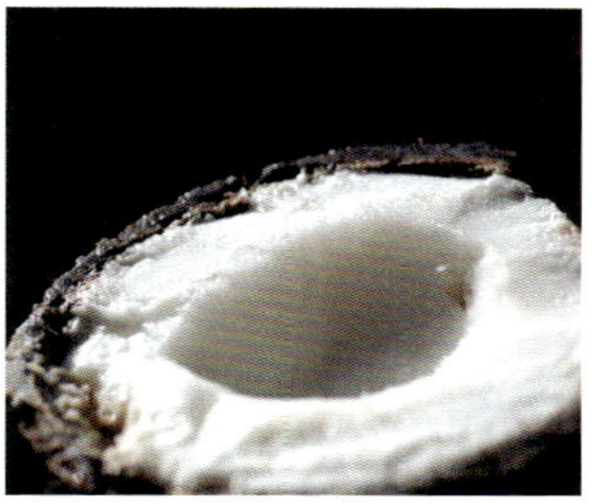

Cocos nucifera L. | *Arecaceae*

In Thailand gilt die Kokospalme als der »Baum des Lebens«. Die Kokospalme liefert in ihren Heimatländern fast alles, was die Menschen dort zum Leben brauchen. Kokosöl ist das klassische Schönheitsöl in Südostasien, da es sehr schnell in die Haut einzieht, mit eingelegten Blüten wie Ylang Ylang pflegt und beduftet es Haut und Haare.
Was wir gelegentlich in unseren Supermärkten finden, ist der Stein einer über zwei Kilo schweren grünen Frucht, die hoch oben aus den Palmen geerntet wird. Aus dem schneeweißen, getrockneten Fruchtfleisch der Kokospalme – Kopra genannt – wird dieses Öl schonend gepresst (nicht zu verwechseln mit der Ölpalme, *Elaeis oleifera*, die das Palmkernfett und das Palmfett liefert).
In den sonnig-warmen Erzeugerländern ist Kokosöl flüssig, unter 25 Grad Celsius ist es cremig-fest. Es muss im Wasserbad oder in der Nähe einer Heizung schonend geschmolzen werden. In Bioläden und Supermärkten im deutschsprachigen Raum erhalten wir »Virgin Coconut Oil«, ein schmackhaftes und ungewöhnlich gesundes Fett. Anders als die alten steinharten Kokosfettplatten enthält es ca. 50 Prozent Laurin-

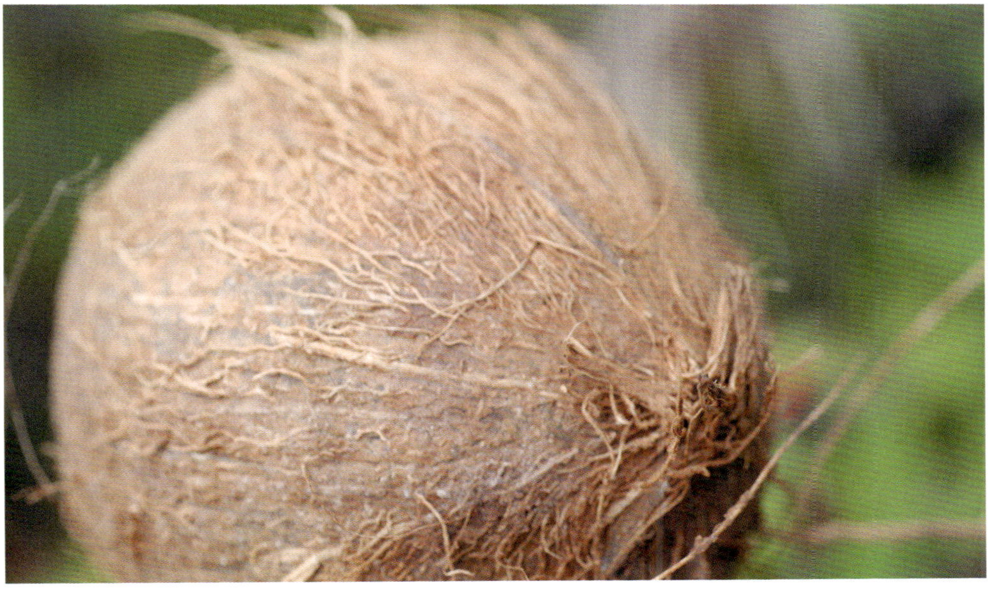

säure, die die Zellwände einiger Viren zerstören kann. Zudem verbessert Kokosöl das Verhältnis von »schlechtem« zu »gutem« Cholesterin und es lagert sich durch seine spezielle Struktur kaum im Fettgewebe ab.

Das Modeprodukt »Fraktioniertes Kokosöl« ist ein stark verändertes Fett, das bedeutet: Die wertvollen Bestandteile, die es fest werden lassen, wurden entfernt. So ist es immer extrem flüssig und wird so gut wie nie mehr ranzig. Es ist nicht in zertifizierter Bioqualität erhältlich. In der INCI-Deklaration von Kosmetik wird es als »Caprylic/capric triglycerides« aufgelistet.

Mit Jojobaöl gemischt, eignet sich dieses samtige Kokosfett zur Behandlung von rissigen Stellen an Händen und Füßen, es lindert Neurodermitis-Beschwerden und ist auch zur Haarpflege als Packung sehr empfehlenswert. Es hat erstaunlich kühlende und beruhigende Eigenschaften und ist – nicht nur im Sommer – gut für die Babymassage einzusetzen. Alle exotischen Gewürzöle sowie schwere Blütendüfte wie Jasmin und Ylang Ylang passen sehr gut zu Kokosöl.

LEIN [W]

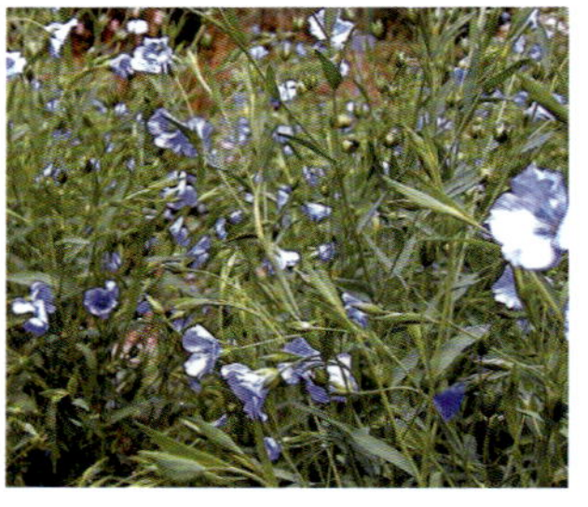

Linum usitatissimum L. | *Linaceae*

Die Nutzung der Lein- oder Flachspflanze hat eine uralte Tradition. In allen hoch entwickelten Kulturen der Antike wurde Lein angebaut, um Rohstoff für Leinentücher zu gewinnen. Von den ägyptischen Mumienbandagen über die römischen Togen bis hin zu den Segeln auf den Schiffen der großen Eroberer: Alles war aus Leinen. Aus den verdauungsfördernden Samen der zierlichen Pflanze mit den zart-blauen Blüten wird eines der gesündesten Speiseöle gepresst. Wenn es nicht mehr taufrisch ist, riecht es streng, da die reichlich enthaltenen mehrfach ungesättigten Fettsäuren schnell ranzig werden. *Dr. Johanna Budwig* beschreibt schon 1959 in ihrem interessanten Buch *Das Fett-Syndrom*, wie degenerative Erkrankungen durch einen Mangel an mehrfach ungesättigten Fettsäuren entstehen; sie setzte vor allen Dingen Leinöl (zusammen mit Weizenkeimöl) zur Therapie – auch gegen Krebs – ein.

LORBEER [W]

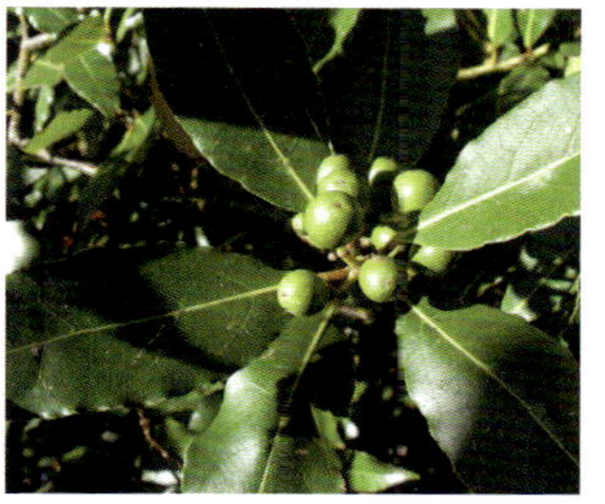

Laurus nobilis L. | *Lauraceae*

Der immergrüne Lorbeerbaum wurde bereits im Altertum als Heilmittel eingesetzt. Lorbeerfett ist eine grüne, zähflüssige Substanz, in der Konsistenz an Butter oder Schmalz erinnernd. Es wird aus den olivenähnlichen Früchten des Lorbeerbaumes unter Anwendung von Wärme gepresst oder durch Auskochen gewonnen. Die so erhaltene Mixtur aus fettem und Spuren ätherischen Öls, duftet sehr würzig-teerig. Sie wird äußerlich als Einreibung bei rheumatischen Beschwerden und zur Abwehr von Mücken verwendet; auch Verstauchungen und Quetschungen lassen sich gut damit behandeln. Regional ist dieses inzwischen als Allergen eingestufte Fett als wichtiger Bestandteil der stark erwärmenden und durchblutungsfördernden Oberammergauer Ochsensalbe bekannt, die »lahmenden Tieren hilft«. Lorbeerfett kann – je nach Qualität – empfindliche Haut irritieren. Nicht zu verwechseln ist es mit dem ätherischen Lorbeeröl.

MACADAMIA [T]

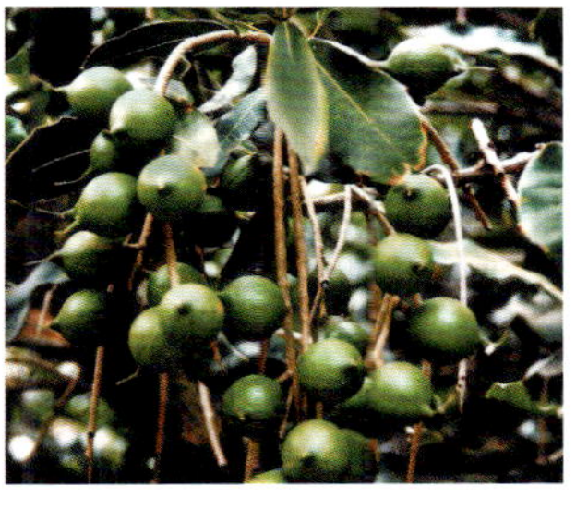

Macadamia integrifolia Maiden et Betche | *Proteaceae*

Diese aus Ostaustralien stammende Nuss mit der sehr harten Schale erhielt den Namen »Königin der Nüsse«. Im Aussehen ähnelt sie der Haselnuss, wenn diese geschält ist – in der Konsistenz ist sie zarter. Die Macadamianuss enthält 50 bis 80 Prozent eines gut haltbaren Öles, das durch seinen hohen Gehalt der seltenen Palmitoleinsäure sehr hautregenerierend wirkt. Dieses nahrhafte und recht geruchsneutrale Öl kann pur für die Massage verwendet werden. Um Geld zu sparen und weil es doch recht reichhaltig ist, kann es, genau wie Haselnussöl und Walnussöl, zehn- bis 20-prozentig zur Massageölmischung gegeben werden. Geeignet ist es für jede Haut, es ist gut verträglich und besonders die eher trockene und reife Haut wird davon stark profitieren. In Hautcremes eingearbeitet, fördert es die Weichheit und Geschmeidigkeit der Haut, sie bekommt einen seidigen Glanz.

MANDEL [T]

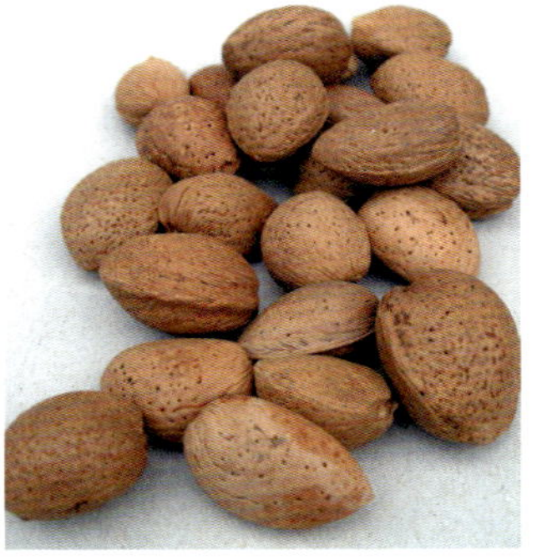

Prunus dulcis (Mill.) D.A. Webb | *Rosaceae*

Der Mandelbaum gehört zu der Familie der Rosengewächse, wie die Rose, der Apfel und die Aprikose. An einem Baum können süße und bittere Mandeln wachsen, Letztere sind jedoch nur in sehr geringen Mengen zum Verzehr geeignet, da sie Spuren von Amygdalin (Vitamin B 17), einen Abkömmling der giftigen Blausäure, enthalten. Man kann daraus ein nach Marzipan duftendes ätherisches Öl herstellen, dem jedoch die Blausäure entzogen werden muss. Dieses ist wegen des hohen Preises meistens verfälscht, sodass es in der Aromatherapie keine Verwendung findet.

Mandelkernöl ist das bei uns beliebteste natürliche Basisöl für die Massage: Es ist relativ preiswert, nicht zu fettig, nährt und pflegt jede Haut und hat je nach Herkunft einen mehr oder weniger milden Eigenduft, lässt sich daher mit allen ätherischen Ölen kombinieren. Es enthält rund 70 Prozent Ölsäure und ist somit recht gut haltbar. Besonders geeignet ist es für trockene, spröde und rissige Haut und für die empfindliche Haut von Babys. Auch bei der Herstellung von Naturkosmetik steht es ganz oben auf der Beliebtheitsskala.

NACHTKERZE [W]

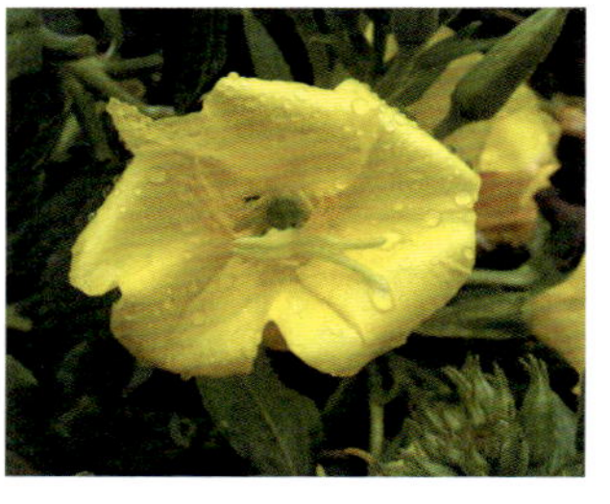

Oenothera biennis L. | *Onagraceae*

Diese gelb blühende, hohe Pflanze hat bestimmt jeder schon einmal gesehen, da sie im Sommer entlang von Bahngleisen, an Autobahnrändern und an Schutthalden wächst; sie braucht sandigen und steinigen Boden und ist sehr genügsam. In Notzeiten wurde aus ihrer Wurzel ein begehrtes und nahrhaftes Gemüse zubereitet. Die Blüten der zweijährigen Pflanze öffnen sich erst zum Abend hin und werden hauptsächlich von Nachtschmetterlingen bestäubt. Die etwa 200 winzigen Samen in einer Fruchtkapsel enthalten bis zu 25 Prozent Öl, das durch seinen hohen Gehalt an mehrfach ungesättigten Fettsäuren sehr gut in die Haut eindringt.

Anfang der Achtzigerjahre war dieses Öl der Renner in den US-amerikanischen Gesundheitsläden und bald auch in den deutschen Reformhäusern, denn die vielseitige Wirkung der darin enthaltenen γ-Linolensäure wurde seitdem genauer erforscht und bekannt gemacht. Mit der inneren Einnahme von Nachtkerzenöl (Kapseln) können hormonell bedingte Probleme wie PMS, Unfruchtbarkeit und Klimakteriumsbeschwerden reguliert werden, ebenso verschiedene Hautkrankheiten, allen voran Neurodermitis. 10 ml Nachtkerzenöl mit 40 ml Kokosöl und je 3 Tropfen Pfefferminz- und Vetiveröl vermischt können – zusätzlich äußerlich angewendet – juckende Stellen beruhigen.
Auch Menschen mit Haarausfall reagieren sehr positiv darauf. Überreaktionen des Immunsystems, wie bei Autoimmunerkrankungen, Allergien und Heuschnupfen, werden reguliert. Zu hoher Blutdruck, zu hoher Cholesterinspiegel, Übergewicht und rheumatische Erkrankungen sind ebenfalls wichtige Einsatzgebiete. Pur oder mit dem preiswerteren Borretschsamenöl vermischt, lässt sich ein wundervolles Luxuskosmetikum herstellen, das sowohl der gesunden Haut guttut (feuchtigkeitsbindend) als auch viele Hautkrankheiten lindert. Leider ist das kostbare Öl nur wenige Monate haltbar, sodass die Anwendung von Kapseln, die in Apotheken und Reformhäusern erhältlich sind, ratsam ist. Man sticht einfach pro Anwendung eine oder mehrere Kapseln auf und drückt den Inhalt entweder zunächst in ein anderes Öl oder direkt auf die Haut.

NEEM [W]

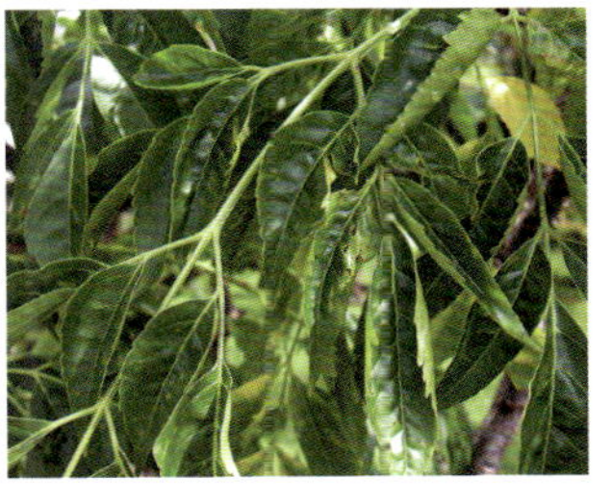

Azadirachta indica A. Juss. | *Meliaceae*

Der bis zu 30 Meter hohe Neem- oder Niembaum ist im Osten Indiens beheimatet. Er wird als der »freie Baum« und als »Heiliger Baum« verehrt. Seit Jahrtausenden nutzen die Menschen dort das würzige fette Öl aus seinen Samenkernen zu medizinischen und kosmetischen Zwecken. Chemieunternehmen haben den Wirkstoff Azadirachtin, der sehr wirksam gegen Pflanzenschädlinge einzusetzen ist, in den Kernen entdeckt und versucht, ihn patentieren zu lassen, was jedoch auf großen Widerstand bei indischen Organisationen stieß.
Das goldbraune Öl mit einem Geruch, der an geröstete Zwiebeln erinnert, entfaltet seine Wirkung vor allem bei diversen Hautkrankheiten, da es gut gegen Pilze und

Bakterien wirkt. Kopfläuse bekommt man mit diesem Öl gut in den Griff, da es nachweislich die Reproduktionsfähigkeit der unappetitlichen Insekten unterbindet. Es sollte dafür mit Andirobaöl und ätherischen Ölen vermischt werden: So wird die Wirkung erhöht und der Geruch angenehmer (Rezept auf Seite 241).

OLIVE [T]

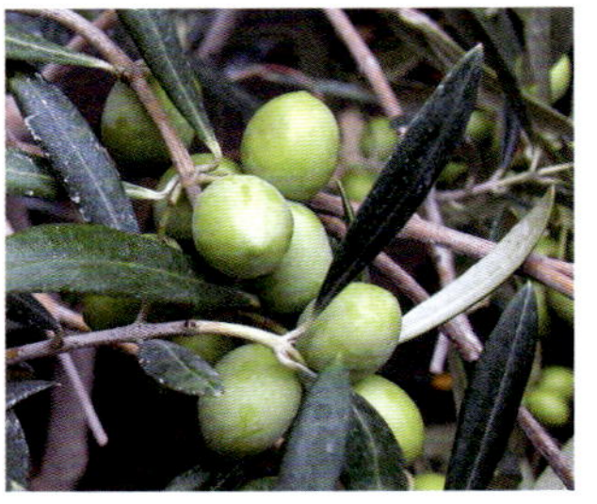

Olea europaea L. | *Oleaceae*

Die meisten der etwa 805 Millionen Olivenbäume dieser Welt wachsen rund um das Mittelmeer. Griechenland ist der Spitzenreiter, was den Pro-Kopf-Verbrauch an Olivenöl anbelangt. Italien und Spanien gehören zu den wichtigsten Erzeugerländern.

Ölbäume sind Kulturbäume, die bei mangelnder Pflege verkümmern. Ab dem zehnten Lebensjahr wird vorsichtig mit der Ernte begonnen, vom 25. bis 100. Lebensjahr steht der Baum in voller Kraft, dann geht er in den Ruhestand über und kann bis zu 2.000 Jahre alt werden.

Die Geschmacks- und Geruchsunterschiede sind bei diesem Öl enorm, ähnlich wie beim guten Wein sind »Lagen« und »Jahrgänge« für den Kenner entscheidend. Die Ernte beginnt im Oktober im noch unreifen Zustand, das sind die bekannten grünen Oliven. Zu Beginn der Reife ab Dezember gewinnen wir violette Früchte und erst bei voller Reife sind sie schwarz. Das Öl aus dem Fruchtfleisch enthält sehr viel einfach ungesättigte Ölsäure, deshalb ist es länger als ein Jahr haltbar.

Zur Massage mit ätherischen Ölen ist natives (kalt gepresstes) Olivenöl wegen seines mehr oder weniger intensiven Eigengeruches nicht sehr beliebt, doch als Johanniskraut-Mazerat ist es sicherlich das schmerzlinderndste Trägeröl. Olivenöl enthält eine schmerzlindernde, dem Ibuprofen ähnliche Substanz namens Oleocanthal.

Es sollte, wie alle anderen Massageöle, aus erster Pressung sein (natives Olivenöl extra). Die zwei nachfolgenden Pressungen sind von minderer Qualität, jedoch immer noch besser als das raffinierte Öl, für das die letzten Reste nochmals mit chemischen und meistens giftigen Lösungsmitteln ausgequetscht werden. Diese werden zwar anschließend wieder abgedampft, jedoch verbleiben oft mehr oder weniger große Rückstände.

Olivenöl pflegt Fingernägel und Haare und eignet sich zur gezielten Behandlung von Psoriasis, Verbrennungen und Ekzemen. Innerlich eingenommen wirkt es leicht verdauungsfördernd. Hochwertige Mazerate werden wegen der guten Stabilität meistens mit Olivenöl hergestellt, neben Johanniskraut- auch Ringelblumen- und Mohnblütenöl.

RINGELBLUME [MA]

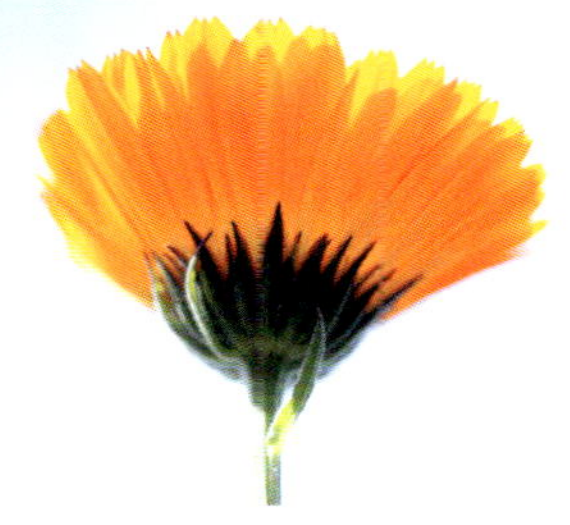

Calendula officinalis L. | *Asteraceae*

Ringelblumenöl oder -salbe gehört wie das Öl der mit ihr verwandten Arnika zu den alten Heil- und Hausmitteln. Die Calendula wächst in Deutschland nicht wild, sondern ist eine typische, lang blühende Bauerngartenpflanze. Das sehr gut verträgliche Mazerat der gelb-orangenen Blütenblättchen ist eine Wohltat für trockene und rissige Haut, auch die zarte Haut von Babys stärkt und pflegt es; es lindert zudem Entzündungen und rheumatische Beschwerden. Schlecht heilende Wunden werden positiv beeinflusst und wunde Brustwarzen von stillenden Müttern beruhigt. Lindernd wirkt es auch bei Frostbeulen und Krampfadern.
Für die balancierende Behandlung von Menstruationsproblemen jeder Art werden fünf Prozent des regulierenden Calendulaöles zur gewählten Massagemischung mit ätherischen Ölen hinzugefügt. Hochwertige Qualitäten werden in nativem Bio-Olivenöl ausgezogen.

SANDDORN [W]

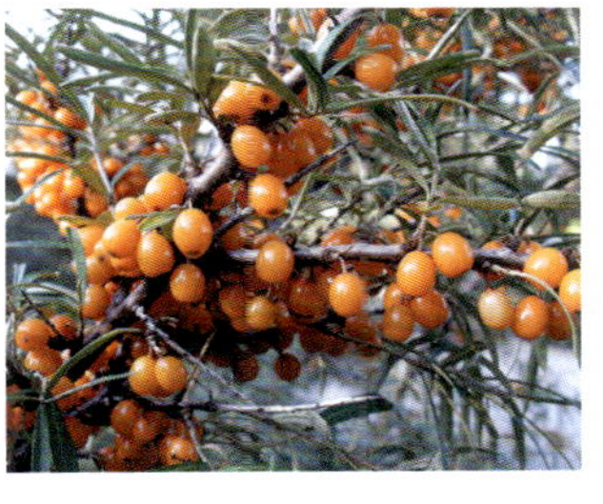

Hippophae rhamnoides L. | *Elaeagnaceae*

Dieses orangefarbene, intensiv duftende Öl stammt aus dem kalt gepressten Fruchtfleisch der Sanddornbeere. Der anspruchslose Strauch wächst auf den sandigen Böden Osteuropas, insbesondere der Ostseeküste, der Ex-UdSSR und Chinas. Wenn früher die russischen Kosmonauten ins All flogen, nahmen sie, um Strahlenschäden vorzubeugen, Sanddornprodukte mit auf die Reise.

Diese Eigenschaft des Strahlenschutzes wurde intensiv erforscht und stellt heute ein wichtiges Anwendungsgebiet dieses besonderen Öles dar – auch im klinischen Bereich. Es stärkt und regeneriert die Haut bei Bestrahlungen, die bei Krebs eingesetzt werden – die aggressiven Strahlen werden so besser vertragen. Zudem wirkt das Öl schmerzlindernd und beugt vermutlich sogar der weiteren Tumorbildung vor: Carotinoide im Öl binden schädliche Sauerstoffverbindungen, die unter anderem Krebs auslösen können.
Wegen seines hohen Gehaltes an Provitamin A sowie den Vitaminen B, E und K kann es als das Multivitaminöl bezeichnet werden – im Baltikum traditionell als Schönheitsmittel verwendet. Besonders trockene und reife Haut profitiert davon, doch auch rissige Haut wird wieder weich und glatt. Bei der Behandlung von Entzündungen von Haut und Schleimhäuten sollte dieses Öl nicht fehlen. Insbesondere bei Magenschleimhautentzündungen zeigt das Öl gute Ergebnisse, da es bei Einnahme den Magen mit einem feinen schützenden Film überzieht. Wer den Duft mag, kann es mit einem anderen fetten Öl vermischen. So erhält man eine leicht tönende Gesichtspflege mit Lichtschutzfaktor 3. Bei schwachen Verdünnungen ist auf Wäscheschutz zu achten, das Öl färbt sehr stark.

SCHWARZKÜMMEL [W]

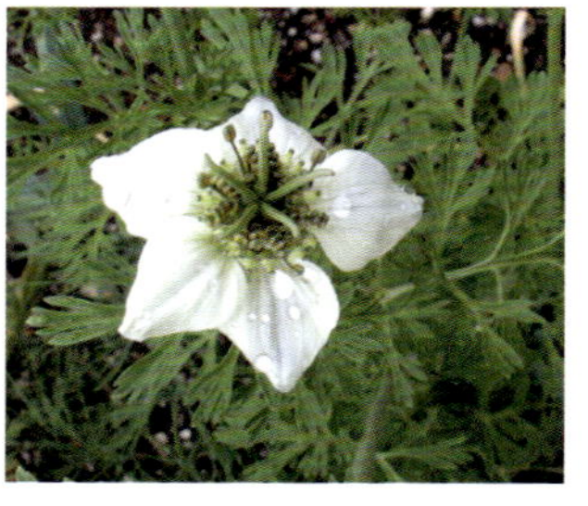

Nigella sativa L. | *Ranunculaceae*

Der gebräuchliche Name dieses vielseitigen Öles ist irreführend, da wir es nicht mit einer Art von Kümmel zu tun haben, sondern mit der engen Verwandten einer auch bei uns bekannten Pflanze, die oft Bauerngärten verziert: die Jungfer im Grünen (*Nigella damascen*a). Die schwarzen Samenkörnchen kennen wir von türkischen Fladenbroten.
Das Öl ist honigfarben, es duftet würzig, etwas an Anis und Pfeffer erinnernd, da es auch Spuren des ätherischen Öles der Pflanze enthält. Dieses wirkt deutlich blähungswidrig, antiallergisch und ist gegen Bronchialkrämpfe wirksam. Schwarzkümmelöl ist also ein ideales Mittel bei allergisch bedingten Erkrankungen der Atemwege. Die bronchienerweiternde Wirkung kann innerlich und äußerlich als Einreibung zur Linderung von Reiz- und Keuchhusten genutzt werden.

Studien in den USA ergaben, dass dieses Öl sehr regulierend auf das Immunsystem wirkt. Das enthaltene Thymoquinon wurde insbesondere während der Coronapandemie näher erforscht: Es wirkt entzündungshemmend und kann den gefährlichen Zytokinsturm reduzieren helfen. Somit wäre dieses Öl eine gute Vorbeugung vor schweren Infektionen des Atemtraktes in den kalten Monaten. Schwarzkümmelöl zieht sehr rasch in die Haut ein und ist gut verträglich, das wissen vor allem Neurodermitiker zu schätzen.

SESAM [T]

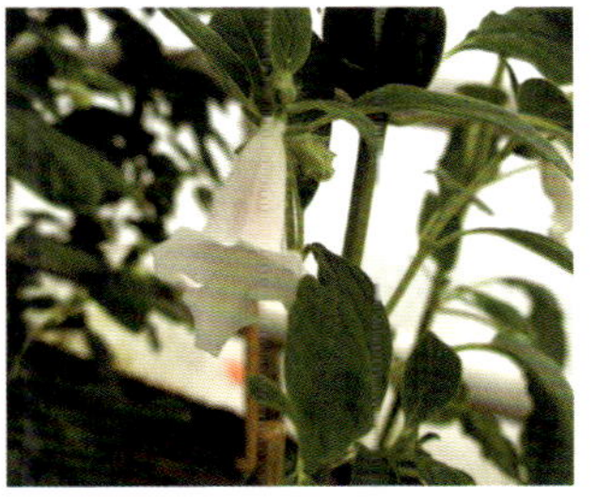

Sesamum indicum L. | *Pedaliaceae*

»Sesam, öffne dich!«, Wer kennt ihn nicht, den Zauberspruch aus dem Märchen von Ali Baba? Erst wenn die Früchte dieses stark duftenden Krautes reif sind, springen die Kapseln von selbst auf, und so verteilt die Sesampflanze ihre Samen. Das macht allerdings die Ernte schwierig, sie muss also zum exakt richtigen Zeitpunkt stattfinden.

Die Pflanze ähnelt vom Aussehen her unserem Fingerhut. Mit ihrer langen Pfahlwurzel kann sie sich auch bei Trockenheit ausreichend mit Wasser versorgen; sie benötigt sehr viel Wärme. Die Samen enthalten etwa 50 Prozent Öl.

Das heilende, wärmende Öl hat einen natürlichen Sonnenschutzfaktor (3 bis 4) und eignet sich hervorragend für leichte Massagen sowie für Parfümöle mit kostbaren Blütendüften, da es diese sehr gut bindet. Im Ayurveda wird durch sanfte Wärme aufbereitetes (»gereiftes«) Sesamöl gegen vielerlei Beschwerden, die durch ungesunde Lebensweise entstanden sind, eingesetzt. Bei entzündlichen Hauterkrankungen wie bei Neurodermitis und bei Hitzewallungen sollte das Öl nicht zur Ganzkörperbehandlung eingesetzt werden. Für die Haarpflege (Packungen) und zur Kopfhautregeneration ist es jedoch hervorragend geeignet, ebenso für das den Mundbereich entgiftende »Ölziehen«. Eine deutsche Pharmafirma bietet reines Sesamöl unter einem medizinisch klingenden Namen zur Nasenpflege bei trockener und borkiger Nasenschleimhaut an, die Wirksamkeit wurde durch Studien belegt und es zeigte sich sogar ein deutlicher Vorteil gegenüber Meersalz-Nasensprays.

Durch das enthaltene Phenolderivat Sesamol – es wirkt antioxidativ – ist Sesamöl bis zu eineinhalb Jahre haltbar.

SHEA(BUTTER) [W/T]

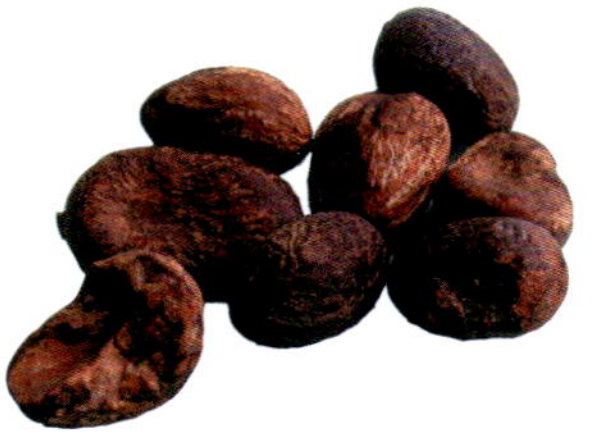

Vitellaria paradoxa C. F. Gaertn. | *Sapotaceae*

Der in ganz Westafrika (Burkina Faso, Mali, Ghana und andere) wild wachsende, bis zu 15 Meter hohe Sheabaum trägt vier Zentimeter große, pflaumenartige Früchte, deren Nüsse bis zu 50 Prozent dieses wertvollen Fettes enthalten. In der INCI-Deklaration auf Kosmetik wird es unter dem alten wissenschaftlichen Namen *Butyrospermum parkii* aufgelistet. Dieses butterartige Fett wird vor allem in Burkina Faso seit Jahrhunderten als Nahrungs- und als Schönheitsmittel verwendet. Die extrem mühsame Gewinnung des auch Karitébutter oder Galambutter genannten Fettes ist traditionell Frauendomäne, die sich damit eine bescheidene finanzielle Unabhängigkeit sichern konnten; Männer »dürfen« den Baum nicht berühren. Seit jedoch der weltweite Bedarf kontinuierlich steigt, müssen sie Abgaben an die Männer ihrer Dörfer machen, sodass sich kritische Europäer für Fair-Trade-Produkte entscheiden sollten, bei denen diese Form der Ausbeutung zumindest etwas kontrolliert wird.

Je nach Herkunftsland und Gewinnungsverfahren kann das Endprodukt erhebliche Unterschiede in Konsistenz, Geruch und Farbe aufweisen. Das Besondere an dieser gelblichen, etwas nussig-säuerlich riechenden Masse ist ihr hoher Anteil an Fettbegleitstoffen (siehe bei Avocadoöl): Sheabutter kann bis zu elf Prozent davon enthalten (Avocadoöl bis zu sechs Prozent, Sesamöl bis zu 1,5 Prozent, Olivenöl bis zu 1,2 Prozent), weshalb Sheabutter eine ideale Beigabe zu jeder Fette-Öle-Mischung ist. Somit stellen ihre Fettbegleitstoffe eine ungewöhnlich hochkonzentrierte Substanz zum Geschmeidigmachen der Haut dar. In Pflegeprodukten wird die feuchtigkeitsbindende Wirkung auf der Oberhaut geschätzt. Bei der Behandlung von Narben wurde eine Zunahme der Elastizität des Gewebes beobachtet. Diese Fettbegleitstoffe können deshalb auch in isolierter Form erworben werden.

Als Zugabe zu fetten Ölen wird Sheabutter schonend geschmolzen, beispielsweise auf der Heizung oder im Wasserbad, und dann dem Öl zugefügt (siehe Rezept Familienbalsam auf Seite 234). Eine Mischung, die zur Hälfte aus Sheabutter und zur Hälfte aus einem anderen fetten Öl besteht, ergibt eine vorzügliche Salbe. So wird die Handhabung des Öles erleichtert, da dieses nun eine festere Konsistenz hat. Dieser Mix eignet sich für Lippenbalsam, Nasen- und Brustsalbe sowie für Zupfmassagen zur Prävention von Schwangerschaftsstreifen.

Sheabutter beschleunigt Heilungsprozesse (enthält Allantoin), schützt den Feuchtigkeitshaushalt der Haut und ist ausgezeichnet verträglich. In Europa erhalten wir

sie meistens als schonend raffiniertes Produkt, sie ist dann schneeweiß und fast geruchsneutral.
Eine kosmetisch noch interessantere Variante stellt die selten erhältliche ostafrikanische Sheabutter aus *Vitellaria paradoxa ssp. niloticum* dar, sie ist ein geschmeidigerer und fast geruchsfreier oder leicht vanilleartig duftender Kosmetikzusatz.

SOJA [T]

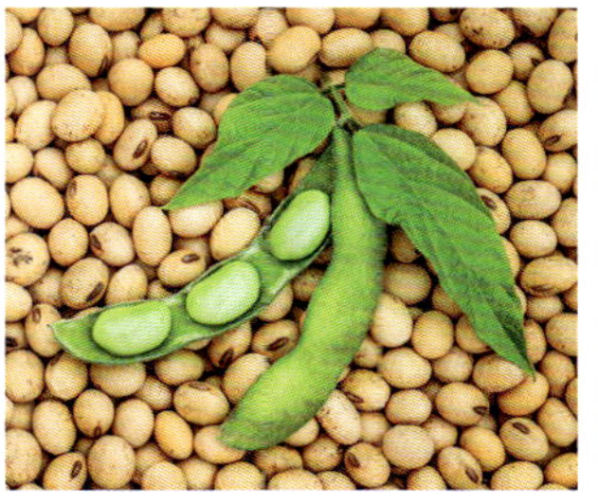

Glycine max (L.) Merr. | *Fabaceae*

Die Sojabohne war und ist nicht nur für die menschliche Nahrung ein wichtiger Eiweißlieferant, sondern sie dient auch als Futterpflanze für das Vieh und als natürlicher Stickstofflieferant für den Boden. Der Fettgehalt der Sojabohnen ist mit 17 Prozent gering, darum wird das Öl meistens nur raffiniert angeboten, eine schonende Pressung lohnt sich kaum. Das Öl wird selten in der Massage eingesetzt, es spricht jedoch nichts dagegen, da es mit seinen 60 Prozent mehrfach ungesättigten Fettsäuren sehr pflegend ist. Jedoch wird es gerne zur Herstellung von pflegenden Ölbädern und preiswerter Naturkosmetik eingesetzt.

SONNENBLUME [T]

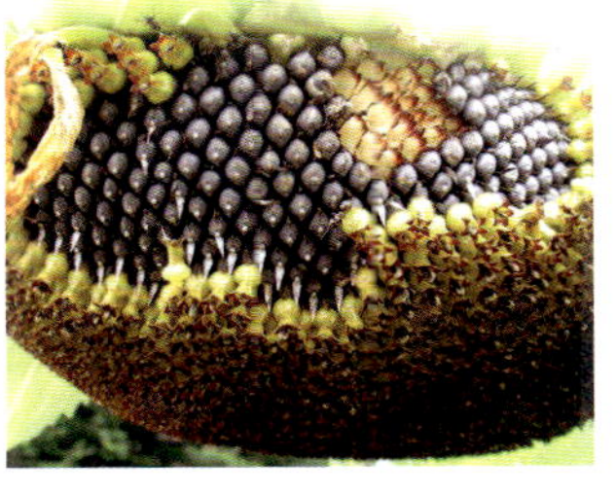

Helianthus annuus L. | *Asteraceae*

Die Kerne der Sonnenblume enthalten bis zu 47 Prozent Öl, das durch seinen Gehalt an mehrfach ungesättigter Linolsäure und einfach ungesättigter Ölsäure wichtig für die Ernährung ist. Ähnlich wie Erdnussöl wird dieses Öl eher selten für die Massage verwendet, da es die Haut leicht austrocknen kann. Deshalb ist es für die Kosmetik der fetten Haut geeignet.
In China wird das Öl aus der Sonnenblume »Freudenöl« für die werdende Mutter genannt, da es einen wichtigen Einfluss auf die gesunde Entwicklung des Ungeborenen haben soll. Nicht nur in Russland wird seine entgiftende Wirkung beim traditionellen morgendlichen Ölziehen geschätzt: Schwermetalle und fettlösliche Giftstoffe sollen

sich ausgezeichnet an die zahlreichen Doppelbindungen des Öles lagern. Mit dieser Maßnahme, über mehrere Wochen ausgeführt, kann ein geschwächtes Immunsystem wirksam stabilisiert werden.
Natives Sonnenblumenöl wird meistens schonend mit Wasserdampf desodorisiert, da es ansonsten einen recht penetranten Geschmack hat.

TRAUBE(NKERN) [T]

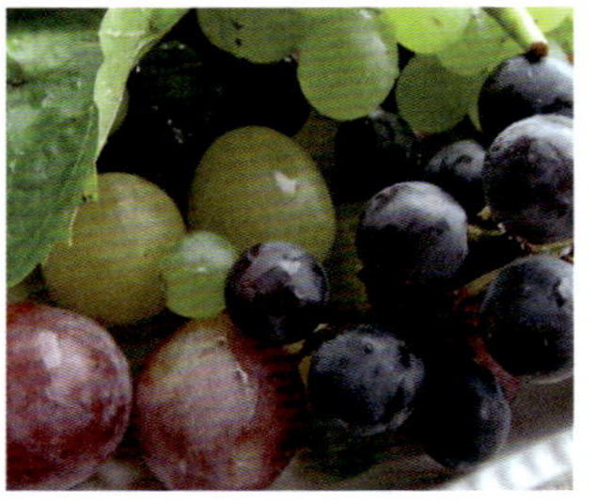

Vitis vinifera L. | *Vitaceae*

In England wird zur Aromamassage am liebsten Traubenkernöl verwendet. Es stammt aus den Weinanbauländern des Mittelmeeres und aus Ungarn. Doch leider ist es aus Kaltpressung kaum oder nur schwer erhältlich und dann extrem teuer. Für einige ausgewählte Speisen ist es eine Delikatesse, doch für Massagen ist es eher ungeeignet, da es ein intensives Aroma und eine starke Färbung hat. Eine recht gute raffinierte Qualität ist im Reformhaus erhältlich. Diese hat eine wunderbare Konsistenz zum Massieren, nicht zu fettig und nicht zu trocken, allerdings wird sie recht schnell ranzig. Traubenkernöl eignet sich vorzüglich zum Mischen mit frischen, kühlen, »grünen« Düften.
In der Kosmetik wird es bei unreiner Haut geschätzt, es ist vergleichsweise leicht, tonisierend und erfrischend. Da es reich an ungesättigten Fettsäuren ist, ist es – innerlich eingenommen und äußerlich aufgetragen – ein wahrer Jungbrunnen und sollte weder in der Küche noch am Massagetisch fehlen.

WALNUSS [W]

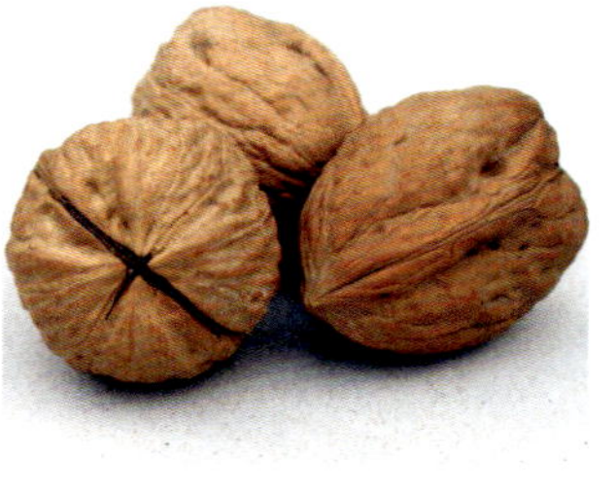

Juglans regia L. | *Juglandaceae*

Der bis zu 150 Jahre alt werdende Walnussbaum stammt ursprünglich aus Persien, sein kostbares, leicht verderbliches Öl kommt aus Frankreich oder Deutschland. Es duftet dezent nussig und schmeckt leicht bitter. Natives Walnussöl war einst zur Herstellung von milchbildendem Öl beliebt. Eine halbierte Walnuss ohne ihre hölzerne Schale erinnert an die zwei Gehirnhälften des Menschen, und so ist es nicht verwunderlich, dass Walnussöl – kurmäßig eingenommen – wegen seines hohen Gehaltes an Lecithin ein gutes Gehirntonikum bei Vergesslichkeit ist. Es zieht sehr gut in die Haut ein und wirkt leicht unterstützend bei Progesteronmangel, wie an Speicheltests gezeigt werden konnte.

WEIZENKEIM [W]

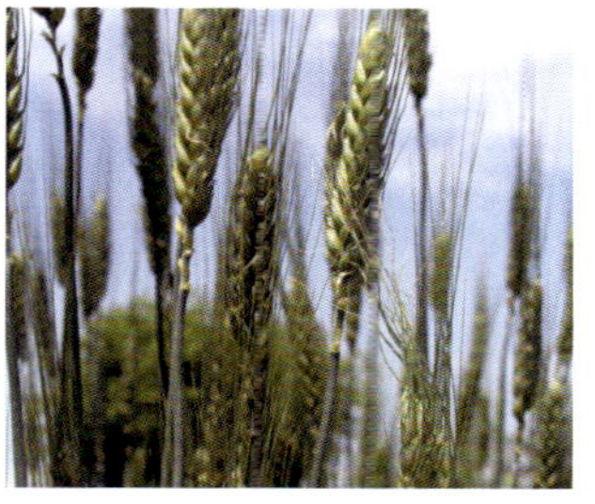

Triticum aestivum L. | *Poaceae*

Aus den Keimen des Weizenkornes wird ein sehr fettes, schweres Öl gewonnen. Fast eine Tonne davon wird benötigt, um einen Liter dieses orangefarbenen, nach frischem Brot duftenden Öles zu pressen. Es ist reich an Vitamin E, auch der Gehalt an Vitamin A und D und Lecithin kann sich sehen lassen. Fünf Prozent zur Massageölmischung gegeben, wertet diese auf und, falls man nicht jedes Mal frisch mischt, stabilisiert Weizenkeimöl ein anderes fettes Öl gegen allzu schnelles Ranzigwerden (stattdessen kann auch reines Vitamin E = Tocopherol dazugegeben werden: 3 bis 4 Tropfen auf 100 ml Öl).

Gegen Schwangerschaftsstreifen und zur Massage des Perineums (Damms) kurz vor der Entbindung kann es pur angewendet werden oder, noch wirksamer, zur Hälfte mit Sheabutter und etwas Granatapfelsamenöl gemischt. Es eignet sich auch ideal zur Pflege der reifen oder müden Haut sowie bei Psoriasis (Schuppenflechte) und Ekzemen.

WILDROSE [W]

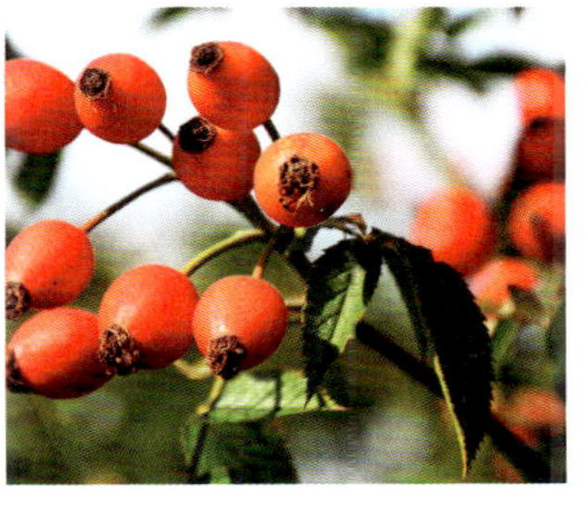

Rosa rubiginosa L., auch Rosa canina L. | *Rosaceae*

Diese zierliche, rankende Rosenart wächst wild in Chile, wo sie eher als Unkraut betrachtet wird. Das fette Öl aus den kleinen Kernchen in ihren Hagebutten stellte sich jedoch als Besonderheit heraus: Neben etwa 44 Prozent Linolsäure und etwa 35 Prozent α-Linolensäure, zwei wichtigen Fettsäuren, die beim Aufbau der

Prostaglandine im menschlichen Körper beteiligt sind, enthält es Spuren der Trans-Retinolsäure. Das ist eine sehr aktive Form von Vitamin A, die eine ungewöhnlich gute Heilung auch von schweren Hautkrankheiten und eine sichtbare Verminderung von Falten und Altersflecken bewirken kann.

Die Wirkung auf die Regenerationsfähigkeit der Haut ist bereits klinisch erforscht worden. In Studien zeigte sich, dass selbst ältere, wulstige und dunkle Narben mit dem Öl sehr positiv beeinflusst werden können. Für diesen Zweck wurde das Öl bei

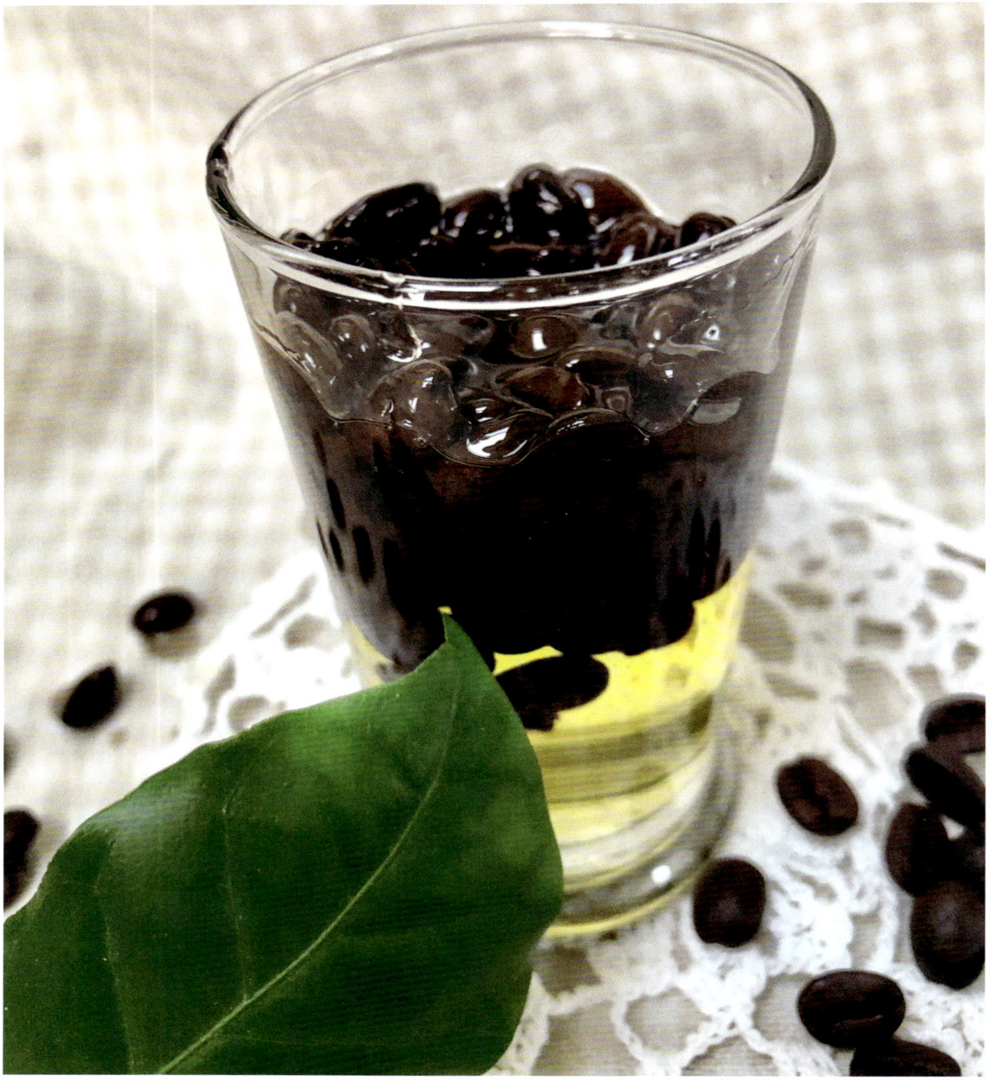

Neuoperierten zweimal täglich aufgetragen, sobald die Fäden der Operationsnarben gezogen worden sind. Bei Patienten, bei denen mehrere Operationen nötig waren (z. B. Hauttransplantationen), waren Narben und umliegende Haut wesentlich widerstandsfähiger als bei Personen, die das Öl nicht anwendeten.
Bei vorzeitig gealterter Haut, beispielsweise nach zu langer Sonneneinwirkung, konnte die rasche Faltenbildung eingedämmt und sogar oberflächliche Fältchen geglättet werden. Pigmentflecke wurden heller, die Haut wirkte insgesamt frischer.
Bei Menschen mit Couperose, Akne und Psoriasis wurden signifikante Verbesserungen beobachtet, selbst heftigste Verbrennungen heilten schneller als üblich ab.
Diese erfreulichen Resultate werden mit einer verbesserten Kollagensynthese und mit einer verstärkten Durchblutung der Mikrogefäße der Haut erklärt. Das Öl ist sehr gut verträglich, allergische Reaktionen sind sehr selten. Doch es muss sehr schnell verbraucht werden, da es extrem kurz haltbar ist. Beim Verderben entsteht ein unangenehmer traniger Geruch. Darum wird es mittlerweile meistens in Kapseln abgefüllt angeboten oder schonend raffiniert in kleinen Fläschchen.

Zwei Rezepte zur Eigenherstellung von Mazeraten

Kaffee-Mazerat für Cellulite-Massagen

250 g geröstete Bio-Kaffeebohnen (ungemahlen) in einem schönen Schraubglas mit nativem Sesamöl (ungeröstet) übergießen, die Bohnen müssen komplett bedeckt sein. Jeden Tag vorsichtig schwenken und nach zwei Wochen die Bohnen mit einer Schaumkelle entnehmen und wegwerfen (oder zerstampfen, in 10 l Wasser einige Tage ziehen lassen und als Spritzmittel gegen Läuse im Garten verwenden). 25 ml des Kaffee-Mazerats mit 25 ml Centella-Mazerat und je 5 Tropfen Zypressen- und Atlaszedernöl sowie 15 Tropfen Orangenöl vermischen und drei Wochen lang täglich die Problemzonen damit massieren.

Vanille-Mazerat für Massagemischungen und zum Kochen

2 Vanillestangen (kbA) klein schneiden und 14 Tage lang in 250 g nativem Kokosfett oder in 100 ml Sesamöl ausziehen. Stangen entfernen, eventuell noch in Kompott oder Apfelmus auskochen. Das fein duftende Mazerat kann sowohl zum Abschmecken von süßen Gerichten verwendet werden als auch in Körperölen für Verwöhnstimmung sorgen.

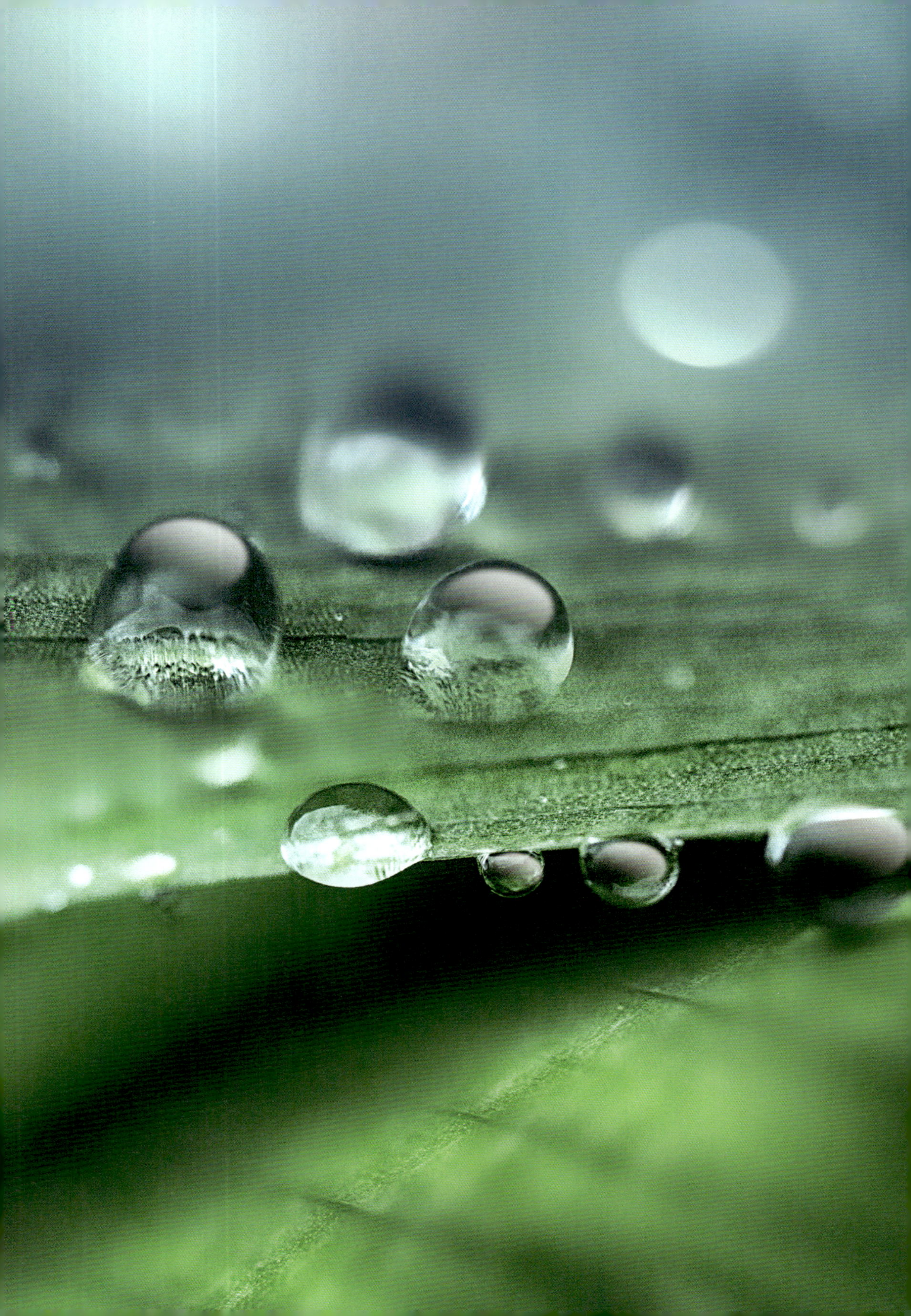

Hydrolate – Schönheits-elixiere mit sanfter Heilwirkung

Definition

Ein Hydrolat ist das Produkt einer Wasser- oder Wasserdampfdestillation von Duft- oder Heilpflanzen, bei der das verdampfte Destillationswasser nach der Kondensation mit wasserlöslichen Molekülen und Spuren von ätherischen Ölen angereichert ist. Die meisten Destillateure betrachteten das Beiprodukt der Destillation von Ätherisch-Öl-Pflanzen als Abfall, denn normalerweise interessierte sich kaum ein Händler dafür, und so wurden diese sogenannten Hydrolate weggegossen. Zwei weltweit kommerziell genutzte Ausnahmen sind Rosen- und Orangenblütenwasser, die viele gut sortierte Ätherisch-Öl-Anbieter bereits seit Langem im Sortiment führen. Inzwischen gibt es Bücher über Hydrolate, Live- und Onlinekurse und viele Menschen destillieren die wunderbaren Pflanzenwässer selbst, da auch verschiedene Kupfer- und kleine Glasdestillen erhältlich sind. Nicht zuletzt dürfen in Deutschland seit 2018 Zwei-Liter-Heimdestillen ohne Meldepflicht beim Zoll betrieben werden.
Die Gründe für die erst langsam zunehmende Kenntnis über die duftenden Pflanzenwässer sind vielfältig:

- Es gibt kaum wissenschaftliche Erkenntnisse über die Heilwirkungen.
- Es gibt kaum Veröffentlichungen über die Zusammensetzung.
- Die meisten Aromatherapeuten kennen die Einsatzgebiete nicht.
- Kaum ein Dozent lehrt die Zusammensetzungen und Einsatzgebiete.
- Es gibt – anders als bei Ätherisch-Öl-Kennern – keine einigermaßen einheitliche Betrachtungsweise über die Qualitätsansprüche an Hydrolate.
- Etliche Firmen und selbst Apotheken bieten destilliertes Wasser mit natürlichen oder gar synthetischen ätherischen Ölen vermischt als Hydrolate an, welche jedoch andere Wirkungen aufweisen können.

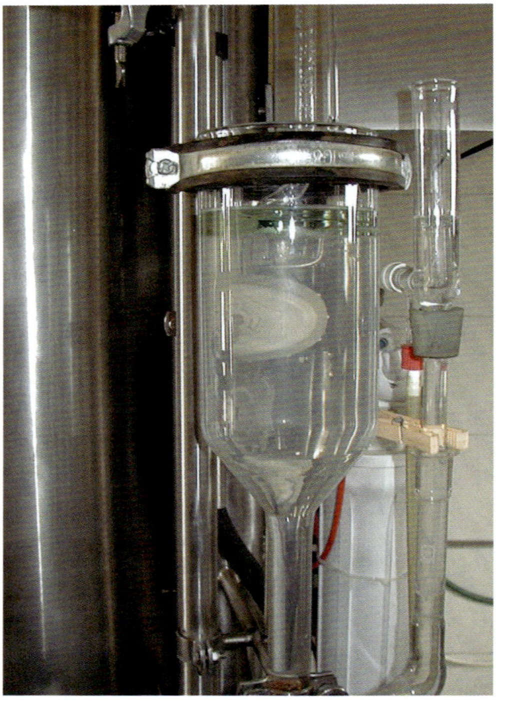

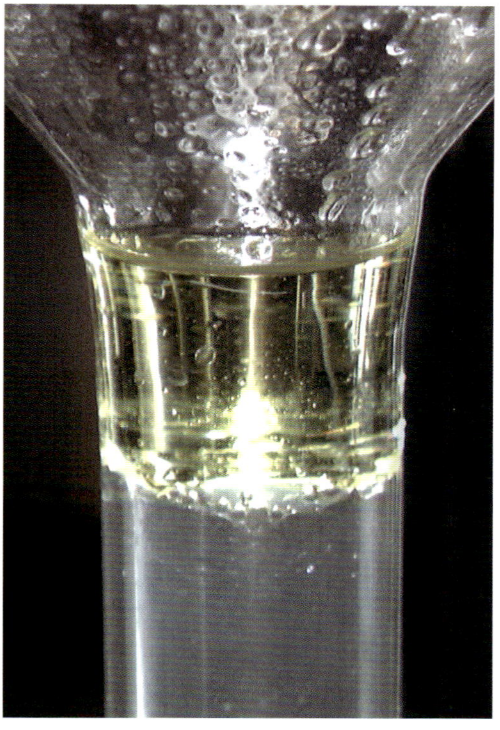

- Die Produzenten müssen auf eine bessere Wasserqualität achten (Mineraliengehalt, pH-Wert), wenn sie die Hydrolate nach der Gewinnung von ätherischen Ölen verkaufen möchten; führen sie die Destillation nur zur Gewinnung von ätherischen Ölen durch, können sie den dafür benötigten Wasserdampf in einem separaten Gerät herstellen, bevor sie ihn durch das Pflanzenmaterial leiten, und das Wasser muss nicht ganz so hochwertig sein, da es ohnehin nach dem Prozess weggeschüttet wird.
- Die Ware Wasser ist schwerer und voluminöser als ätherische Öle und somit sind die Transportkosten um ein Vielfaches höher.
- Hydrolate ohne Konservierung sind nicht annähernd so lange haltbar wie ihre entsprechenden ätherischen Öle, meist nur ein gutes halbes Jahr.
- Einige Hydrolate duften nicht so schön wie ihre Entsprechungen bei den ätherischen Ölen.

Wertvolle Heilwässer

Wird das Hydrolat mehrfach in den Destillationsprozess (Cohobation) zurückgegeben, wie im Fall von manchen Rosendestillationen, wird es stärker mit Spuren von ätherischem Öl angereichert, als wenn es nach einer einzigen Destillation abgefüllt wird. Zudem ist ein solchermaßen »recyceltes« Rosenwasser länger haltbar als die einfach hergestellte Variante. Es kann jedoch, wenn dieses Verfahren nicht sorgfältig durchgeführt wird, auch unerwünschte Zerfallprodukte enthalten.
Hochwertige Hydrolate sind wertvolle Helfer bei der Familien-Aromatherapie. Sie enthalten den *wasserlöslichen* Anteil der Inhaltsstoffe von Duft- und Heilpflanzen,

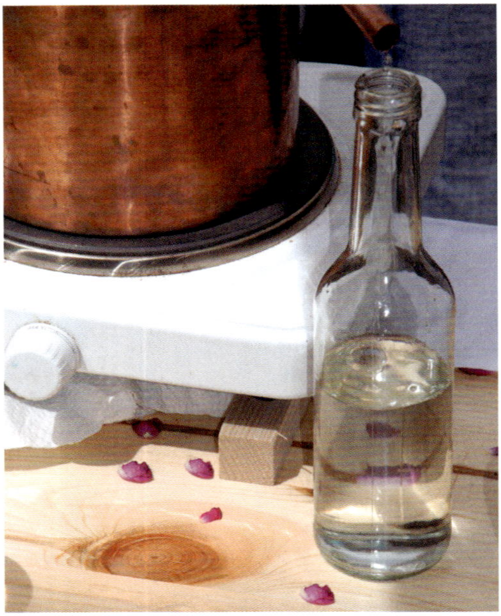

welche sich bei der Destillation im verwendeten Wasser anreichern. Somit ergänzt ein Therapieansatz mit Hydrolaten die Aromatherapie hervorragend, denn ätherische Öle enthalten die *fettlöslichen* Komponenten der Duft- und Heilpflanzen. Hydrolate sind zudem milder, da sie keine (oder kaum) potenziell hautreizende Terpene enthalten. Sie können somit problemloser bei Kleinkindern, empfindlichen Menschen, Senioren und auch bei Tieren eingesetzt werden. Sie lösen sich in Wasser, sodass sie auch für Bäder und Inhalationen geeignet sind, außerdem sind sie hervorragend für die Einnahme geeignet. Sie sind wiederum konzentrierter als Heilkräutertees. Mit ihrem eher niedrigen pH-Wert – meistens um 5,5, ähnlich wie die menschliche Haut – wirken sie hautpflegender als Wasser. Dadurch sind sie perfekte Reinigungs- und Pfegemittel für angegriffene, gereizte und juckende Haut.

Haltbarkeit

Da Hydrolate sich im neutralen bis leicht sauren pH-Bereich befinden und unter einem Prozent an Ätherisch-Öl-Bestandteilen enthalten können (in Ausnahmefällen auch mehr), bleiben sie wesentlich länger keimarm als reines Wasser.

Es gibt für Laien keine verlässliche Methode, die Haltbarkeit ihres Hydrolats zu überprüfen. Allerdings empfiehlt die kanadische Autorin *Suzanne Catty* in ihrem Buch *Hydrosols – The Next Aromatherapy* (2001) die Messung des pH-Wertes mit handelsüblichen Messstäbchen, sodass bei gravierenden Änderungen ein Verfall des Produktes zumindest anzunehmen ist, da sie auf Bakterienbefall oder Zerfallserscheinungen hinweisen.

Die Autoren *Len* und *Shirley Price* betonen in ihrem hervorragenden Buch *Understanding Hydrolats – The Specific Hydrosols for Aromatherapy* (2004) wiederum, dass die Haltbarkeit stark abhängt vom Herstellungsverfahren, der Reinheit der Lagergefäße, der Lagerung in Dunkelheit und bei gleichmäßigen Temperaturen (ca. zwölf Grad Celsius) sowie von der chemischen Natur der jeweiligen Hydrolate. Sind sie beispielsweise reich an bakterienfeindlichen phenolischen Verbindungen wie beim Thymian, können sie bei optimaler Lagerung und hygienischer Entnahme zwei Jahre lang verwendet werden. Gute Melissen-, Rosen- und Salbei-Hydrolate können bei achtsamer Handhabung auch ohne Alkoholzusatz eineinhalb Jahre und länger halten. Lorbeer, Pfefferminze- und Rosengeranien-Hydrolate dagegen halten meistens keine zwölf Monate. Alle anderen Hydrolate bleiben unkonserviert ca. eineinhalb Jahre stabil.

Da viele deutsche Firmen ihre Hydrolate als kosmetische Produkte verkaufen, müssen diese per gesetzlicher Bestimmung bakteriologisch einwandfrei sein, sodass meistens 14 Prozent Branntwein (Äthanol) zugesetzt wird. Dieser kann jedoch empfindliche Haut, Schleimhäute und Babyhaut reizen und austrocknen, sodass solche Hydrolate sich nicht mehr für jeden Zweck eignen. Auch natürliche Konservierungsmittel auf der Basis von Algen oder Milchsäure-Zubereitungen (Leucidal®/ Leuconostoc) werden von manchen Anbietern zugesetzt.

Eine einfache Methode, die Haltbarkeit der Hydrolate zu verlängern, ist es, sie sofort nach dem Kauf mit einem sauberen Sprühkopf zu versehen (sofern dies nicht von Firmenseite erfolgte). So dringt kein unnötiger Sauerstoff durch Öffnen und Schließen in die Flasche ein, und auch die Verschmutzung mit Fingern und Gegenständen unterbleibt.

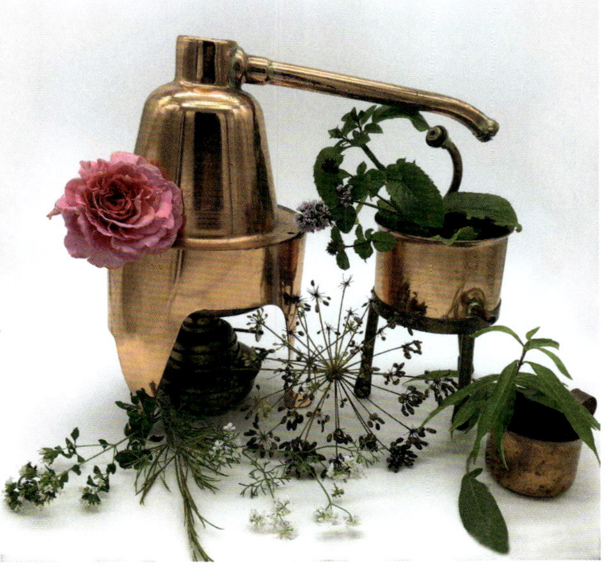

Abgelaufene Haltbarkeitsdaten müssen jedoch nicht den Weg zum Abfalleimer zur Folge haben: Dampfbügeleisen können mit älteren Hydrolaten gefüllt werden, auch als Anti-Läuse-Spray für Pflanzen sind sie noch geeignet (solange sie nicht sichtbar verschimmelt oder verschmutzt sind).

Zusammensetzung

Hydrolate enthalten in ihrem lipophilen Anteil, der maximal ein Prozent ausmacht, keine oder nur Spuren von reinen Kohlenwasserstoffen (Monoterpene und Sesquiterpene). Von den destillierten Duftpflanzen gehen eher Monoterpenalkohole (Geraniol, Linalool und α-Terpineol), Phenole und Aldehyde in das Pflanzenwasser über. Auch sind Spuren von Monoterpenketonen zu finden, vor allem Aceton, Campher, Pinocamphon und Isopinocamphon. Diese wirken hautregenerierend.
Generell finden sich freie Säuren eher in Hydrolaten als in den entsprechenden ätherischen Ölen, in denen sie gebunden als Ester vorzufinden sind. Der Anteil des Oxids Eucalyptol (1,8-Cineol) war laut *Len* und *Shirley Price* bei einigen Hydrolaten höher als im jeweiligen ätherischen Öl. Ansonsten befinden sich selten Oxide in Hydrolaten.
Welche Inhaltsstoffe sich in der wässrigen Phase befinden, ist noch so gut wie unbekannt. Lediglich das Rosen-Hydrolat ist diesbezüglich untersucht worden, darin befinden sich ein hoher Anteil des schmerzlindernden und wunderbar rosig duftenden Rosenalkohols Phenylethanol.

Anwendungsmöglichkeiten

Hydrolate in der Therapie

Kompressen: Einige Hydrolate eignen sich hervorragend als kühlende Auflagen bei Entzündungen, Sportverletzungen, Sonnenbrand, kleinen Verbrennungen und Fieber. Familien mit Kindern, Sportler und Urlauber sollten immer eine kleine Flasche mit dem Lieblingshydrolat im Kühlschrank haben. Insbesondere das bei Prellungen so wertvolle Immortelle-Hydrolat kann als Hydrolat-Eiswürfel als Vorrat im Gefrierfach gelagert werden. Auch in besonderen Fällen wie schmerzenden Schnitten von chirurgischen Eingriffen (auch Entbindungsnarben und Kieferoperationen) können gekühlte Hydrolate sehr hilfreich sein. In diesem Fall muss die Qualität selbstverständlich absolut einwandfrei sein. Bei starken Schmerzen durch Gürtelrose bringt eine aufgesprühte Mischung aus Rosen- und Melissen-Hydrolat meistens starke Erleichterung.

Erwachsene befeuchten ein Baumwolltaschentuch oder eine Verbandskompresse ausreichend mit purem Hydrolat, bei Kleinkindern wird es zur Hälfte mit kaltem oder warmem Wasser verdünnt.

Wundbehandlung: Wunden, die schlecht verheilen, benötigen ein feuchtes Wundklima, hierzu können (frische und alkoholfreie) Hydrolate eingesetzt werden, vor allem Rose, Cistrose und Teebaum.

Inhalation: Bei Husten und Bronchitis je 2,5 ml Rosen- und Teebaum-Hydrolat (auch Kamille und Thymian) in einen Vernebler geben und mehrmals täglich einige Minuten inhalieren.

Einnahme: *Erwachsene* und größere Schulkinder können für therapeutische Zwecke Hydrolate teelöffelweise pur oder mit etwas Wasser verdünnt einnehmen (eventuell etwas süßen), beispielsweise Rosmarin-Hydrolat bei niedrigem Blutdruck. Kleinere *Kinder* und Babys ab sechs Monaten bekommen 1 Teelöffel Hydrolat auf 1 Glas/Fläschchen (125 ml) Wasser oder Tee, beispielsweise Melisse oder Orangenblüte bei Unruhe und Bauchproblemen. Für Genusszwecke muss man sich am Geschmack des jeweiligen Hydrolats orientieren, meistens genügen ein oder zwei Sprühstöße pro Getränk- oder Mahlzeitportion.

Bachblütentherapie: Statt mit stillem Mineralwasser können Bachblütenmischungen mit Hydrolaten hergestellt werden, sie müssen natürlich vom Geschmack akzeptabel sein.

Gesunde Schönheits- und Körperpflege

Mundwasser und Gurgelzusatz: Hierzu werden die Hydrolate pur verwendet, man kann auch 2 Esslöffel Hydrolat auf 1 Glas lauwarmes Wasser geben und damit gurgeln. Bei nahenden Halsschmerzen oder bei akuten Zahnfleischbeschwerden geben Sie alle paar Minuten einen Sprühstoß in den Rachen oder auf die schmerzende Stelle.

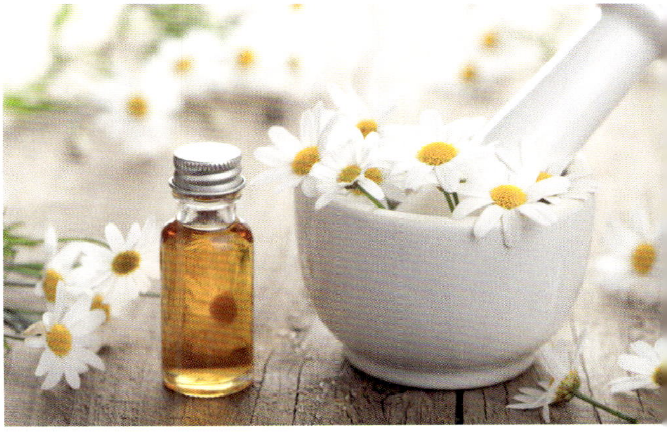

Gesichts- und Rasierwasser: Ob nur zur reinen Schönheitspflege, gegen Pickelchen oder nach der Rasur, auch im Bad kann ein Hydrolat (oder eine Mischung aus zwei oder drei Hydrolaten) seinen Platz finden. Einen Wattepad ausreichend mit Hydrolat befeuchten und das Gesicht damit sanft abwischen oder einfach ein paar Sprühstöße bei geschlossenen Augen ins Gesicht geben.

Kosmetik: Wer seine Kosmetik selbst macht, kann statt destilliertem Wasser das Lieblingshydrolat einsetzen. Deos und Haarwässer sind im Handumdrehen mit Hydrolaten hergestellt. Wegen des eher niedrigen pH-Wertes der Hydrolate reinigen und schützen sie empfindliche Haut besonders gut.

Angenehmer Raumduft

Raumbeduftung: Kostbare ätherische Öle können durch die entsprechenden Hydrolate in der Duftlampe oder im Vernebler ersetzt werden, beispielsweise Rose, Melisse, Orangenblüte und Sandelholz.

Anwendung in der Küche

Kochrezepte: Rosenwasser wird in den Erzeugerländern traditionell in der Küche verwendet, auch mit Neroli- und Kräuterwässern können kreative Köche und Köchinnen experimentieren, beispielsweise Kartoffelsuppe mit einem Teelöffel Majoran-Hydrolat würzen, Hülsenfrüchte mit einem Esslöffel Lorbeer-Hydrolat kochen.

Die folgende Übersicht gibt Empfehlungen für einige Hydrolate, die auf dem deutschsprachigen Markt erhältlich sind. Meiner Erfahrung nach kann man mit Rosen- und/oder Melissen-Hydrolat alle gängigen »Wehwehchen« lindern, beide können bei optimaler Handhabung gut zwei Jahre halten.
Grundsätzlich gibt es zu jedem destillierten ätherischen Öl auch ein Hydrolat, viele sind jedoch nicht in Europa erhältlich oder werden von den Destillateuren erst gar nicht zum Verkauf angeboten.

> Verwenden Sie Hydrolate für Augenanwendungen und bei Kinderhaut stets ohne Alkohol!

Hydrolat	Wichtige(r) Inhaltsstoff(e) der nicht-wässrigen Phase/pH-Wert	Anwendungsmöglichkeit
Cistrose *Cistus ladanifer L.*	– pH 2,9–3,1	• bei starken Menstruationsblutungen mit oder ohne Fibrome/Endometriose: innerlich 3-mal 1 Teelöffel in der zweiten Zyklushälfte und einige Tropfen auf einen Mini-Tampon, bereits einige Tage vorher • bei Neigung zu Nasenbluten: einige Tropfen auf Wattestückchen oder ein Papiertaschentuch geben und vorsichtig in das Nasenloch einführen • bei wiederkehrenden Infekten und Autoimmunerkrankungen • nach der Rasur • als Anti-Falten-Gesichtswasser
Hamamelis/ Zaubernuss *Hamamelis virginiana L.* (wird nur für die Hydrolatgewinnung destilliert, kein ätherisches Öl)	– pH 4–4,2 sehr instabil: Haltbarkeit maximal 12 Monate	• als entzündungshemmendes Gesichtswasser • als Grundlage für Deos • bei Couperose (erweiterten Äderchen) • als Auflage bei Hämorrhoiden • als Auflage bei heißen, schweren Beinen und Krampfadern • bei Neigung zu Nasenbluten: einige Tropfen auf ein Papiertaschentuch geben und vorsichtig in das Nasenloch einführen
Immortelle/ Strohblume *Helichrysum italicum (Roth) D. Don*	38–41 % Ketone, v. a. Hexanon-Isomere 20 % Alkohole 14–16 % Eucalyptol pH 3,5–3,8	• zum Gurgeln bei entzündetem Zahnfleisch • als Gesichtswasser bei erweiterten Äderchen (Couperose) • bei starken Menstruationsblutungen kombiniert mit Cistrosen-Hydrolat: innerlich 3-mal 1 Teelöffel in der zweiten Zyklushälfte

Hydrolat	Wichtige(r) Inhaltsstoff(e) der nicht-wässrigen Phase/pH-Wert	Anwendungsmöglichkeit
		• einige Tropfen auf einen Mini-Tampon, bereits einige Tage vorher • als Kompresse bei Sportverletzungen (Prellungen, Verstauchungen) und Operationsnarben • zur Behandlung von »seelischen blauen Flecken«, nach Trauma und Missbrauch (innerlich) • zur postoperativen Behandlung: als Kompresse auf Einstichstellen und Schnittwunden, innerlich zur Entlastung der Leber nach Anästhesie und nach langer Medikamenteneinnahme
Römische Kamille *Chamaemelum nobile (L.) All.*	5–33 % Ester 11–23 % Alkohole pH 3,0–3,3	• bei vaginalen Pilzinfektionen: einige Tropfen auf einen Mini-Tampon • bei Irritationen, schlechter Laune, depressiven Verstimmungen und seelischen Schocks als Gesichtsspray
Lavendel *Lavandula angustifolia Mill.*	56–69 % Alkohole 18–19 % Ketone pH 4,6–5,9	• bei Ekzemen und Psoriasis • bei Candidainfektionen • als Rasierwasser, bei Insektenstichen • bei wundem Babypopo • leicht schützend vor Sonnenbrand, lindernd nach zu viel Sonne
Lorbeer *Laurus nobilis L.*	– pH 4,9–5,2 sehr instabil: Haltbarkeit maximal 8 Monate	• bei innerer Einnahme gegen geschwollene Lymphknoten ohne erklärbare Ursache • als herb duftendes Aftershave • als Würzmittel für die herzhafte Küche

Hydrolat	Wichtige(r) Inhaltsstoff(e) der nicht-wässrigen Phase/pH-Wert	Anwendungsmöglichkeit
Melisse *Melissa officinalis L.*	70 % Aldehyde 10 % Ketone pH 4,8–5,0	• bei wundem Babypopo • Gesichtspflege: Cremeherstellung, Gesichtswasser, Tonerdemaske bei nervöser und entzündlicher Haut • als Kompresse bei Entzündungen und Schmerzen • bei Bindehautentzündung • stark wirksam gegen Lippenbläschen und Gürtelrose (Herpeserkrankungen) • bei Unruhezuständen und ADHS innerlich zwei bis drei Wochen lang 2-mal 1 Teelöffel • bei entzündlichen Hauterscheinungen • innerlich als »Schlummertropfen« zum Beruhigen • innerlich bei Reizdarm und entzündlichen Darmerkrankungen • als Gesichts- und Raumspray zum Harmonisieren im Klimakterium und bei Stresssymptomen • als Fuß- und Beinspray bei müden, schweren Beinen • als Heuschnupfenprophylaxe am Ende des Winters zwei bis drei Wochen lang innerlich 3-mal 1 Teelöffel • bei Magenkrämpfen oder Morgenübelkeit in der Schwangerschaft 1 Teelöffel einnehmen • lässt sich hervorragend mit Rosen-Hydrolat mischen, die Wirkungen ergänzen sich bestens

Hydrolat	Wichtige(r) Inhaltsstoff(e) der nicht-wässrigen Phase/pH-Wert	Anwendungsmöglichkeit
Muskateller-salbei *Salvia sclarea L.*	11–49 % Alkohole, v. a. Linalool (44 %) 3–76 % Ester (v. a. Linalylacetat) 43 % Dimethyl-sulfid pH 5,5–5,7 kann je nach Herkunft nur 12 Monate halten	• zum Gurgeln bei Halsschmerzen • 50:50 mit Pfefferminz-Hydrolat gemischt als kühlendes Gesichtsspray bei Hitzewallungen in den Wechseljahren • bei Hitzewallungen in den Wechseljahren: kurmäßig vier Wochen lang 3-mal 1 Teelöffel täglich einnehmen, nach zweiwöchiger Pause wiederholen oder abwechselnd mit Salbei-Hydrolat • bei PMS 3-mal 1 Teelöffel pro Tag eine Woche vor der Blutung einnehmen
Myrte *Myrtus communis L.*	Terpineol Linalool Myrtol Eucalyptol pH 5,7–6,0	• wirkt straffend in Auflagen bei Krampfadern • als Gesichtswasser bei erweiterten Poren und Äderchen • abschwellende Wirkung bei gereizten oder entzündeten Augen von Allergikern: als kühle Kompresse auf geschlossene Augen • in Kombination mit Rosmarin- und Pfefferminze-Hydrolat als morgendliches Bodysplash oder als Abreibung
Orangenblüte (Neroli) *Citrus x aurantium L.*	20 % Alkohole pH 3,8–4,5	• zur Naturkosmetik- und Parfümherstellung • als Gesichtswasser bei trockener Haut • bei Irritationen, schlechter Laune, depressiven Verstimmungen und seelischen Schocks als Gesichtsspray

Hydrolat	Wichtige(r) Inhaltsstoff(e) der nicht-wässrigen Phase/pH-Wert	Anwendungsmöglichkeit
		• für Kinder: bei Unruhezuständen, Wutanfällen und ADHS zwei bis drei Wochen lang innerlich 2-mal 1 Teelöffel, eventuell mit Melissen-Hydrolat kombiniert und in Fruchtsaft • »Schreibaby«: 2 Esslöffel in die Babybadewanne und/oder als Raumspray • bei Herzrasen, Prüfungsangst, Sodbrennen 1 Teelöffel einnehmen • in der feinen Küche: für Rührkuchen, in Marzipan, Bowlen und Obstsalat • in der Duftlampe
Pfefferminze *Mentha x piperita L.*	23–64 % Ketone, v. a. p-Menthon (44 %) 31–48 % Alkohole, v. a. Menthol pH 6,1–6,3 sehr instabil: Haltbarkeit maximal 12 Monate	• für wach machende Abreibungen am Morgen und zur Belebung im Sommer • auf die Unterarme geben, ggf. mit Rosmarin-Hydrolat mischen • bei Morgenübelkeit in der Schwangerschaft 1 Teelöffel einnehmen • zum Gurgeln bei Zahnfleischproblemen und Mundgeruch (1 Schluck, zur Hälfte mit Wasser vermischt) • bei Nasenbluten: als kühle Auflage im Nacken • für lange Reisen als erfrischendes Gesichtsspray • bei fettiger Haut als Gesichtswasser • als Mundwasser • gut zum Einfrieren für kühlende Kompressen bei Prellungen und Kopfschmerzen

Hydrolat	Wichtige(r) Inhaltsstoff(e) der nicht-wässrigen Phase/pH-Wert	Anwendungsmöglichkeit
		• etwas angewärmt (5 °C weniger als Körpertemperatur) ist es besser für Waschungen bei hohem Fieber geeignet und sicherer als Pfefferminzöl • als Erfrischungsgetränk: 50–100 ml mit 1 l kaltem (Mineral-)Wasser aufgießen, eventuell etwas süßen
Rose *Rosa x damascena Mill.*	8–9 % Ester 5–6 % Aldehyde 32–66 % Alkohole, v. a. Phenylethanol in der wässrigen Phase pH 4,1–4,4	• als kühlende Kompresse bei Entzündungen, Schwellungen, Geschwüren und juckender Haut (Neurodermitis) • bei Entzündungen der Augenbindehaut, bei gereizten Augen (durch Computerarbeit, Rauch- und Staubbelastung, Klimaanlage, v. a. im Flugzeug): mit Rosenhydrolat befeuchtete Wattepads fünf Minuten auf die geschlossenen Augen geben • bei Fieber: Auflagen mit zimmerwarmem Rosen-Hydrolat auf Stirn und Wangen (auch für Babys) • als Auflage bei juckenden Insektenstichen • bei wundem Babypopo (ggf. vor der Anwendung etwas anwärmen bzw. eine kleine Menge im warmen Kinderzimmer oder Bad lagern) • zur Gesichtspflege: Cremeherstellung, Gesichtswasser, Tonerdemaske • zur Herstellung von Marzipan • 10 ml in 1 l Apfelsaft ergibt eine gute Grundlage für eine erfrischende Schorle

Hydrolat	Wichtige(r) Inhaltsstoff(e) der nicht-wässrigen Phase/pH-Wert	Anwendungsmöglichkeit
		• in Sekt oder Prosecco: 1 Sprühstoß ins Glas geben, bevor eingeschenkt wird
Rosengeranie *Pelargonium x graveolens auct. non. L Hér. ex Aiton*	30–45 % Alkohole, v. a. Linalool 39–42 % Ketone, v. a. Isomenthon pH 4,9–5,2 sehr instabil: Haltbarkeit 8–14 Monate	• zum Reinigen von blutenden Wunden • als kühlendes und feuchtigkeitsspendendes Gesichtswasser und Make-up-Entferner, v. a. bei Couperose • zum Anrühren von Gesichtsmasken mit Tonerde und Honig • als Gesichtsspray bei Hitzewallungen im Klimakterium • als blumige »Würze« in Kräutertees, Obstsalaten, Marmelade, Sahne und sogar in Martini
Rosmarin *Rosmarinus officinalis L. Ct. Verbenon*	17 % Alkohole 55 % Ketone, v. a. Kampfer 12 % Ester pH 4,5–4,7	• zur Herstellung belebender Duschgels und Shampoos • als klärendes Gesichtswasser • als regenerierendes Haarwasser bei Haarausfall • mit etwas Apfelessig als »Weichspüler« nach der Haarwäsche • am Morgen eingenommen (1 Teelöffel) als Kreislauftonikum und zur besseren Konzentration (»Espresso der Aromatherapie«)
Salbei *Salvia officinalis L.*	50–55 % Eucalyptol 37–50 % Ketone, v. a. Kampfer 5 % Alkohole pH 3,9–4,2	• zum Gurgeln bei Halsschmerzen • 50:50 mit Pfefferminz-Hydrolat gemischt als kühlendes Gesichtsspray bei Hitzewallungen in den Wechseljahren • 3-mal 1 Teelöffel täglich einnehmen bei Hitzewallungen in den Wechseljahren

Hydrolat	Wichtige(r) Inhaltsstoff(e) der nicht-wässrigen Phase/pH-Wert	Anwendungsmöglichkeit
Schafgarbe *Achillea millefolium L.*	50–64 % Eucalyptol 10–19 % Alkohole 17–19 % Aldehyde 7–13 % Ketone pH 3,6–3,9	• schleimlösend und entzündungshemmend bei Husten und Bronchitis: 3-mal 1 Teelöffel täglich einnehmen, 2 Esslöffel auf heißes Wasser zum Inhalieren • als Gesichtswasser bei Akne und Ekzemen • bei Menstruationsbeschwerden kurmäßig vier Wochen lang 3-mal 1 Teelöffel pro Tag einnehmen, ggf. nach zweiwöchiger Pause wiederholen
Teebaum *Melaleuca alternifolia (Maid. & Bet.) Cheel*	93 % Alkohole, v. a. Terpinen-4-ol pH 3,9–4,1	• für feuchte Wundversorgung • als Auflage bei juckenden Insektenstichen • bei vaginalen Pilzinfektionen: einige Tropfen auf einen Mini-Tampon • als Gesichtswasser für unreine Haut und Akne • als Haarwasser • als Mundwasser
Thymian *Thymus vulgaris L. Ct. Linalool*	92 % Alkohole, v. a. Linalool pH 5,5–5,7	• für feuchte Wundversorgung • bei vaginalen Pilzinfektionen: einige Tropfen auf einen Mini-Tampon • bei Blaseninfekten: stündlich 1 Teelöffel auf ca. 200 ml sehr warmes Wasser geben und schluckweise trinken • als schmerzlinderndes Spray bei Gürtelrose • als Gesichtswasser für unreine Haut und Akne • als Haarwasser

Hydrolat	Wichtige(r) Inhaltsstoff(e) der nicht-wässrigen Phase/pH-Wert	Anwendungsmöglichkeit
		in der Tier-Aromatherapie: • als Kompressen bei schmerzenden Stellen • als Spray auf infizierte Wunden • zum Inhalieren oder Abschlecken bei Husten und Schnupfen
Zitronenverbene *Aloysia triphylla (L Hér.) Britton (Lippia citriodora)*	pH 5,2–5,5	• bei starken Stresssymptomen, ausgleichend auf das Nervensystem • zur Erfrischung bei Hitze und Wechseljahresbeschwerden • bei Schlaflosigkeit innerlich (1 Stunde vorher 1 Teelöffel auf etwas heißes Wasser) • innerlich bei Magen- und Darm-Krämpfen

Die Angaben der Inhaltsstoffe beziehen sich auf *Len* und *Shirley Price*: ***Understanding Hydrolats – The Specific Hydrosols for Aromatherapy*** (2004), die Angaben der pH-Werte beziehen sich auf *Suzanne Catty*: ***Hydrosols – The Next Aromatherapy*** (2001) und www.acqua-vita.com; weitere Quellen: *Lydia Bosson* und *Guénolée Dietz*: L´Hydrolathérapie (2005); Jeanne Rose: 375 Essential Oils and Hydrosols (1999) und *Eliane Zimmermann*: Aromatherapie für Pflege- und Heilberufe (7. Auflage 2021) und ***Eliane Zimmermann***: Hydrolate (3. Auflage 2021)

Hydrolate in der Tierheilkunde

Viele Tiere sind sehr dankbar für die Linderung kleiner Wehwehchen mit Hydrolaten. Vegetarisch orientierte Tiere wie Pferde und Kühe kommen meistens mit ätherischen Ölen gut klar, doch Fleischfresser wie Hund und Katze reagieren oft sehr ablehnend auf zu starke Düfte. Sie sind die idealen Kandidaten für Hydrolate und für einige fette Öle wie Lorbeerfett (siehe Seite 175) und Sanddorn (siehe Seite 179f.). Bei Beschwerden wie wunden Stellen, Zahnfleischproblemen, Durchfall, Infekten können Hydrolate teelöffelweise ins Futter oder auf die betroffenen Stellen aufgesprüht werden. Viele Tiere fürchten sich vor dem Sprühgeräusch, dann einfach außer Hörweite auf die eigene Hand oder auf ein Stoffläppchen sprühen und auftragen.

Beispiele zur Tier-Aromatherapie mit Rosen-Hydrolat und ätherischen Ölen

Behandlung eines Kalbes mit schwerer Lungeninfektion: Als ich zu Ronaldo, einem ca. drei Wochen alten Kalb, kam, hustete dieses sehr stark, atmete extrem schnell, keuchte, machte beim Ausatmen röhrende Stimmgeräusche, röchelte und es verweigerte bereits seit einigen Tagen jegliche Nahrungsaufnahme und seit zwei Tagen auch die Flüssigkeitsaufnahme. Der behandelnde Tierarzt äußerte die Vermutung, dass das Kalb bei seiner Geburt Fruchtwasser in die Lunge bekommen haben könnte, was in den ersten Lebenswochen wohl keine Probleme verursachte, nun aber sehr plötzlich diesen lebensbedrohlichen, sich zuspitzenden Zustand begründete.
Das kleine Kälbchen war völlig lethargisch, es hatte bereits den größten Teil der Fellhaare verloren und war ein erbärmliches Häufchen Elend. Vermutet wurde eine schwere Infektion und Entzündung der Lunge. Der Tierarzt verabreichte dreimal in Folge eine starke und hohe Dosis Antibiotika, gab jede Menge Spritzen, die das Tier aufbauen und stärken sollten, jedoch verschlechterte sich der Zustand rasant. Ein zweiter Tierarzt wurde konsultiert, welcher meinte, dass dem Tier nicht mehr zu helfen sei.
So begann ich sofort damit, dem Tier ein paar Löffel Aloe-vera-Gel einzuflößen, um ihm eine Mindestversorgung mit nährenden Stoffen zu geben. Die erste »Ganzkörpereinreibung«, die ich dem Kleinen gab, ließ dieses ohne Reaktion über sich ergehen. Ich mischte dazu …

- 10 Tropfen Teebaum (Wildwuchs)
- 10 Tropfen Lavendel
- 5 Tropfen Rosmarin Ct. Cineol
- 3 Tropfen Cajeput
- 3 Tropfen Lorbeer

… in etwas Arnikageist und Wasser und rieb den Körper des Kalbes damit in mittelkräftigen, kreisenden Bewegungen ein, um den Kreislauf und die Lebensgeister wachzurütteln. Dann bereitete ich eine Inhalation aus …

- Alant
- Thymian Ct. Linalool
- Atlaszeder
- Manuka
- Kanuka

- Cajeput
- Bergbohnenkraut
- Eucalyptus staigeriana

… zu. Dazu mischte ich jeweils einige Tropfen der ätherischen Öle mit naturbelassenem Meersalz und gab die Mischung in einen Kübel mit heißem Wasser. Während ich mit der Hand umrührte, hielt ich dem Kalb den Kübel so gut es ging »unter die Nase«. Sofort war zu bemerken, dass das Tier wacher wurde. Zu meinem großen Erstaunen schleckte mir der geschwächte Kleine plötzlich über den Handrücken. Ich tauchte meine Hand wieder ins Wasser und hielt sie ihm vor die Schnauze, und so begann eine äußerst bescheidene, aber wohl lebensrettende Minimal-Flüssigkeitsaufnahme. Das stimmte mich sehr hoffnungsvoll und ich ahnte, dass die Kombination aus Zuwendung und aromatischer Behandlung das Kälbchen wieder auf die Beine bringen würde. So machte ich ihm ca. zweistündlich abwechselnd Einreibungen mit folgenden Mischungen:

Mischung 1

- 50 Tropfen Manuka
- 40 Tropfen Kanuka
- 10 Tropfen Alant
- 6 Tropfen Angelikawurzel

In ca. 30 ml Johanniskrautöl mit einigen Löffeln Rosenwasser geben.

Mischung 2

- 15 Tropfen Atlaszeder
- 10 Tropfen Cajeput
- 10 Tropfen Niaouli
- 15 Tropfen Eucalyptus staigeriana
- 5 Tropfen Weihrauch

In Johanniskrautöl und Rosenwasser geben.

Nach einigen Einreibungen und der dritten Inhalation wurde der kleine Kerl zusehends lebendiger und er nahm auch erstmals wieder eine kleine Menge Milch zum Trinken an. Nach den Behandlungen gab ich einige Tropfen Latschenkiefer und Thymian auf das Stroh in seinem Ställchen.

Bei den nächsten Inhalationen, welche in der Zusammensetzung immer minimal variierten und auch manchmal Edeltanne (Weißtanne) und Majoran enthielten, war bereits eine deutliche Zunahme seiner Kräfte zu bemerken. Als der Kleine plötzlich begann, das Inhalationswasser zu trinken, war ich im ersten Moment völlig verdattert. Anscheinend hatte der Instinkt ihn dazu gebracht, denn von da an ging es rasant aufwärts. Keine drei Tage später hatte er wieder angemessenen Appetit und jedes Mal, wenn ich den Stall betrat, stand er mit fröhlichen Augen und aufgeregt herumtänzelnd da und wartete auf seine Aromabehandlungen. Nach einigen Wochen war ein richtig lustiger, wilder kleiner Stier mit seidig glänzenden Fellhaaren aus ihm geworden.

Behandlung eines neugeborenen Kalbes: Ein eben geborenes Kalb kam nicht so recht in Schwung, es lag mit nach hinten überstrecktem Kopf und verdrehten Augen da und plärrte in einem herzzerreißenden Ton. Die Mutterkuh war sichtlich nervös und stupste das Kleine an und leckte es mit ihrer rauen Zunge, um seinen Kreislauf in Gang zu bringen. Als ich sah, dass das Kälbchen aus eigenen Kräften nicht weiterkommt, rieb ich seinen Nacken, die Flanken und den Hals mit einigen Tropfen Rosmarin Ct. Cineol pur ein und massierte es kräftig. Die Mutterkuh sah mit weit aufgerissenen Augen zu und schleckte mir dann den Handrücken ab, so als wollte sie sich für die Hilfe bedanken, denn es dauerte keine fünf Minuten, da richtete sich das Kälbchen auf, und von da an stand es fest im Leben.

Geburt eines Kalbes: Die herannahende, seit einer Woche überfällige Geburt eines Kalbes schien laut Untersuchung der versammelten Geburtshelfer als ziemlich schwierig oder gar auf normalem Wege fast unmöglich. So wurde der Tierarzt alarmiert mit der Vorwarnung, er solle sich auf einen eventuellen Kaiserschnitt vorbereiten. Ich holte unterdessen sofort Muskatellersalbei, Jasmin und Rosmarin. In Schweineschmalz vermischt, rieb ich den hinteren Rücken, die Schenkel und den Hals der Kuh ein. Der Rosmarin gab ihr anscheinend wieder Kraft, um das Kalb nach ca. 20 Minuten durch den durch Muskatellersalbei und Jasmin gelockerten und erweiterten Geburtsweg auf normalem Wege auf diese Welt zu bringen. Als der Tierarzt eintraf, konnte er uns zu einem gesunden und munteren Kalb gratulieren.*

Augenerkrankungen bei Hund und Katze: Unsere Katze litt zeit ihres Lebens an mehr oder weniger konstanten Augenentzündungen. Obwohl sie es nicht wirklich mochte, tolerierte sie die regelmäßige Reinigung mit stark mit Rosen-Hydrolat getränkten Wattepads, die vermutlich auch ihre Schmerzen etwas linderten. Auch Hunde, die ähnliche Probleme haben, reagieren gut auf diese Behandlung.

Blutende Wunden bei Hund und Katze: Revierkämpfe und Übermut bringen es immer wieder mit sich, dass unsere Haustiere verletzt nach Hause kommen. Bei stark

* Berichte nach Christine Steiner, ärztlich geprüfte Aromapraktikerin AiDA, mit freundlicher Genehmigung. Die behandelten Tiere sind auf dem Foto rechts zu sehen.

blutenden Wunden hilft es, alle paar Minuten Cistrosen-Hydrolat auf die verletzte Stelle zu sprühen. Eventuell mit 5 Tropfen Cistrosenöl (auf 50 ml) verschütteln. Thymian-Hydrolat (Ct. Linalool) kann nach Bissen von Artgenossen schlimme Infektionen verhindern. Bei Entzündungen nach dem Aufsprühen von Rosen-Hydrolat eine Mischung aus Sanddornöl und Ringelblumen-Mazerat auftragen, eventuell mit 1 Tropfen Rosenöl (auf 10 ml fettes Öl) anreichern.

Zahn- und Zahnfleischpflege: Nach der Zahnsteinreinigung durch den Tierarzt kann wundes Zahnfleisch mit Kamillen-Hydrolat besprüht werden. Hunde mit starkem Mundgeruch können auch mit einigen Tropfen Thymian-Hydrolat (Ct. Linalool) im Trinkwasser etwas weniger »anrüchig« werden.

Fellpflege von Hunden: 50 ml Fichtennadel- oder Lavendel-Hydrolat mit 10 Tropfen Lavendelöl verschütteln und das Fell regelmäßig dünn damit einsprühen.

Traumatisierte Tiere: Hunde und Katzen, die mit seelischen Traumen aus Heimen entlassen werden oder die Misshandlungen hinter sich haben, reagieren oft gut auf zarte Düfte, die sie bisweilen sogar von den Händen und Kleidungsstücken abschlecken. Grundsätzlich sind in diesem Fall Rosen- und Neroli-Hydrolat besonders zu empfehlen, doch man kann dem neuen Mitbewohner auch einige andere Hydrolate oder auch verdünnte ätherische Öle auf der eigenen Hand anbieten.

Vogelbad: Wellensittiche und andere Hausvögel, die gerne baden, profitieren von einigen Tropfen Rosen-Hydrolat in ihrer kleinen Wanne. Vor allem, wenn sie an starkem Milbenbefall leiden.

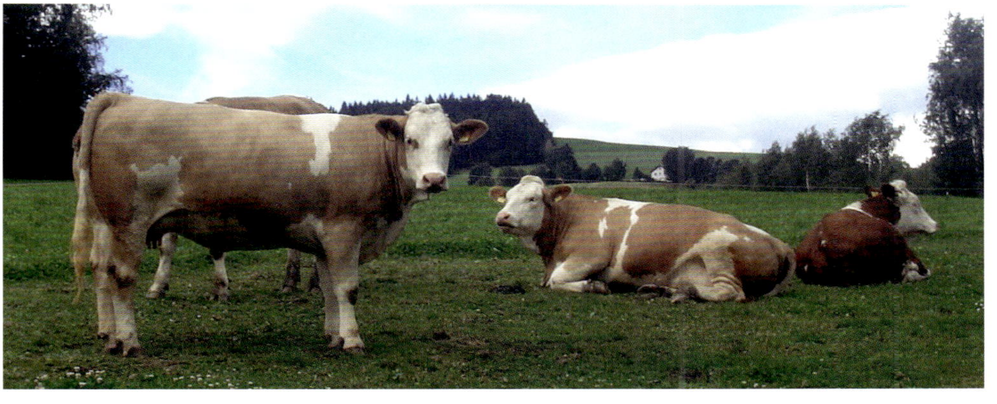

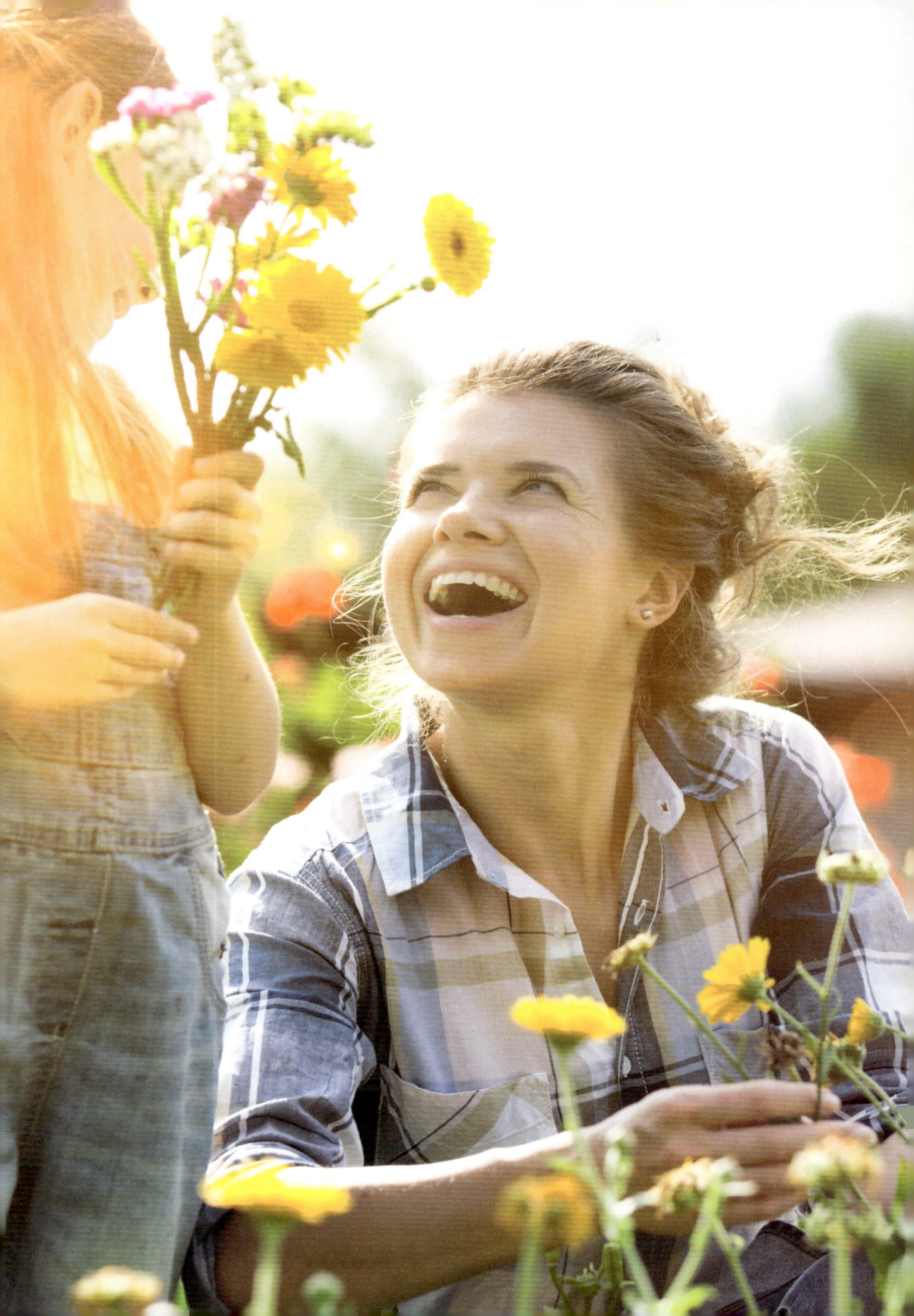

Praktische Aromatherapie für die Familie

In Zeiten kontinuierlich steigender Kosten für das Gesundheitssystem, von dem kaum noch persönliche Beratung oder gar Zuwendung zu erwarten ist, sollten wir selbst die Verantwortung für das ganzheitliche Wohlbefinden unseres Körpers übernehmen und auch Angehörige und Freunde miteinbeziehen. Der Bedarf an dem dafür notwendigen Wissen ist groß, schließlich bekommen wir in der Schule so gut wie nichts darüber mitgeteilt, wie wir unser kostbarstes Gut – unseren Körper und unsere Gesundheit – pflegen können.

Spätestens wenn sich bei jungen Paaren ein Baby ankündigt, fangen fast alle Eltern in spe an, sich Gedanken zu machen, wie sie diesen neuen Erdenbürger bestmöglich versorgen können. Sie wünschen sich das Beste für seine Ernährung, seine Hautpflege, seine Kleidung und auch eine möglichst gesunde Umgebung. Das ist dann oft der Zeitpunkt, wo man anfängt, sich über Umweltschutz, Bio-Nahrungsmittel und Naturmedizin Gedanken zu machen und oft keine befriedigenden Antworten findet, da so viele Empfehlungen wirtschaftsorientiert und firmengesteuert sind. Also wird der Rat von Menschen gesucht, die sich durch jahrelange Praxis mit »aktualisiertem alten Erfahrungsschatz« vertraut machen konnten.

Einige Jahrzehnte lang war der Arzt als studierter Fachmann für Gesundheit der Ansprechpartner in Zeiten von körperlichen oder seelischen Störungen. Doch ihm bleibt im modernen »Gesundheitssystem« kaum noch Platz für wirkliche Beratung. Freilich können wir uns – zumindest in westlichen Ländern – bei lebensbedrohlichen Krankheiten auf die Wunder der modernen Medizin verlassen, doch immer mehr werden auch ihre Grenzen deutlich. Und schließlich ist auch die gesundheitliche Vorsorge heutzutage zu einem Fremdwort geworden, obwohl sie gerade in Zeiten von Fertigmahlzeiten, Lebensmittelskandalen und rücksichtsloser Agrarindustrie dringender nötig wäre denn je.

Wir benötigen heute die sogenannte Schulmedizin und wir möchten sie nicht missen – wenn sie jedoch besser mit Anbietern von Komplementärverfahren zusammenarbeiten würde, gäbe es sicherlich viel mehr gesunde und zufriedene Menschen.

In vielen Ländern der englischsprachigen Welt hat die Aromatherapie einen hohen Stellenwert. Die Arbeit seriöser Aromatherapeuten wird jedoch im deutschsprachigen Gebiet von Medizinern häufig belächelt, obwohl es mittlerweile unzählige wissenschaftliche Belege für die vielfältige Wirkung von ätherischen Ölen gibt. In Österreich dürfen nur Heilmasseure andere Menschen professionell berühren, in Deutschland dürfen nur Ärzte und Heilpraktiker therapieren, in einigen Kantonen der Schweiz ist die Arbeit der AromatherapeutInnen immerhin gestattet. Insbesondere das aufmerksame Zuhören und auch das Berühren wird von vielen Kranken heute schmerzlich vermisst.

Leider hat sich obendrein die Werbewelt im letzten Jahrzehnt fleißig des Wortes »Aromatherapie« bedient, sodass es mittlerweile ein wenig abgegriffen klingt und bei vielen werbegestressten Konsumenten vor allem kosmetische oder esoterische Assoziationen weckt. So wird im deutschsprachigen Raum der Einsatz von ätherischen Ölen, egal welcher Herkunft, recht undifferenziert Aromatherapie genannt. Vom Weichspüler bis zur Wunderkerze: Alles soll die Wohltaten der Duftstoffe verbreiten. Die meisten Anwendungsmöglichkeiten von ätherischen Ölen haben jedoch mit Therapie nichts zu tun: Weder ist der Gebrauch eines einzelnen Pflegeproduktes »Aromatherapie« noch ist das Genießen eines aromatisierten Pülverchens aus der Nahrungsmittelindustrie Aromatherapie. Das Aufstellen einer Duftlampe ist keine Aromatherapie und die Verwendung einer Zimtsohle in den Schuhen ebenfalls nicht.

Überdosierte Daueranwendungen, insbesondere wenn sie ohne vorliegende Beschwerden oder »einfach so« zu Wellnesszwecken eingesetzt werden, was in den letzten Jahren immer häufiger vorkommt, gehören ebenso wenig zu einer ganzheitlichen und respektvollen Aromatherapie oder Aromapflege.

Aromatherapie im weiteren Sinn: Die Anwendung von destillierten duftenden Pflanzen und Pflanzenteilen, um Gesundheit und Wohlbefinden von Mensch und Tier zu unterstützen, zu erhalten, zu fördern und um Krankheiten zu behandeln.

Aromatherapie im engeren Sinn: René-Maurice Gattefossé prägte 1937 mit seinem gleichnamigen Buch diesen Begriff, um die systematische klinische Anwendung von hochkonzentrierten ätherischen Ölen aus Pflanzen zur Heilung von Krankheiten zu beschreiben. In diesem Sinne ist Aromatherapie ein Teil der rationalen Phytotherapie, also der medizinischen Behandlung mit Heilpflanzen.

Ätherische Öle ≠ Aromaöle: Gemäß wissenschaftlicher Definition werden »ätherische Öle« mittels Destillation aus Duftpflanzen gewonnen. Die Bezeichnung »Aromaöle« kann auch Drogeriedüfte, undefinierbare Mischungen und sogar synthetische Düfte umfassen.

Insbesondere in Süddeutschland, in Österreich und in der Schweiz setzen viele engagierte Krankenpflegerinnen und -pfleger ätherische Öle zum Wohl von Patienten im Krankenhaus ein. Zumindest einzelne Stationen in diesen Kliniken bieten mittlerweile eine aromatherapeutische Basisversorgung an. Bewährt hat sich vor allem die Beruhigung von schlaflosen und aufgebrachten Patienten mit Lavendelöl-Mischungen. Vorsorgemaßnahmen gegen das Wundliegen von bewegungsbeeinträchtigten Patienten werden oft mit durchblutungsfördernden Ölen getroffen. Manchmal dürfen auch »hoffnungslos« infizierte Wunden mit keimtötenden Ölen behandelt und ungut riechende Räume beduftet werden.

Davon profitieren die kranken Menschen: Sie genesen schneller und sind weniger dem Stress auslösenden Krankenhausgeruch ausgesetzt. Ihr Immunsystem kann mithilfe ätherischer Öle besser arbeiten, ihre Stimmungslage kann zu schnellerer Heilung führen und – ganz wichtig – sie müssen sich weniger mit antibiotikaresistenten Keimen auseinandersetzen. Letzteres konnte in zahlreichen Studien und auch mittels sogenannter Aromatogrammen in deutschen und österreichischen Laboren nachgewiesen werden. Zudem macht den Pflegenden ihre stressige Arbeit oft mehr Spaß, wenn sie die duftenden Substanzen anwenden dürfen und sich dadurch den Patienten in einer positiven und fürsorglichen Weise zuwenden können.

Aromatherapie ist ein ganzheitlich orientiertes Therapiekonzept, in dem der ganze Mensch mit all seinen Stärken und Schwächen behandelt wird und nicht nur ein einzelnes Symptom oder ein krankes Organ. Das Wort »Behandlung« erhält durch gut geschulte und gewissenhaft arbeitende Aromatherapeuten wieder seine eigentliche Bedeutung, denn ätherische Öle können nur schwer auf lieblose Weise verabreicht werden. Vielmehr wird »Hand angelegt«, PatientInnen werden berührt und beachtet.

Was sich für manche Wissenschaftler wie Aberglaube anhört, ist selbstverständliche und oft erfahrene Tatsache für Aromatherapeuten: Ein Öl kann gleichzeitig krank machende Bakterien abtöten und die Stimmung deutlich heben, ein anderes Öl kann gefährlichen Bluthochdruck senken und gleichzeitig Tumorbeschwerden lindern. Das ist möglich durch die weit über 100 pharmazeutisch wirksamen Bestandteile fast jedes Öles; die Wirkungen von mehreren Dutzend dieser Moleküle sind bereits gut untersucht, jedes Jahr gibt es neue Erkenntnisse zu den Wirkungen weiterer Riechmoleküle. Das soll uns nicht daran hindern, das reichhaltige Erfahrungswissen über die Wirkung der ätherischen Öle heute lindernd, pflegend und heilend zum Wohle unserer Familien einzusetzen.

Der Mensch, die Wissenschaft und ätherische Öle

Warum wirken ätherische Öle?

- Weil sie fettlöslich sind
- Weil sie aus extrem kleinen Molekülen bestehen
- Weil sie aufgrund dieser Eigenschaften an und in unseren Zellen Wirkungen entfalten können

Wie wirken ätherische Öle auf den Menschen?

- Seelisch: Durch Impulse an der Riechschleimhaut, die über den Riechnerv das limbische System im Gehirn erreichen, werden unterschiedliche Gehirnareale stimuliert, die Ausschüttung von Neurotransmittern (Gehirnbotenstoffen) wird beeinflusst.
- Körperlich: Durch Spannungsveränderungen und Beeinflussung von Kanälen sowie Substanzen an jeder einzelnen Zellmembran werden je nach Anwendungsart und Öl unterschiedliche Prozesse im Körper ausgelöst.

Wie wirken ätherische Öle auf Krankheitskeime?

- Sie stören oder zerstören die Zellmembran von Bakterien und Pilzen, sodass der Keim sich nicht vermehren kann oder gar abstirbt.
- Sie stören die Fähigkeit von Viren, an menschliche oder tierische Zellen anzudocken, sodass das Immunsystem leichteres Spiel hat, sie abzuwehren.
- Bei umhüllten Viren, wie dem Coronavirus, zerstören sie die Hülle.

Da die Wertung von Gerüchen stark individuell geprägt ist, wirken sie nicht bei allen Menschen gleich, auch wenn die äußeren Bedingungen identisch sind. Diese Tatsache erschwert die wissenschaftliche Erforschung der Aromatherapie. Zudem können ätherische Öle je nach Herkunftsland, Erntezeitpunkt und Herstellungsmethode extremen Schwankungen unterliegen, sodass klinische Studien zum gleichen Thema, mit der gleichen Versuchsanordnung und Ölen gleichen Namens sehr unterschiedlich – manchmal gar widersprüchlich – ausfallen können. Die Wirkung auf Krankheitskeime dagegen ist für Fachleute leicht zu belegen, die Studienergebnisse, die seit über 100 Jahren auf diesem Gebiet gemacht wurden, sprechen eine recht einheitliche Sprache.

Da Krankheiten, vor allem chronischer Art, oft aufgrund einer seelischen Problematik entstehen können, ist die Aromatherapie im besten Sinne eine ganzheitliche Therapie, da Körper und Psyche gleichermaßen angesprochen werden – vorausgesetzt natürlich, sie wird sachkundig angewendet.
Die meisten Inhaltsstoffe von ätherischen Ölen sind – wie wir im Kapitel »Die Pflanze – unterschätztes Lebewesen« gesehen haben – aus einfachen Kohlenstoffmolekülen aufgebaut, ganz ähnlich den Bausteinen einiger menschlicher Hormone, dem Cholesterin und dem Vitamin A. Dies ist die Erklärung für die vielschichtige hormonartige und hormonregulierende Wirkung von einigen ätherischen Ölen.
Da die gasförmigen Moleküle der ätherischen Öle sehr klein und zudem fettlöslich sind, können sie nicht nur schnell durch Haut und Schleimhäute in die Blutbahn gelangen, sondern sie können sogar die Blut-Hirn-Schranke durchdringen und somit unmittelbar das Gehirn beeinflussen. Heute kann mit bildgebenden Verfahren wie der Computertomografie nachgewiesen werden, dass sie vor allem im stammesgeschichtlich ältesten Teil unseres Denkorgans aktiv werden. Dort werden unsere Urbedürfnisse verarbeitet; diese können somit durch ätherische Öle beeinflusst werden: Emotionen, Erinnerungen, Sexualität und Appetit.
Wie einige andere nachgewiesenermaßen bestens wirksame Naturmedikamente (beispielsweise Johanniskrautpräparate) geraten ätherische Öle zunehmend in die Schusslinie übereifriger Mediziner und selbst in die von Politikern. Deren Aussagen sind jedoch in mehr als einer Hinsicht fraglich, z. B. hinsichtlich der Testverfahren oder der Unterscheidung von synthetischen und natürlichen Stoffen. Auch das Umweltbundesamt nahm vor einiger Zeit offiziell Stellung zum immer mehr verbreiteten Gebrauch von Duftstoffen: Die Tendenz war eher negativ, vor allem Kinder solle man vor Riechsubstanzen schützen. Wieder wurde nicht klar zwischen synthetischen und natürlichen Molekülen differenziert. Der bekannteste Riechforscher im deutschsprachigen Raum, Prof. Dr. Dr. Dr. med. habil. Hanns Hatt, entkräftete die meisten negativen Behauptungen sehr sachlich und konnte wissenschaftlich begründen, dass die ausgesprochenen Warnungen differenzierter betrachtet werden müssten und für natürliche Duftstoffe so nicht gelten.
Kosmetika, Parfüms und Waschmittel müssen seit 2005 mit den Namen von 26 angeblichen duftenden *Allergenen* auf den jeweiligen Etiketten (INCI) versehen werden. Sobald also bestimmte Mengen an natürlichem Rosenöl oder Lavendelöl in einem Produkt sind, sieht es für den ungeschulten Verbraucher so aus, als würden sich »giftige« Chemikalien im Produkt befinden. Bei der entsprechenden Gesetzesgebung wurde kein Unterschied zwischen synthetischen und natürlichen Riechstoffen gemacht. Zwischen Januar 2003 und 31. Dezember 2004 wurde in einer ausgiebigen Studie an 21.325 Ekzempatienten

jedoch festgestellt, dass nur sieben dieser Stoffe wirklich starkes Allergiepotenzial haben. Die Politik hat diese Erkenntnisse bislang ignoriert. Bis 2028 werden weitere gut 50 Naturdüfte als (vermeintliche) Allergene zu deklarieren sein, sodass als Kosmetikum deklarierte ätherische Öle mit insgesamt bis zu 82 »bedenklichen« Stoffen gekennzeichnet werden müssen.

Potente Allergene
Baummoos-Extrakt
Eichenmoos-Extrakt
Farnesol
Hydroxycitronellal (synthetischer Maiglöckchenduft)
Isoeugenol
Lyral (synthetischer Maiglöckchenduft)
Zimtaldehyd
Moderate Allergene
α-Amyl-Zimtalkohol
Benzylcinnamat
Citral
Citronellol
Cumarin
Eugenol
Geraniol
Lilial (synthetischer Fliederduft)
d-Limonen
Zimtalkohol
Schwache Allergene
α-Amyl-Zimtaldehyd
Anisalkohol
Benzylalkohol
Benzylbenzoat
Benzylsalicylat
α-Hexyl-Zimtaldehyd
Linalool
Methylheptincarbonat
γ-Methylionon

Aus all diesen Gründen ist es immens wichtig, dass aromatherapeutische Anwendungen von gut geschulten Menschen ausgeübt werden und dass nur ätherische Öle bestmöglicher Qualität und natürlichen Ursprungs verwendet werden. Ich bin in den über dreißig Jahren meiner aromatherapeutischen Tätigkeit noch nie Unverträglichkeiten oder gar Beschwerden begegnet, benutze allerdings für meine KlientInnen und auch für meine Familie ausschließlich Öle vertrauenswürdiger Lieferanten.

Man kann nicht in zwei Wochen zum Aromatherapeuten werden

Vielmehr ist neben Fortbildungskursen, die aus mindestens 160 Stunden bestehen sollten, noch reichlich praktische Erfahrung unerlässlich. Dennoch können viele ätherische Öle im familiären Bereich als wertvolle Hilfe bei alltäglichen Beschwerden und Befindlichkeitsstörungen eingesetzt werden. Es müssen lediglich einige Regeln befolgt werden, vor allem was Verdünnungen und die Auswahl der passenden ätherischen Öle anbelangt.

Dosierung und Verdünnung der ätherischen Öle

Raumbeduftung: Duftlampen und Vernebler sind zwar keine Aromatherapie, können jedoch in gesunden Zeiten für Entspannung und Wohlbefinden sorgen und in Zeiten von Krankheit die Raumluft entkeimen und somit das Immunsystem unterstützen. Kaltvernebler und Ventilatorsysteme sind immer besser für die Öle und für die Gesundheit als Hitzequellen, da sich durch Überhitzung schädliche Verbrennungsprodukte bilden können, die vor allem die Atemwege von Kindern reizen können.
Es ist wichtig, je nach Öl nur ca. drei bis sechs Tropfen ins Wasser einer Duftlampe zu geben und die Öle nicht zu stark zu erhitzen. Bei kerzenbetriebenen Duftlampen sollte unbedingt beachtet werden, dass der Abstand zwischen Kerze und Wasserbehälter mindestens 10 cm beträgt oder aber dass der Wasserbehälter ausreichend Wasser fasst. Die Temperatur des Wassers sollte 40 bis 50 Grad Celsius nicht übersteigen. Vom Dauerbetrieb wird abgeraten, die Öle sollten höchstens dreimal am Tag für je eine halbe bis eineinhalb Stunden vernebelt werden. In vielen modernen Verneblergeräten sind darum Zeitschaltuhren integriert. Diese eignen sich ideal zum Gebrauch in Kinderzimmern und im Klinik- sowie Heimbereich. Auch für kurze Inhalationen bei Schnupfen und Bronchitis können diese Geräte verwendet werden.

Hautanwendungen: Bei der Anwendung auf der Haut gehen je nach Land, Schule und Weltanschauung die Meinungen über den Grad der Verdünnung von ätherischen Ölen auseinander. Wenn sich die behandelnde Person mehr zur »englischen Schule« hingezogen fühlt, wird sie oftmals zweiprozentige Verdünnungen zur äußeren Anwendung verwenden oder empfehlen. Anhänger der »französischen Schule« schwören auf vielfach höhere Verdünnungen oder verwenden die Öle sogar pur und auch innerlich. Jedoch ist diese hoch dosierte Art der Anwendung (offiziell) nur französischen Ärzten vorbehalten. Im deutschsprachigen Raum sind frei verkäufliche Medikamente mit zehn- (Lavendelöl von Wala) bis 50-prozentigem Anteil (Tigerbalsam) erhältlich.

Die Mehrheit der Autoren empfiehlt für medizinische Laien folgende Vorschläge, die sich in der Praxis als sehr erfolgreich bewährt haben. Zudem sind die immer knapper werdenden Ressourcen zu bedenken: Wenn hoch verdünnte ätherische Öle in den meisten Fällen völlig ausreichend wirksam sind, wäre es ökologisch unsinnig, die Naturdüfte unnötig zu verschwenden. Zudem wirken die in fast allen ätherischen Ölen enthaltenen Monoterpene als Lösungsmittel. Diese Eigenschaft macht sie stark bei Krankheitskeimen, sie können jedoch bei dauerhaften Überdosierungen unsere Haut und unsere Schleimhäute angreifen.

Ein einziger Tropfen Zitronenöl entspricht den Schalen von drei bis vier abgeraspelten Zitronen. Ein einziger Tropfen Thymianöl entspricht mehreren mittelgroßen Thymianpflanzen. Ein Tropfen Melissenöl entspricht gar mehreren Schubkarren voll mit diesem Duftkraut.

Anders ausgedrückt: Je erfahrener die behandelnde Person ist und je medizinischer sie arbeitet, desto höher kann dosiert werden. Ärzte und Heilpraktiker sind dafür zudem entsprechend juristisch abgesichert. Es gibt eine Richtung der Aromatherapie, die extrem viel ätherisches Öl – bis zu 5 ml – pur auf die Haut gibt, sodass an den betreffenden Stellen sogar Blasen entstehen können. Diese Reaktion wird als »willkommenes Zeichen der Entgiftung« erklärt. Lassen Sie sich nicht darauf ein, medizinische Laien dürfen solche »Reiztherapien« keinesfalls ausführen, schwere gesundheitliche Schäden können folgen.

Laien und empfindliche Menschen sind mit ein- bis dreiprozentigen Verdünnungen bestens versorgt, oft zeigen schon 0,5-prozentige Mischungen außergewöhnlich gute Ergebnisse, v. a., wenn chronische Leiden über einen längeren Zeitraum behandelt und begleitet werden müssen.

Verdünnung des ätherischen Öls	0,5–1 % in Trägeröl	1,5–3 % in Trägeröl	5–10 % in Trägeröl	pur, 1–3 Tropfen
Alter	Säuglinge, verwirrte Menschen, alte Menschen	stabile Kinder, ab Schuleintritt 1,5 %, ab 12 Jahre 3 %, stabile Erwachsene	stabile Erwachsene	Kinder ab 1,5 Jahre, Erwachsene
Anwendung	Wohlfühl- und Wellnessmassagen	Wohlfühl- und Wellnessmassagen	Sport- und medizinische Massagen	Auflagen
Indikation	chronische Erkrankungen, Sterbebegleitung, psychosomatische Beschwerden	Schmerzen, Verletzungen und Erkrankungen	in Ausnahmefällen und kurzzeitig bei starken Schmerzen, akuten Verletzungen und Erkrankungen	als Erste Hilfe und einmalig bei akuten Verletzungen: Schnitte, Stiche, Schürfwunden
Beeinflusst v. a.	Psyche	Körper und Psyche	Körper	Körper
Ätherische Öle	alle nicht giftigen Öle, Blütendüfte	bei Kindern, auf Schleimhäuten und bei empfindlicher Haut: kein Bohnenkraut, Thymian	kein Bohnenkraut, Thymian Ct. Thymol, Gewürznelke, Wintergrün, Zimt	nur Cistrose, Immortelle, Lavendel, Manuka, Rose, Teebaum (frisch!)

Da Laien nicht über milligramm-exakte Apothekerwaagen verfügen, gehen wir je nach Tropfeinsatz und Viskosität des jeweiligen Öles davon aus, dass 25 bis 35 Tropfen einem Milliliter entsprechen. Die Verdünnungen sind dann recht einfach zu machen:

1 Esslöffel (EL) = 3 Teelöffel (TL)
1 Teelöffel (TL) = 5 Milliliter (ml)
1 Esslöffel (EL) = 15 Milliliter (ml)

Dosierung	Trägeröl	Atherisches Öl
0,5-prozentig	10 ml	1 Tropfen
	20 ml	2 Tropfen
	50 ml	5 Tropfen
	100 ml	10 Tropfen
1-prozentig	5 ml	1 Tropfen
	10 ml	2 Tropfen
	20 ml	4 Tropfen
	50 ml	10 Tropfen
	100 ml	20 Tropfen
2-prozentig	5 ml	2 Tropfen
	10 ml	4 Tropfen
	20 ml	8 Tropfen
	50 ml	20 Tropfen
	100 ml	40 Tropfen
3-prozentig	5 ml	3 Tropfen
	10 ml	6 Tropfen
	20 ml	12 Tropfen
	50 ml	30 Tropfen
	100 ml	60 Tropfen

Anwendungsmöglichkeiten der ätherischen Öle	
Wohlfühlmassage	Erwachsene 0,5–3 % in fettem Öl Kinder 0,5–1,5 % in fettem Öl
Medizinische Massage	Erwachsene 5–10 % in fettem Öl
Creme	1 % in Creme-Grundlage oder in Aloe-vera-Gel
Deodorant	3 % ätherisches Öl in Alkohol oder in Hydrolat
Kompresse	3–4 Tropfen in 1 Esslöffel Öl (bei Prellungen, Hämorrhoiden)
Haarwasser	3–5 % ätherisches Öl auf Alkohol mit Hydrolat (1:1)
Vollbad, Fußbad	6–10 Tropfen ätherisches Öl mit 2 Esslöffeln Honig oder Meersalz emulgieren
Sitz-/Teilbad	3–5 Tropfen ätherisches Öl mit 2 Esslöffeln Honig oder Meersalz emulgieren
Gurgeln bei Halsschmerzen	1 Tropfen auf 2 Esslöffel Meersalz, ein Drittel davon in Glas mit lauwarmem Wasser
Inhalation	1–2 Tropfen in heißes Wasser
Duftlampe	2–5 Tropfen, kein Dauerbetrieb

Auf einen Blick: Dosierungen und Vorsichtsmaßnahmen bei Selbstmedikation (äußerliche Anwendung)		
Säugling		*maximal 0,5-prozentige Verdünnungen bzw. so stark verdünnen, dass man den Duft als Erwachsener kaum noch wahrnimmt*
	✗	niemals mentholig-eukalyptische Öle, keine hautreizenden Öle wie Thymian Ct. Thymol, Gewürznelke, Zimt
	✓	Rose, Lavendel, Mandarine, Thymian Ct. Linalool, Sandelholz, Fenchel, Echter Majoran
Kleinkind ab 1 Jahr		*maximal 1-prozentige Verdünnungen bzw. so stark verdünnen, dass man den Duft als Erwachsener nur wenig wahrnimmt*
	✗	keine mentholig-eukalyptische Öle; keine hautreizenden Öle wie Thymian Ct. Thymol, Gewürznelke, Zimt
	✓	Thymian Ct. Geraniol, Orange, Zitrone, Cajeput, Bergamottminze, Manuka

Kind ab 6 Jahre		*maximal 1,5-prozentige Verdünnungen bzw. so stark verdünnen, dass man den Duft als Erwachsenener nur schwach wahrnimmt*
	✗	nur bei Akzeptanz des Kindes mentholig-eukalyptische Öle; hautreizende Öle wie Thymian Ct. Thymol, Gewürznelke, Zimt nur stark verdünnt auf Fußsohlen
	✓	bis auf toxische Öle sind alle Öle in kindgerechter Verdünnung erlaubt, vorher auf Akzeptanz testen; Wintergrünöl nicht unter 12 Jahren einsetzen
Schwangerschaft		*im ersten Trimenon (drei Monate) nur Zitrusöle und bei Übelkeit Pfefferminze nur zum Inhalieren; nach drei Monaten maximal 1-prozentige Verdünnungen*
	✗	keine stark anregenden und durchblutungsfördernden Öle wie Rosmarin Ct. Campher, Thymian Ct. Thymol, Gewürznelke, Zimt
	✓	Rose, Neroli, Lavendel, Thymian Ct. Linalool, Sandelholz, Echter Majoran, Cajeput, Manuka
Krebs (hormonabhängig)	✗	keine Öle, die nach Fenchel oder Anis duften, sowie Salbei und Muskatellersalbei täglich und deutlich unter 2 Prozent verdünnt, keine festen Massagen
	✓	alle Öle erlaubt, die subjektiv zur Angstlinderung und Entspannung verhelfen
Entzündungen	✗	keine festen Massagen mit durchblutungsfördernden Ölen, eher starke Verdünnungen
	✓	Rose und Rosenhydrolat, Deutsche Kamille (blau), Schafgarbe, Weihrauch, Myrrhe, Litsea, Echte Melisse, Zitronenmyrte
Epilepsie	✗	keine scharf-stechend duftenden Öle verwenden, keine Öle mit Borneon (Rosmarin Ct. Campher), Thujon, Pulegon, Pinocamphon
	✓	Lavendel, Römische Kamille, Mandarine rot, Echter Majoran

Allergie(n)		*peinlich genau auf frische Öle und allerhöchste Qualität achten, vor allem bei Ölen mit hohem Anteil an Monoterpenen*
	✓	Deutsche Kamille (blau), Myrte rot (nordafrikanisch), Manuka, Atlaszeder
Asthma	✗	Öle mit Eucalyptol (1,8-Cineol) und Menthol nur nach behutsamem Test (riechen, vorsichtig einatmen)
	✓	entkrampfende Öle wie Neroli, Mandarine, Petitgrain, Lavendel
Sterbebegleitung	✗	nur sanfte Streichungen, möglichst wenig an Extremitäten, eher zur Körpermitte hin; Öle so stark verdünnen, dass man den Duft kaum noch wahrnimmt
	✓	alle Öle, die wohltun, sind erlaubt: Rose, Neroli, Weihrauch, Adlerholz/Oud, Iris, Sandelholz, Himalajazeder, Orange, Römische Kamille, möglichst nach Vorliebe, gegebenenfalls mit Angehörigen klären

Auswahl der ätherischen Öle

Wenn ätherische Öle im Familienumfeld angewendet werden, sollte vor allen Dingen die Nase der Anwender und Anwenderinnen entscheiden: Ausgewählt werden Düfte, die ganz spontan gefallen, also Wohlfühlöle, die guttun. Natürlich können bei bestimmten Beschwerden Öle auch gezielt verwendet werden, beispielsweise in Form der bewährten Rezepte, die in den folgenden Abschnitten vorgestellt werden. Oder aber Sie gehen intuitiv vor und lassen sich auf der Liste der »Öle-Kosenamen« (siehe ab Seite 269) von einer Eigenschaft verführen, die momentan am besten zu Ihren Bedürfnissen passt, lesen den entsprechenden Text und testen/kaufen das Öl daraufhin. Wenn Sie das Öl noch nicht kennen, sollten Sie es auf einem Duftstreifen testen, da viele Öle pur, so wie sie sich in dem Fläschchen befinden, eher unangenehm riechen.

Wenn Sie sich noch nicht sicher im Umgang mit ätherischen Ölen fühlen, können Sie sich an der Ölesäule auf der folgenden Seite orientieren: Je weiter unten ein Öl steht, desto milder und unschädlicher ist es, desto eher kann es für empfindliche Personen wie Kleinkinder und ganz alte Menschen verwendet werden und desto fehlertoleranter ist es. Sie können also damit kaum etwas falsch machen, auch wenn Sie mal zu viel davon nehmen.

Je weiter oben ein Öl steht, desto sicherer sollten Sie im Umgang mit den Ölen sein. Öle, die ganz oben stehen, dürfen von Laien nicht verwendet werden, sie sollten auch nicht im klinischen Bereich eingesetzt werden. Tipp: Für Ihren privaten Gebrauch können Sie sich die Ölesäule im Copyshop kopieren lassen, eventuell mit der kleinen Dosierungstabelle von Seite 221 auf der Rückseite, lassen Sie das Blatt laminieren und bewahren Sie es bei Ihren Ölen auf.

Sade, Sassafras, Beifuß, Kalmus, Muskat, Rainfarn, Flohminze, Kampfer, Raute, Thuja, Wermut

Bay, (Berg-)Bohnenkraut, Ysop, Estragon, Gewürznelke, Oregano, Rosmarin Ct. Campher, Salbei, Zimt, Basilikum Ct. Methylch., Thymian Thymol Ct. Carvacrol

Angelikawurzel, Anis, Ackerminze, Kreuzkümmel, Citronella, Limette, Korianderblatt, Lemongrass, Litsea, Speiklavendel, Zitroneneukalyptus, Zitronenmyrte, Zitronen-Teebaum, Zitronenverbene

Alant, Bergamotte, Cajeput, Dill, Estragon, Eucalyptus (globulus, radiata, smithii)., Fenchel, Fichte, Kardamom, Kiefer, Kümmel, Lavandin, Lorbeer, Myrte Ct. Cineol, Niaouli, Pfefferminze, Ravintsara, Spearmint, Rosmarin (Ct. Cineol, Ct. Verbenon), Thymus mastichina, Weißtanne, Wintergrün, Zirbelkiefer

Adlerholz, Amyris, Basilikum Ct. Linalool, Benzoe, Bergamottminze, Cistrose, Champaca, Elemi, Clementine, Eucalyptus staigeriana, Frangipani, Galbanum, Ho-Blätter, Immortelle, Ingwer destilliert, Iris, Jasmin, Kamille, Karottensamen, Koriandersamen, Lavendel, Linaloe, Majoran, Mandarine, Manuka, Mastix, Melisse, Mimose, Monarde, Muskatellersalbei, Myrte, Neroli, Orange, Osmanthus, Palmarosa, Patchouli, Petitgrain, Pfeffer, Rose, Rosengeranie, Rosenholz, Sandelholz, Schafgarbe, Teebaum, Thymian (Ct. Geraniol, Linalool, Thujanol), Tolu, Tonka, Tuberose, Vanille, Vetiver, Wacholder, Weihrauch, Ylang Ylang, Zeder, Zitrone, Zypresse

Schnelle Hilfe für alle Fälle

In den folgenden Tabellen finden Sie die richtigen Öle zur aromatherapeutischen Anwendung sowohl bei körperlichen als auch psychischen Beschwerden. Suchen Sie zunächst nach der Beschwerde, die Sie behandeln möchten. Direkt unter der Indikation sind die passenden Öle aufgeführt. Nach meiner Erfahrung sind die jeweils ersten aufgeführten Öle bei vielen Menschen die wirksamsten. Öle in einer Zeile haben vergleichbare Wirkungen oder Zusammensetzungen. In der letzten Zeile der jeweiligen Indikation finden Sie die Art der Anwendung.
Im Zweifelsfall können Sie bei Wunden, Ekzemen, Insektenstichen, Stichen immer einen Tropfen pur des *Für-alle-Fälle-Mix* aus Lavendel, Manuka, Teebaum und Rose (Seite 82) einsetzen, damit ist sehr vieles abgedeckt. Es gelten die gelernten Anwendungseinschränkungen:

Je nach Alter und Gesamtzustand muss die Dosierung und die Anwendungsart angepasst werden, einige Öle (Pfefferminze, Gewürznelke und Wintergrün) dürfen auch verdünnt nicht bei Babys und ganz kleinen Kindern eingesetzt werden.

Anwendung bei körperlichen Beschwerden

Beschwerde	Aromatherapeutische Anwendung
Entzündungs-erscheinungen äußerlich (rot, wund, Hitze)	Rose destilliert, Rosen-Hydrolat aufsprühen Deutsche Kamille (blau), Schafgarbe Melisse, Lemongrass, Zitronenmyrte, Melissen-Hydrolat • je ½ Tropfen von zwei Ölen in 10 ml Aloe-vera-Gel
Raue, schuppige, aufgeplatzte Haut	Benzoe, Vetiver, Weihrauch Cistrose, Immortelle, Immortellen-Hydrolat • je 1 Tropfen von zwei Ölen in 10 ml/g Sheabutter, Olivenöl, Avocadoöl
Schnittwunde, Risse, Blutung	Cistrose (auch 1:1 mit Lavendel, pur auftragen) Lavendel (pur auftragen)
Chronisch infizierte Hautstellen	(v. a. pilzbedingt) Ho-Blätter, Manuka, Monarde, Patchouli Thymian (Ct. Linalool oder Ct. Geraniol) Rosengeranie, Palmarosa • je 1 Tropfen von drei Ölen in 10 ml Jojobaöl

Prellung, stumpfe Verletzung	gekühltes Immortelle-Hydrolat (auch 1:1 mit Lavendel) Lavendel (beide als Erste Hilfe pur, danach verdünnt) Kompresse mit kaltem Rosen-Hydrolat
Geschwür, Furunkel	Niaouli (1 Tropfen pur oder in Arhama-Salbe, Apotheke)
Virale Erkrankung	Ravintsara, Eucalyptus radiata, Thymian Ct. Thujanol Melisse, Lemongrass, Zitroneneukalyptus Zitronenmyrte, Zitronen-Teebaum • 1 Tropfen in heißem Wasser inhalieren • je 1 Tropfen von drei Ölen in etwas Honig emulgiert in der Badewanne oder als Fußbad • je 1 Tropfen von drei Ölen in der Duftlampe
Stabilisierung bei allergischen Zuständen	Atlaszeder, Zypresse Manuka, Atlaszeder Melisse, Deutsche Kamille (blau) Myrte, Niaouli • 1 Tropfen in die Duftlampe, in Balsam einarbeiten
Diffuse äußerliche Schmerzen	(Gelenke, Muskeln, Wachstumsschmerzen) Wintergrün, Lorbeer, Gewürznelke (für Kinder ab 10 Jahre) Lavendel, Speiklavendel Pfefferminze, Wacholder, Kiefer Thymian Ct. Thymol • je 1 Tropfen von drei Ölen in 10 ml Johanniskraut-Mazerat
Schnupfen, Bronchitis, Sinusitis	Cajeput, Niaouli, Ravintsara, Eucalyptus radiata Ysop (decumbens), Myrte, Thymian (mastichina) • je 1 Tropfen von drei Ölen in Duftlampe und in Balsam einarbeiten

Anwendung bei psychischen Beschwerden

Beschwerde	Aromatherapeutische Anwendung
Müde, schlapp, antriebslos, Rekonvaleszenz	Rosmarin-Hydrolat tropfenweise einnehmen Pfefferminze, Bergamottminze Rosmarin, Zitrone Kardamom Kiefer Pfeffer, Ingwer • 1 Tropfen in die Duftlampe • 1 Tropfen auf Papiertaschentuch und inhalieren • in Balsam einarbeiten
Angst, Albträume, Schock, Trauer	Neroli, Petitgrain, Orangenblüten-Hydrolat Römische Kamille Mandarine und Petitgrain Mandarinier Lavendel Majoran Melisse, Jasmin, Ylang Ylang, Iris 1-prozentig • je 1 Tropfen von drei Ölen in die Duftlampe • 1 Tropfen auf ein Papiertaschentuch und inhalieren • in Balsam einarbeiten • als Parfümroller
Psychisches Bauchweh, zu viel erlebt, Nicht-verdauen-Können	Orange und Grapefruit Fenchel, Anis, Koriandersamen • 1 Tropfen in der Hand mit etwas Pflanzenöl vermischen, satt auf dem Bauch einreiben, abdecken, Wärmflasche darüber

Prüfungsangst, Stress vor neuen Situationen	Neroli, Zitrone, Limette, Orangenblüten-Hydrolat Zypresse, Atlaszeder Zitronenbasilikum Petitgrain Kardamom • je 1 Tropfen von drei Ölen in die Duftlampe • 1 Tropfen auf ein Papiertaschentuch und inhalieren • in Balsam einarbeiten
Stresssymptome, extreme Unausgeglichenheit, vegetative Dystonie	Rosengeranie, Palmarosa, Petitgrain Zitronenbasilikum, Majoran Lemongrass, Zitronenmyrte • je 1 Tropfen von drei Ölen in die Duftlampe • 1 Tropfen auf ein Papiertaschentuch und inhalieren • in Balsam einarbeiten • als Parfümroller
Zur Stabilisierung, zum Erden, bei Kopflastigkeit	Atlaszeder, Himalajazeder Angelikawurzel, Narde Vetiver Iris 1-prozentig • je 1 Tropfen von drei Ölen in die Duftlampe • 1 Tropfen auf Papiertaschentuch und inhalieren • in Balsam einarbeiten • als Parfümroller
Einschlaf- und Durchschlafprobleme	Neroli, Lavendel, Mandarine, Melisse, Vetiver, Baldrian, Römische Kamille • Fußbad vor dem Schlafengehen: je 1 Tropfen von drei Ölen in 1 Esslöffel Honig emulgieren, in Eimer oder Schüssel mit warmem Wasser geben, 10 Minuten die Füße darin baden • je 1 Tropfen von drei Ölen in Balsam einarbeiten und vor dem Schlafen die Füße damit einreiben

Riechtraining – ohne Geruchssinn sind wir nur »halbe Menschen«

Das erste Kapitel dieses Buches ließ erahnen, wie wichtig Gerüche, insbesondere persönliche Duftvorlieben, für uns Menschen sind. Wir entstehen nur, weil eine »Duftspur« das Spermium zur Eizelle führt. Ein Leben lang werden wir »an der Nase« herumgeführt, bei unseren kulinarischen Vorlieben ebenso wie bei der Partnerwahl. Der Riechsinn ist in unserem Leben viel wichtiger, als wir Laien es ahnen! Die Bedeutung dieses vernachlässigten Sinnes wurde deutlich, als im Jahr 2004 der Nobelpreis für Medizin an Linda Buck und Richard Axel ging. Sie waren dem eigentlichen Riechvorgang besser auf die Spur gekommen.

In der innovativen Krebsfrüherkennung spielt das Riechen nun auch eine Rolle: Tumore strömen je nach Art unterschiedliche Riechmoleküle aus. In naher Zukunft könnte laut Prof. Dr. Dr. Dr. Hanns Hatt von der Uni Bochum eine Art systematischer »Riechdiagnostik« stattfinden, sodass die Tumorentwicklung bereits in sehr frühen Stadien erkannt werden kann. Erste Forschungsergebnisse zeigten, dass Tumore von neu entwickelten »elektronischen Nasen« aufgefunden werden können. Die Arbeit an der Weiterentwicklung sogenannter »e-noses« ist derzeit ein vielversprechender Forschungszweig.
Hunde, die sehr viel besser als Menschen riechen können, werden dafür bereits in der Medizin eingesetzt: Die Trefferquote von Hunden bei der Erkennung von Brustkrebs lag in Experimenten bei der ausgeatmeten Luft bei 98 Prozent, beim Urin bei 20 Prozent. Bei Blasenkrebs erkannten die Tiere bei 41 Prozent der betroffenen Personen anhand des Urins, bei Melanomen (schwarzem Hautkrebs) lag die Trefferquote bei 75 bis 85,7 Prozent. Besonders gut erkennt die Hundenase Lungenkrebs, die Erfolgsquote liegt bei 99 Prozent. Bei Eierstockkrebs wurden 97,5 Prozent der eingefrorenen Gewebeproben identifiziert.
Dieses Ergebnis konnte in der Klinik Schillerhöhe bei Stuttgart an 220 Personen bestätigt werden: Die speziell trainierten Hunde konnten mit wenigen Ausnahmen zwischen der Atemluft von 110 gesunden Personen, 60 Patienten mit Lungenkrebs und 50 Menschen mit COPD (»Raucherhusten«) unterscheiden.
Manche ätherische Öle bringen laut etlichen Studien Tumore zum Stagnieren oder sogar zum Schrumpfen, sie verhindern die Neubildung von den Tumor versorgenden Blutgefäßen oder regen den normalen »programmierten Zelltod« der krankhaft

wachsenden Zellen an. Einige Bestandteile von ätherischen Ölen zeigten sich in Tierversuchen als deutlich präventiv wirksam, d. h., Tiere, die mit krebsauslösenden Chemikalien in Kontakt kamen, erkrankten wesentlich seltener oder langsamer als ihre unbehandelten Artgenossen. Naturdüfte können bei uns Menschen, aufgrund ihrer Degenerationsvorgänge verlangsamenden Wirkung, einen gesundheitsstärkenden Effekt haben.

Mithilfe von seit ca. 20 Jahren gebräuchlichen Riechstiften können NeurologInnen neurodegenerative Krankheiten wie Morbus Parkinson und Morbus Alzheimer bei ganz frühen Symptomen aufdecken, denn diese gehen mit der schleichenden Degeneration von zwei relevanten Organen im Gehirn einher. Die beiden Riechkolben schrumpfen und die Funktion des Hippocampus, der gleichermaßen die Erinnerungen und auch Riechvorgänge »verwaltet«, lässt nach. Nach dem Schnuppern an diesen standardisierten Riechstiften (Sniffin' Sticks) muss beispielsweise die Duftintensität beschrieben werden; Düfte sollen voneinander unterschieden und möglichst auch identifiziert werden.
Je nachdem, welche Resultate sich zeigen, kann der geschulte Neurologe eine Richtung erkennen: Möglicherweise handelt es sich um ein Zittern anderer Herkunft oder die Vergesslichkeit ist beispielsweise stressbedingt. Sprechen aber die Resultate tatsächlich für eine deutliche Degeneration bestimmter neurologischer Systeme, dann kann der Fachmann die betroffene Person zu weiteren Untersuchungen schicken; beispielsweise mit bildgebenden Verfahren (z. B. Computertomografie) ins Gehirn schauen und sehr spezifische Bluttests machen. Umgekehrt zeigt die Erfahrung, dass frühzeitiges und regelmäßiges Riechtraining, wie weiter unten beschrieben, bei Betroffenen das fortschreitende Versagen der »grauen Zellen« zumindest etwas aufhalten kann.

Inzwischen ist bekannt, dass auch bei Covid-19 der Geruchssinn sehr häufig beeinträchtigt ist. Dieser lange völlig vernachlässigte Sinn rückt also neuerdings wieder in den Fokus der Wissenschaft. Zwar ist bereits lange bekannt, dass bei und nach etlichen viralen Infektionen immer wieder mit Riechstörungen gerechnet werden muss, doch gehört das Abfragen der Riechfähigkeit beim Verdacht auf eine Infektion mit dem »neuen Bösewicht« inzwischen zur Routine. Denn diese gut erfassbare Beeinträchtigung zählt inzwischen zum Symptomenkomplex dieser Erkrankung, auch wenn sie ansonsten asymptomatisch verläuft. Gemäß einer Studie vom Oktober 2020 des University College London (UCL) gehört der »ausgeknipste« Geruchssinn sogar zum eindeutigsten Symptom. Es wurden Daten aus ärztlichen Versorgungszentren in

London im Frühling 2020 ausgewertet, also bereits während der ersten Welle der Coronavirus-Pandemie. 567 TeilnehmerInnen, die über Geruchs- und/oder Geschmacksverlust klagten, wurden durch die Studienärzte per Onlinebefragungen betreut und auch auf SARS-CoV-2-Antikörper untersucht. Bei 77,6 Prozent der befragten Personen fiel dieser Test positiv aus.
Vier von zehn dieser infizierten Menschen, deren Geruchssinn beeinträchtigt war, hatten jedoch weder Fieber noch Husten, die bis dahin als die wesentlichen Symptome einer Covid-19-Erkrankung galten. Wer also sehr plötzlich die alltäglichen Gerüche von Kaffee, Zahnpasta, Knoblauch, Wein etc. nicht mehr oder nur sehr schwach wahrnehmen kann, sollte sich gemäß der Empfehlung der Studienleiterin Prof. Dr. Rachel Batterham sicherheitshalber isolieren. Aus Deutschland, von Prof. Dr. Thomas Hummel (Uni Dresden) kommt wiederum eine ganz neue spannende Info: Wer mit dem neuartigen Coronavirus infiziert ist, dem entströmt oft ein völlig veränderter Körpergeruch. Es ist noch nicht bekannt, woher dieses Phänomen stammen könnte.

Bei Anosmie (Unfähigkeit zu riechen) unbekannter Ursache – oder aufgrund der Covid-Erkrankung – wird tägliches Riechtraining empfohlen. Beispielsweise soll mehrmals täglich an Rosen-, Zitronen-, Eukalyptus- und Gewürznelkenduft geschnuppert werden. Auch stark duftende, gar stechend riechende Dinge aus dem täglichen Leben, wie Essig, ein früher vertrautes Parfüm, Terpentin etc., können zum Üben verwendet werden. Einen starken Reiz können Menthol bzw. Pfefferminzöl auslösen. Jeder ehemalige Covid-19-Patient mit Geruchs- und Geschmacksstörungen sollte mehrere Wochen auf diese Weise trainieren, insbesondere, wenn die Beschwerden über einen längeren Zeitraum anhalten. Prof. Hummel erklärt, wie es geht:
»Die Patienten sollen dabei jeden Morgen und jeden Abend für jeweils 30 Sekunden an vier verschiedenen Düften riechen. Dieses Training sollten sie konsequent über mindestens vier, teilweise aber auch bis zu neun Monate durchführen. Die Gerüche können dabei individuell gewählt werden. Wichtig ist nur, dass die Gerüche stark sind und einer der vier Düfte noch ein Gefühl wie ein Kribbeln, Stechen oder Kühlen auslöst.«
Ein ätherisches Öl sorgt bei Anosmie immer wieder für spannende »kleine Wunder«: Basilikumöl. Mithilfe der inzwischen überall erhältlichen selbst zu befüllenden Riechstifte können von Covid-Spätschäden Betroffene und ihre Angehörige ihr eigenes Riechtraining aus natürlichen Biodüften zusammenstellen. Vier bis fünf Düfte aus unterschiedlichen Geruchsgruppen kommen dafür infrage:

- Basilikum (*Ocimum basilicum*) oder Gewürznelke (*Syzygium aromaticum*)
- Pfefferminze (*Mentha piperita*) oder Eukalyptus (*Eucalyptus globulus*)
- Zitrone (*Citrus limon*) oder Bergamotte (*Citrus x bergamia*)
- Rosengeranie (*Pelargonium x graveolens*) oder Rose
- Vanille (*Vanilla planifolia*)

Geben Sie jeweils maximal 5 Tropfen des jeweiligen ätherischen Öls auf die Zellstoffröllchen (auf die angeschnittenen Seiten, denn manche Modelle sind mit einer schützenden Kunststoffschicht umgeben, diese nicht mit Ölen versehen). Schnuppern Sie mehrmals (mindestens zweimal) am Tag daran; tief einatmen und – ganz wichtig – eine Verknüpfung mit den anderen Sinnen herstellen: Wo roch ich Basilikum zuletzt? Wie sehen die Blättchen aus? Aß ich etwas Bestimmtes dazu, welche Farbe hatte die Beilage? Wie sehen Zitronen aus? Was macht deren Saft mit meinen Speicheldrüsen? Aus welcher Flasche trank ich zuletzt eine Limonade? In welcher Situation? Wie sieht eine Pfefferminzpflanze aus, welche Süßigkeiten duften nach ihr, wie raschelt oder klappert deren Verpackung? Und so weiter. Schnuppern Sie mindestens 30 Sekunden pro Übungseinheit.
Durch diese Verknüpfungen mit anderen Hirnarealen erfolgt ein vertieftes Lernen. Die Chance, dass das Riechvermögen wiederhergestellt werden kann, liegt höher als bei rein abstrakten Riechimpressionen.

Die Anwendung bei Kindern

Spätestens wenn der kleine Erdenbürger zu Hause ankommt, wünschen sich frischgebackene Eltern ein möglichst natürliches Leben für ihr Kind, vor allem ohne unnötige Chemie in der Ernährung und ohne Antibiotika bei Krankheiten. Beim ersten Kind sind wir noch recht hilflos und lassen uns schnell von vielen gut gemeinten Ratschlägen und warnenden Stimmen vonseiten der Ärzte aus der Ruhe bringen. Ab dem zweiten Kind vertrauen wir eher unserem Gefühl. Wir haben nicht mehr so viele Ängste, ob wir denn alles richtig machen. Viele Eltern verwenden nach ersten Erfolgen begeistert alte Hausmittel und auch ätherische Öle sowie Hydrolate.

Der in den folgenden Abschnitten an vielen Stellen empfohlene Balsam kann ganz schnell in der Küche hergestellt werden:

Grundrezept Familienbalsam

- 20 g Sheabutter
- 10 g fettes Pflanzenöl (möglichst aus zertifiziertem Bioanbau)

Vorsichtig im Wasserbad zusammenschmelzen (in kleinem, sehr sauberem Marmeladenglas oder in hübschem gläsernen Cremetiegel); nicht erhitzen. Wenn die Fettmasse fast kühl ist, die ätherischen Öle – je nach Rezeptur bis zu 30 Tropfen – hineingeben. Der Balsam hält so lange wie das empfindlichste Öl in der Mischung, also mit schonend raffiniertem Wildrosenöl maximal ein halbes Jahr, mit Jojobaöl oder Mandelöl ca. eineinhalb Jahre. Sie können sich auch einen kleinen Vorrat ohne ätherische Öle in einem kühlen Raum oder im Gemüsefach des Kühlschranks aufbewahren und bei Bedarf eine kleine Menge herausnehmen und je nach Beschwerde mit ätherischen Ölen versehen. Da dieser Balsam kein Wasser enthält, sind Konservierungsmittel nicht nötig. Er sollte dennoch immer mit einem sehr sauberen Teelöffel oder Spatel entnommen werden.

Homöopathie und Aromatherapie: Viele Therapeuten wenden seit gut drei Jahrzehnten beide Therapieformen parallel an und berichten allenfalls von sehr seltenen Störungen, beide Methoden vertragen sich also erfahrungsgemäß sehr gut. Therapeuten, die sich wirklich gut mit ätherischen Ölen auskennen, berichten über eine verstärkende Wirkung der Öle auf die Homöopathika. Eine Antidot-Wirkung kann allenfalls mal bei sehr hoch potenzierten homöopathischen Mitteln, beispielsweise bei Konstitutionsbehandlungen, bei zu zeitnaher Anwendung auftreten.

Wie grundsätzlich bei der Einnahme von homöopathischen Mitteln empfohlen wird, sollte immer mindestens 20 Minuten nach der Einnahme gewartet werden, bevor ätherische Öle aufgetragen oder gerochen werden. Wer ganz sichergehen möchte, meidet die folgenden ätherischen Öle und die entsprechenden Tees und Genussmittel sowie Kosmetika, die diese Öle enthalten: Kamille, Kampferbaum, Pfefferminze, Ackerminze (JHP), Rosmarin, Salbei.

Sehr empfindliche Patienten sollten auch ätherische Öle mit hohem Gehalt an Eucalyptol meiden: Cajeput, Eucalyptus (globulus, radiata), Lorbeer, Myrte (Türkei), Niaouli und Ravintsara.

Bachblüten, Aura Soma und ähnliche energetische Therapien vertragen sich sehr gut mit stark verdünnten aromatherapeutischen Anwendungen und vertiefen sich manchmal sogar gegenseitig.

Die folgenden Rezepte sind als Erste-Hilfe-Maßnahmen gedacht und ersetzen bei Verschlechterung der Symptome nicht den Rat des Arztes oder des Heilpraktikers. Sie können immer begleitend für medizinische Maßnahmen eingesetzt werden. Aromatherapie versteht sich als ganzheitliche Behandlungsmethode, in der nicht einzelne Symptome kuriert oder gar bekämpft werden, sondern auch die psychologischen Faktoren und Lebensumstände des Einzelnen berücksichtigt werden. Wie im Kapitel »Ätherische Öle von A bis Z« nachzulesen, deckt jedes Öl eine Vielzahl von Beschwerden ab und Aufgabe einer guten Aromatherapeutin ist es, zusammen mit ihren Patienten die bestmögliche Übereinstimmung herauszufinden. Dieses oder diese Öle werden dann sicherlich ein hohes Maß an Therapieerfolg zeigen. Wir arbeiten also FÜR den betreffenden Menschen und nicht GEGEN seine Symptome.

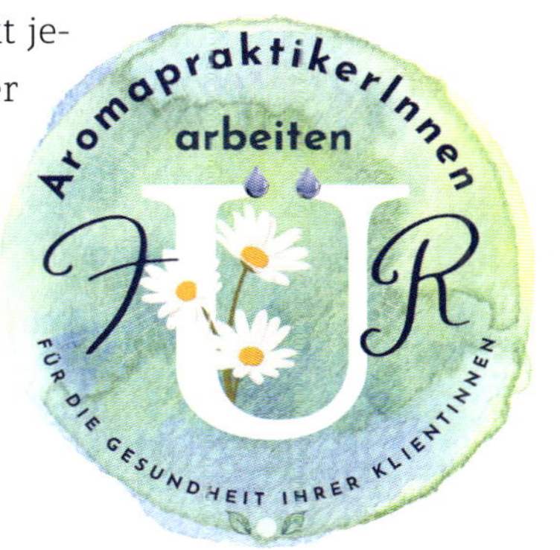

Ätherische Öle für Babys

Neugeborene haben einen guten Geruchssinn, mit dem sie nachweislich die eigene Mutter von anderen Personen unterscheiden können, sie können sogar einen Geruch erkennen, der das Fruchtwasser der werdenden Mutter prägte, z.B. wenn diese in der Schwangerschaft viele Produkte mit Fenchel- und Anisgeschmack zu sich genommen hat.
Dieses Gebiet ist zwar noch nicht gut erforscht, doch man vermutet, dass die Natur das Baby mit einem bestens funktionierendem Geruchssinn ausgestattet hat, damit familiäre Bindungen entwickelt werden können, die ja letztendlich das Überleben bedeuten können. Vieles deutet daher darauf hin, dass Babys durch schwere und aufdringliche Gerüche gestresst werden können. Das sollten junge Eltern bedenken, wenn sie stark parfümierte Kosmetika benutzen. Auch sollten sie im ersten Lebenshalbjahr des Kindes stark riechende Haushaltsmittel weglassen (Weichspüler, Duftkerzen etc.).
Säuglinge bis sechs Monate sollten nur bei starken Beschwerden mit ätherischen Ölen behandelt werden; Hydrolate, reine fette Öle, homöopathische/spagyrische

Mittel oder Tees sind meist die bessere Alternative. Bei Erkältungsbeschwerden könnte sich zudem durch den Einsatz von ätherischen Ölen zu viel Schleim in den Atemwegen lösen und – da ein Baby diesen noch nicht gut abhusten kann – zu Erstickung führen.

Körperpflege: Die Körperpflege sollte ohne mineralische Öle erfolgen, zur Reinigung genügt normalerweise warmes Wasser. Eine Flasche mit 250 ml Bio-Sonnenblumenöl, dazu je 2 Tropfen Rosenöl (destilliert) und Kamillenöl (deutsch) sowie 5 Tropfen Lavendelöl eignet sich hervorragend, um mit eingeöltem weichem Toilettenpapier die gröbere Reinigung vornehmen.
Zur Pflege von trockener Babyhaut kann hervorragend auch der Familienbalsam (siehe Seite 234) – pur oder mit 1 Tropfen Rosenöl – verwendet werden, genauso wie als Gesichtsschutzbalsam bei windigem und rauem Wetter.

Augenprobleme: Wenn die Augen eines Neugeborenen entzündet und verklebt sind, wird oft schnell zu antibiotischen Salben gegriffen. Meistens hilft ein Reinigen beider Augen mit (alkoholfreiem) Rosen-Hydrolat (immer mit neuen Pads oder Kompressen, pro Auge ein Pad!). Das kann einige Tage dauern, wirkt jedoch erfahrungsgemäß wesentlich nachhaltiger als die schulmedizinische Behandlung. Auch die Nabelpflege kann mit Rosen-Hydrolat und dem oben angegebenen Reinigungsöl erfolgen.

Schreikinder: Ständig schreienden Kindern, die oft Schmerzen durch Verschiebungen am Kopf- oder Halsskelett durch die Geburt zurückbehalten haben, kann neben einer guten physiotherapeutischen Behandlung (z. B. Cranio-Sacral-Therapie) mit 2 Tropfen des entkrampfend wirkenden Mandarinenöls in der Duftlampe geholfen werden.
Die speziell für Schrei- oder Bauchweh-Babys konstruierte eimer-artige »Badewanne« *Tummy Tub* ermöglicht dem unruhigen neuen Erdenbürger ein vertrautes Gefühl der warmen, wässrigen Umgebung. Einfach etwa 1 Esslöffel Rosen-, Neroli- und/oder Melissen-Hydrolat ins Wasser dazugeben.
Damit sich die gestressten Jungeltern nicht so hilflos fühlen, können sie ihren Liebling (und sich selbst) auch mit einigen Tropfen von folgender Mischung einreiben oder massieren:

- 50 ml Aprikosenkernöl (oder Mandelöl)
- 3 Tropfen Vanille-Extrakt
- 1 Tropfen Rosenöl

- 1 Tropfen Petitgrain-Mandarinier-Öl (oder Clementier)

Blähungen: Dies sind nicht immer reine Darmbeschwerden, sondern oft ein Zeichen dafür, dass zu vielfältige Eindrücke »nicht verdaut werden können« (viele Menschen, lauter Fernseher etc). Werdende Mütter bekommen zudem oft Eisenpräparate verschrieben, diese jedoch können die Bauchspeicheldrüse des Babys belasten, sodass Milchunverträglichkeiten begünstigt werden. In diesem Fall können Tropfen Speci-Chol spagyrisch (von Pekana, Apotheke) helfen, dazu eine ruhige warme Hand, auf das Bäuchlein aufgelegt und/oder eine Wärmflasche. Darunter in schlimmen Fällen einige Tropfen der angewärmten Ölmischung auftragen oder sanft im Uhrzeigersinn einreiben:

- 10 EL Mandelöl
- 1 Tropfen Fenchelöl
- 1 Tropfen Korianderöl
- 1 Tropfen Kümmelöl
- 1 Tropfen Mandarine-rot-Öl

Hautprobleme: Bei *rauer, entzündeter* Haut, vor allem im Windelbereich (frisches) Rosen- oder Kamillen-Hydrolat aufsprühen, nach dem Antrocknen eventuell etwas der folgenden Mischung auftupfen:

- 30 g Familienbalsam (siehe Seite 234)
- 1 Tropfen Rosenöl (destilliert)
- 1 Tropfen Sandelholzöl

Die Windel erst wieder schließen, wenn sich keine Feuchtigkeit mehr am Po befindet. Das Baby so oft wie möglich ohne Windel strampeln lassen.

Offene Stellen der Haut

Wenn alles nicht geholfen hat und die Haut bereits *offene Stellen* aufweist, verschreiben Ärzte oft antibiotische Salben. Wer der Babyhaut noch eine naturheilkundliche Chance geben möchte, probiert folgende Mischung:

- 10 ml Jojobaöl
- 10 ml Weizenkeimöl
- 2 Tropfen Sanddornfruchtfleischöl
- 4,5 ml Johanniskrautöl

- 4 Tropfen Manukaöl
- 1 Tropfen Rosengeranienöl
- 1 Tropfen Kamillenöl (deutsch)

Alle Zutaten in einer 30-ml-Braunglasflasche (Apotheke) mischen und tropfenweise auf oder um die wunden Hautstellen auftupfen.

Zahnen: Heiße Bäckchen beim Zahnen kann man gut mit Rosen-Hydrolat kühlen; wenn das Kind es als Spray nicht mag, kann man es auf ein Stofftaschentuch geben und als Kompresse benutzen. Folgender Ölmix kann bei Unruhe und Zahnungsschmerzen vorsichtig (von außen!) auf die schmerzende Wange gerieben werden:

- 30 ml Johanniskraut-Mazerat
- 2 Tropfen Lavendelöl
- 1 Tropfen Gewürznelkenöl
- 1 Tropfen Rosenöl
- 1 Tropfen Kamillenöl (deutsch)

Alle Zutaten in einer 30-ml-Braunglasflasche (Apotheke) mischen und tropfenweise sanft auf die äußeren Wangen auftragen.

Ätherische Öle für Kleinkinder

Wenn das Baby anfängt zu krabbeln und sich dann aufzurichten, entwickelt es auch gleichzeitig die Muskulatur, um kräftig zu husten. Die schleimlösende Eigenschaft der ätherischen Öle wird dem Kind somit immer weniger zur potenziellen Gefahr und bei Beschwerden kann nun auf sie zurückgegriffen werden – natürlich immer die kleinkindgerechte Verdünnung von maximal einem Prozent berücksichtigend (3 Tropfen ätherisches Öl auf 10 ml fettes Öl). Einen Anhaltspunkt ergibt der Geruchssinn des Erwachsenen: *Kleinkindmischungen sollten für die Eltern oder Betreuer nach fast gar nichts riechen, dann sind sie für das Kind meistens gerade richtig.*
Wenn der kleine Erdenbürger anfängt, die Welt zu entdecken, plagen ihn nicht nur weiterhin die durchbrechenden Zähne, sondern auch kleine Verletzungen, die er sich auf seinen Abenteuern zuzieht. In fast allen Fällen hilft der *Für-alle-Fälle-Mix* (siehe Seite 82), der dem Kind auch auf der seelischen Ebene Halt geben kann.

Ängste: Die Erkundung der weiten Welt bringt manchmal Ängste und damit *Einschlaf-*

schwierigkeiten mit sich. In diesem Fall können einige ätherische Öle wertvolle Verbündete sein, vor allem wenn man dem Kind eine passende Geschichte zum Duft erzählt. Beispielsweise kann auf das jeweilige Kind abgestimmt erklärt werden, dass eine folgende Ölemischung zwei Kraftöle enthält: eines gegen Albträume und eines gegen unliebsame Monster (Katze, Drachen, Zauberer etc). Im allabendlichen Ritual werden einige Tropfen davon auf die Fußsohlen eingerieben. Im Fall von sehr kitzligen Kindern kann es auch völlig genügen, nur die selbst eingeölte Elternhand an die Füßchen zu halten.

Schmetterlingstraum

- 3 Tropfen Vanille-Extrakt
- 2 Tropfen Mandarine-rot-Öl
- 1 Tropfen Lavendelöl
- 1 Tropfen Kamillenöl (römisch)

Mit 10 ml Jojobaöl mischen.

Eventuell kann auch einem Teddy oder einer Puppe ein Halstüchlein mit einem Tropfen Lavendel oder Vanille umgebunden werden und dann zum Stellvertreter von Mami oder Papi ernannt werden. Dem Kind wird erklärt, dass der Teddy von nun an – mit dem Kraftöl gewappnet – aufpassen wird.
Die Mischung eignet sich auch für Kinder, die unter *Trennungs- und Verlustängsten* leiden: Obige 7 Tropfen in 10 ml Wodka verschütteln und einige Tropfen davon auf ein Schmusetuch geben; den Alkohol kurz verflüchtigen lassen, bevor das Kind das Tuch zurückerhält. Auch hier helfen begleitende Geschichten, etwa von Feenparfüm oder Zauberwasser, die dem Tuch Schutzeigenschaften verleihen.

Schnupfen und Husten: Mit dem Familienbalsam (siehe Seite 234) lassen sich hilfreiche Nasen- und Brustsalben herstellen, die das Immunsystem entlasten und die Atemwege befreien. Dafür in die 30 g Familienbalsam folgende Öle einarbeiten und drei- bis viermal täglich auf Brust und Rücken sowie am Naseneingang einreiben:

- 5 Tropfen Lavendelöl
- 5 Tropfen Thymian-Ct.-Linalool-Öl
- 3 Tropfen Eucalyptus-(radiata)- oder Cajeputöl
- 3 Tropfen Koriandersamenöl
- 1 Tropfen Zitronenmyrtenöl

Neurodermitis: Bei immer mehr Kindern zeigen sich nach einigen Lebensmonaten

bzw. dem Beginn des Mitessens am Familientisch Unverträglichkeiten, allergische Ekzeme und Neurodermitis. Bei dieser genetischen Erkrankung kann der Körper die Linolsäure aus fetten Pflanzenölen nicht in γ-Linolensäure umbauen, diese sorgt jedoch unter anderem für glatte, elastische Haut. Darum hilft oft die Zufuhr in Form von Nachtkerzen- oder Borretschsamenöl (siehe Seite 176f. und 164), sie werden tröpfchenweise in die Mahlzeiten gegeben.
Im Fall von *starkem Juckreiz* hilft oft das kühlende native Kokosfett, das in Indien für die Babymassage beliebt ist. Zudem duftet es wunderschön. Folgender Balsam kann, auf leicht feuchter Haut (nach dem Bad oder eigene Hände mit etwas Rosen-Hydrolat befeuchten) aufgetragen, die unruhige Haut beruhigen und kühlen:

- 25 g Kokosfett
- 5 ml Arganöl
- 5 Tropfen Sanddornfruchtfleischöl
- 4 Tropfen Lavendelöl
- 1 Tropfen Rosenöl
- 1 Tropfen Cistrosenöl
- 1 Tropfen Vetiveröl

Drohende Erkältung: Die relativ hoch dosierte *Fußsohlen-Mischung* zum Einölen kann bei einer nahenden Erkältung oder bei starkem Kältegefühl die Krankheit abwehren. Etwas von der Mischung auf die Fußsohlen auftragen, danach (Woll-)Socken anziehen und die Füße mit einer Wärmflasche warm halten.

Fußsohlen-Mischung

- 1 EL Johanniskrautöl
- 3 Tropfen Lavendelöl
- 2 Tropfen Thymianöl (Ct. Linalool)
- 1 Tropfen Zimtblätteröl
- 1 Tropfen Zitronenmyrtenöl
- 1 Tropfen Ingweröl (destilliert)

Ohrenschmerzen: Als schmerzlindernde Begleitung zu Maßnahmen des Arztes mischt man folgende Öle mit 5 ml leicht angewärmtem Johanniskraut-Mazerat und reibt die Ohrmuschel sanft ein: 2 Tropfen Cajeputöl, 1 Tropfen Zitroneneukalyptusöl, 1 Tropfen Lorbeeröl.

Kopfläuse: Der Befall von Kopfläusen (*Pediculus humanis capitis*) ist zwar ungefährlich, jedoch überaus lästig. Die ganze Familie und ganze Schulen können befallen werden, sie sind schwer auszurotten, es sei denn, es werden bedenkliche chemische Produkte, die meistens nervenschädigend wirken, verwendet.
Die fetten Öle des indischen Neembaumes (siehe Seite 177f.) und des südamerikanischen Andirobabaumes (siehe Seite 161f.) bieten eine ungefährliche Alternative, da sie sehr erfolgreich gegen viele Arten von Parasiten wirken. Mischen Sie:

- 30 ml Jojobaöl
- 10 ml Neemöl
- 10 ml Andirobaöl
- 10 Tropfen Teebaumöl
- 10 Tropfen Eukalyptus-radiata-Öl
- 10 Tropfen Speiklavendelöl
- 5 Tropfen Rosengeranienöl
- 5 Tropfen Gewürznelkenöl

Tragen Sie davon 10 ml auf die Kopfhaut auf. Plastikduschhaube überziehen und für einige Minuten fönen. Danach wäscht man die Haare mit etwas vom folgenden Shampoo:

- 100 ml eines möglichst neutralen Shampoos
- 5 ml Neemöl
- 10 Tropfen Teebaumöl
- 10 Tropfen Eukalyptus-radiata-Öl
- 10 Tropfen Speiklavendelöl
- 5 Tropfen Gewürznelkenöl

Etwas einziehen lassen. Diese Prozedur kann auch umgekehrt vorgenommen werden und man belässt das Öl für einige Stunden auf dem Kopf.
Wichtig ist, immer wieder die Nissen (Läuseeier) mit einem speziellen Kamm auszukämmen und die Anwendungen mindestens neun Tage lang zweimal täglich zu machen, da auch die allerletzte Nisse erwischt werden muss. Zur Erleichterung gibt es neuerdings ein Nissenspray in der Apotheke, das diese einfärbt, sodass man sie besser erkennen kann.

Ätherische Öle für Schulkinder

Mit Eintritt in die Schule kommen neue Herausforderungen auf Eltern zu. Heutzutage ist es oft das Hyperaktivitätssyndrom, das Schulkinder auffallen lässt. Auch Stresssymptome wie Kopfschmerzen und Versagensängste sind keine Seltenheit mehr – und das schon bei Grundschülern. Um ein angepasstes Schülerleben nicht zu gefährden, wissen sich viele Eltern nicht anders zu helfen, als ihren Sprösslingen angeblich harmlose Psychopharmaka und sonstige Medikamente zu verabreichen. In vielen Fällen sprechen Schüler ausgezeichnet auf ein bisschen mehr Aufmerksamkeit und ein paar hilfreiche Düfte an.

Weg zur Mitte

Grundmischung für die Duftlampe:

- 60 Tropfen (3 ml) Mandarinenöl
- 60 Tropfen (3 ml) Lavendelöl
- 20 Tropfen (1 ml) Petitgrain-Mandarinier- oder Clementinier-Öl
- 5 Tropfen Kamillenöl (römisch)
- 5 Tropfen Rosengeranienöl

Starke Wurzeln wie ein Baum

Fußmassageöl

- 10 ml Mandelöl
- 3 Tropfen Vanille-Extrakt
- 2 Tropfen Orangenöl
- 1 Tropfen Vetiveröl
- 1 Tropfen Angelikawurzelöl

Hyperaktivität: Die Ursachen für Hyperaktivität (ADHD/ADS/HKS) sind noch nicht eindeutig erklärbar, es gibt vielfältige Ursachenmodelle: von Gehirnfunktionsstörungen über Impfschäden bis zu Nahrungsunverträglichkeiten. Unterstützend zu naturheilkundlichen Behandlungsmöglichkeiten wie Ernährungsumstellung, Kinesiologie, Bachblüten etc. sind regelmäßige sanfte Massagen, beispielsweise der Füße oder Hände, mit entkrampfenden ätherischen Ölen geeignet. Lassen Sie das Kind jeweils einen oder zwei kombinierbare Düfte aussuchen und mischen Sie diese mit Majoranöl.
Auch die Mischung »Konzentrations-Ass« (siehe Seite 243) kann hilfreich sein.

Prüfungsangst: Für Kinder, die aufgeregt vor Prüfungen sind, ja sogar Angst haben, vielleicht deswegen Durchfall und Bauchschmerzen bekommen, kann die Mischung *»Konzentrations-Ass«* eine enorme Hilfe sein. Sie wird so angewandt, dass Kopplungsmechanismen aktiviert werden (auch Anker genannt).

Deswegen ist es sehr wichtig, dass diese Mischung nur beim Lernen/Vorbereiten für das betreffende Fach geschnuppert wird (in der Duftlampe, auf einem Papiertaschentuch oder in einem selbst zu füllenden Riechstift, der monatelang verwendet werden kann). Immer wieder. Das Gehirn koppelt sehr schnell den Lerninhalt des schwierigen Faches, sagen wir Physik, an diesen besonderen Duft. Dieser Mechanismus funktioniert bei uns Menschen bestens, da Düfte in unserem Gehirn im Hippocampus verarbeitet werden, das ist eine der »Verwaltungsabteilungen« für unsere Erinnerungen. Wir können diesen Effekt bei uns oder bei unseren Kindern nutzen: Einfach das Duftfläschchen mit in die Prüfungs- oder vielleicht Bewerbungssituation mitnehmen und daran schnuppern. Oder bereits zu Hause einige Tropfen auf ein Papiertaschentuch träufeln und dieses in die Brusttasche oder ins Federmäppchen tun.

Danach wieder entfernen, damit die Kopplung nicht verwischt wird. Und auch bei anderen Lernfächern nicht verwenden, dafür andere Mischungen nehmen. Wenn man für jüngere Kinder noch eine Prise Hokuspokus dazugibt (»diese Ölemischung verleiht dir Zauberkräfte«), ist der Erfolg vorprogrammiert.

Konzentrations-Ass (Grundmischung)

- 100 Tropfen (5 ml) Zitronenöl
- 40 Tropfen (2 ml) Petitgrainöl (die Sorte, die man mag oder am besten bekommt)
- 20 Tropfen (1 ml) Kardamomöl
- 20 Tropfen (1 ml) Pfefferminzöl
- 20 Tropfen (1 ml) Zypressenöl

In einem 10-ml-Braunglasfläschchen mischen und jeweils einige Tropfen für die geschilderten Anwendungen einsetzen.

Übergewicht: Folgende »leckere« Mischung kann Maßnahmen gegen Übergewicht unterstützen und eine »Fressattacke« verhindern, da sie den sinnlichen Effekt einer kohlenhydratreichen Mahlzeit nachahmen kann. Freilich müssen auch eine von Fachleuten überwachte Reduktionsdiät sowie sportliche Aktivitäten erfolgen. Folgende ätherische Öle in einem 10-ml-Braunglasfläschchen gut vermischen und fünf Tropfen davon auf das Zellfaserröllchen eines Riechstifts träufeln (oder auf einen in ein leeres Schraubfläschchen platzierten, kleinen Wattebausch). Mehrfach täglich, insbesondere vor Langeweile- und Heißhungerattacken, tief inhalieren.:

- 100 Tropfen (5 ml) Grapefruitöl
- 60 Tropfen (3 ml) Vanille-Extrakt
- 20 Tropfen (1 ml) Orangenöl
- 10 Tropfen Tonka-Extrakt
- 10 Tropfen Kakao-Extrakt
- 1 Tropfen Zimtrindenöl

Kopfschmerzen: Kindern ab ca. acht Jahren kann man bei stressbedingten Kopfschmerzen mit dem Pfefferminzroller helfen, den es als Euminz® in der Apotheke gibt. Oder man füllt einen leeren Glasroller, den man beim Kosmetik-Selbstmach-Handel (Bezugsquellen im Anhang) kaufen kann, mit 10 ml Wodka oder Weizenkorn und gibt 15 Tropfen Pfefferminzöl hinzu. Zu Beginn des Kopfschmerzes sollten der Haaransatz und der Nacken alle fünf bis zehn Minuten mit der Mischung benetzt werden, nach drei oder vier Anwendungen nur noch bei weiterem Bedarf.

Ätherische Öle für Teenager

Bereits bei Zehnjährigen bemerken viele Eltern die nahende Pubertät. Von Akne bis zu extremer Widerspenstigkeit und Zankeslust bleibt Eltern und Jugendlichen für die nächsten sechs bis acht Jahre oft nichts erspart. Oft ist es schwierig, sie in Zeiten dieser inneren und äußeren Not zu unterstützen. Der elektrische Duftstein mit entspannenden ätherischen Ölen kann dabei eine große Hilfe sein, vor allem Zitrusöle werden gerne selbst ausgesucht. Ein Hauch Zypressenöl dazu für die Konzentration oder eine Prise Atlaszedernöl für das Selbstbewusstsein runden die Beduftung ab.
Bei Kopfschmerzen oder Übelkeit helfen die zuvor stehenden Rezepte genauso wie die Mischungen bei Hyperaktivität und Übergewicht, das in der Pubertät zum besonders belastenden Thema werden kann.

Hautprobleme: Die »blühende« Haut kann mit folgenden schnellen Rezepten gut unter Kontrolle gebracht werden, doch ohne Ernährungsmaßnahmen geht auch hier nichts: Neben viel Obst und Gemüse dürfen die gesunden fetten Pflanzenöle nicht fehlen. Wasser und/oder Kräutertees müssen die Hauptgetränke sein. Alles Dinge, die natürlich uncool sind bei Jugendlichen, aber mit ätherischen und fetten Pflanzenölen lässt sich so manche Speise unauffällig aufpeppen (Rezeptideen siehe Seite 246f.)

Clear-a-Skin-Gesichtswasser

- 4 Tropfen Teebaumöl
- 2 Tropfen Salbeiöl
- 2 Tropfen Patchouliöl
- 2 Tropfen Benzoe(resinoid)
- 2 Tropfen Zitronen-Teebaumöl

In 10 ml Branntwein gut auflösen und mit 50 ml Hamamelis-Hydrolat und 50 ml Rosen-Hydrolat (mit Alkohol) gut verschütteln und etwas davon mit einem Wattepad zur porentiefen Reinigung der betroffenen Hautpartie (Nase, Stirn, Schultern) verwenden.

Akne-Akut-Roller

- 4 Tropfen Manukaöl
- 4 Tropfen Teebaumöl
- 4 Tropfen Lavendelöl
- 1 Tropfen Rosenöl (destilliert) oder 2 Tropfen Palmarosaöl

In 10 ml Wodka oder Gin (40 %) geben und vor jeder Anwendung gut verschütteln, nur auf einzelne Pickel tupfen; innerhalb von drei Monaten aufbrauchen, Rest entsorgen, da der Mix verkeimen kann.

Menstruationsprobleme: Viele junge Mädchen leiden sehr an den ersten Perioden, es sollte ihnen schnell geholfen werden, damit sich das ganze Thema nicht zum Albtraum entwickelt. Neben Nahrungsergänzungsmitteln wie Nachtkerzenölkapseln sollten die Mädchen einige Tage vor der zu erwartenden Blutung in einer der stark *entkrampfenden und stimmungsaufhellenden Ölemischungen* baden. Dazu wird eine der folgenden beiden Ölemischungen in einen Eierbecher mit flüssigem Honig oder mit Sahne gegeben, gut vermischt und in die fertig eingelaufene Badewanne gegeben.

Sweat Dreams (Süßes Bad)

- 5 Tropfen Vanille-Extrakt
- 4 Tropfen Grapefruitöl
- 1 Tropfen Kamillenöl (römisch)

Blue Sky (Herbes Bad)

- 4 Tropfen Lavendelöl
- 1 Tropfen Muskatellersalbeiöl
- 1 Tropfen Majoranöl

Bei *krampfartigen Schmerzen* während der Menstruation je 1 Tropfen Muskatellersalbeiöl, Orangenöl und Neroliöl in der Hand mit etwas Mandelöl verreiben, auf den Unterbauch auftragen, abdecken und mit einer nicht allzu heißen Wärmflasche warm halten. Oder je 1 Tropfen Majoranöl, Ylang-Ylang-Öl und Rosengeranienöl nehmen.

Wutanfälle: Bei wiederkehrenden Wutanfällen können je 2 Tropfen Petitgrainöl und Sandelholzöl im Duftstein oder in der Duftlampe die Gefühle etwas besänftigen. Auch das Versprühen von Orangenblüten-Hydrolat ist in solchen Fällen ratsam.

Lernprobleme: Bei Lernproblemen kann die unter Prüfungsangst auf Seite 242f. aufgeführte Mischung helfen, zu Hause kann ein Duftstein oder ein Vernebler mit Zitrone, Pfefferminze und Zypresse wertvolle Dienste bei der mangelnden Konzentration der Jugendlichen leisten.

Hilfe bei mangelndem Selbstbewusstsein: Wenn introvertierte Teenager an mangelndem Selbstbewusstsein leiden und vielleicht sogar gehänselt und gemobbt werden, kann eine Spur des schweren Atlaszedernöles in einer Lieblingsmischung aus Zitrus- und Blütenölen in der Duftlampe für etwas mehr Stabilität und Erdung sorgen. Auch Patchouli- und Vetiveröl, in Spuren mit anderen Ölen vermischt, können für die nötige Erdung und für mehr Realitätssinn sorgen.
Balance von innen: Um die innere Balance zu stärken, können diverse schnell zubereitete Mahlzeiten und Getränke mit wertvollen ätherischen und fetten Pflanzenölen angereichert werden. Sie sind für Kinder aller Altersgruppen nützlich und können je nach jahreszeitbedingtem Obstangebot variiert werden. Achten Sie darauf, alle ätherischen Öle in Bioqualität zu verwenden! Die folgenden Rezepte sind für vier Personen berechnet.

Lümmel-Limo

- 70 ml naturtrüber Apfelsaft
- 20 ml Bio-Himbeersirup
- 10 ml Rosen-Hydrolat
- 1 Tropfen Zedratöl (oder Zitronenöl)
- 5 Tropfen Vanille-Extrakt

Zutaten sehr gut verschütteln/verrühren und in einem schönen Glaskrug mit ca. 1 Liter Wasser (still oder mit Kohlensäure) aufgießen.

Quietsch-Quark

- 500 g Magerquark (Topfen)
- 25 Tropfen Sanddornfruchtfleischöl
- 25 Tropfen geröstetes Arganöl
- Saft von 1 Orange
- 1 zerkleinerte Orange (oder Apfel, Banane, Erdbeeren)
- 2 Tropfen Mandarinenöl
- 5 Tropfen Vanille-Extrakt

Alles verrühren und mit Agavensirup oder Honig süßen.

Coko-cool-Cake

- 4 Tassen Dinkelmehl
- 2 Tassen brauner Zucker
- 1 Tasse natives Kokosfett
- ¾ Tasse Kakaopulver (ohne Zucker)
- 1 Päckchen Backpulver
- 1 Tasse Mineralwasser

Alle trockenen Zutaten mit dem Mixer gut verrühren, das Mineralwasser dazugeben. Zum Schluss je 5 Tropfen Limettenöl und Vanille-Extrakt gut unterrühren. In einer Gugelhupfform 35–40 Minuten bei 175 Grad Celsius backen und nach dem Abkühlen mit Puderzucker bestäuben.

Gute-Laune-Omega-Müsli (auch als gesunde Zwischenmahlzeit oder Dessert)

- 200 g feine Haferflocken
- 20 g fein gemahlene Mandeln
- 20 g Kokosraspel
- 20 Tropfen geröstetes Arganöl
- 20 Tropfen Chiaöl (Omega 3)

Mit 250 ml Orangen- oder Multifruchtsaft und 250 g Joghurt verrühren.

- 1 Apfel in Würfel schneiden
- 1 Banane in Würfel schneiden
- 1 Tasse (tiefgekühlte) gemischte Beeren
- 5 Tropfen Orangenöl
- 5 Tropfen Vanille-Extrakt

Dazugeben und für 15 Minuten ziehen lassen, nach Geschmack mit Agavensirup oder Honig süßen und eventuell mit etwas Schlagsahne und Kakaopulver dekorieren; die Konsistenz der Speise soll so sein, dass sie fast vom Löffel tropft, je nach Art der Haferflocken saugen diese mehr Flüssigkeit als angegeben auf, eventuell etwas mehr Joghurt und Saft dazugeben.

Die Anwendung bei frauenspezifischen Problemen

Was strömt mehr Weiblichkeit und Sinnlichkeit aus als die Düfte edler Blüten? In der Aromatherapie sind Frauen diesbezüglich privilegiert, da sie aus dem Vollen schöpfen können: Uns stehen je nach Ätherisch-Öl-Firma 15 und mehr Blütenöle zur Verfügung. Einige nach Blüten duftende Öle werden aus Blättern oder Wurzeln destilliert. Bei jeder Art von körperlichem Unwohlsein oder bei seelischen Schieflagen können wir uns an diesen aufbauenden Düften stärken und wieder ins Lot kommen. Krisen werden erfahrungsgemäß besser bewältigt, wenn Körperöle und Bäder mit ätherischen Ölen eingesetzt werden. Fühlen Sie sich von einer der folgenden Affirmationen angesprochen?

Wirkstoff	Affirmation
Benzoe-Resinoid	*Geborgenheit und Wärme begleiten meine Seele.*
Champaca-Absolue	*Ich nehme die samtigen Seiten des Lebens an.*
Ginster-Absolue	*Ich genieße honigsüße Lebensfreuden.*
Jasmin-Absolue	*Ich lasse mich von Hingabe berühren.*
Orangenblüte-Absolue	*Vertrauen und Überfluss sind meine Verbündeten.*
Osmanthus-Absolue	*Ich wandle fröhlich und inspiriert auf kreativen Pfaden.*
Rose-Destillat	*Ich gebe mich der berauschenden Fülle des Lebens hin.*
Tuberose-Absolue	*Trost und Zuversicht geben mir unendliche Kraft.*
Tonka-Extrakt	*Ich finde mein Glück und lasse mich fallen in kuschelige Geborgenheit.*
Vanille-Extrakt	*Ich darf die Süße des Lebens voll und ganz auskosten.*

Der Zyklus und ätherische Öle

Der monatliche Zyklus findet nicht nur im Kleinen statt, sondern die beteiligten Hormone steuern auch größere Zyklen im gesamten Leben einer Frau. Zudem sind sie an seelischen Stimmungslagen beteiligt.

Es ist wichtig, bei Zyklusstörungen jeder Art die östrogenähnlichen oder -beeinflussenden ätherischen Öle nur in der ersten Zyklushälfte zu verwenden. In der zweiten Hälfte könnten sie – bei entsprechender Veranlagung dazu – verstärkte Blutungen verursachen. *Östrogene regulierende* ätherische Öle für die erste Zyklushälfte sind beispielsweise:

- Muskatellersalbei
- Salbei
- Fenchel

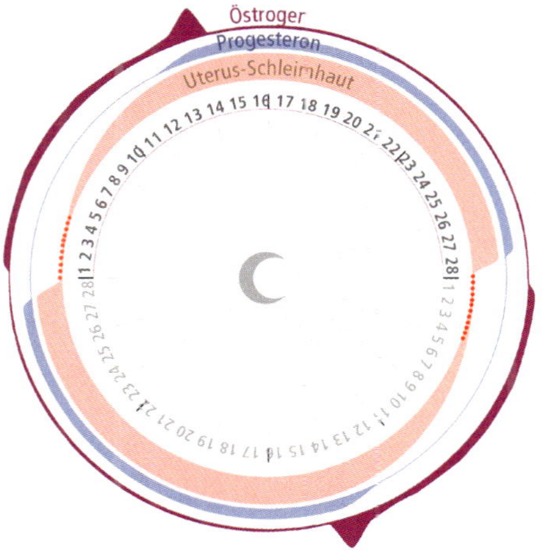

Muskatellersalbei sollte nicht länger als drei Monate hintereinander angewendet werden, der Zyklus könnte bei empfindlichen Frauen auf bis zu 20 Tage verkürzt werden. Ähnlich wie diese ätherischen Öle wirkt ein Tee aus Fenchel und Süßholz, der in diesen zwei Wochen getrunken werden kann. Rosengeranienöl und Jasmin-Absolue unterstützen bei Zyklusstörungen die hormonregulierende Wirkung der oben angegebenen Öle.
Bis heute ist nur ein ätherisches Öl bekannt, das eine *progesteronregulierende* Wirkung hat: Mönchspfeffer (oder *Vitex agnus-castus*). Da Progesteron in der zweiten Zyklushälfte bei vielen Frauen zu Wassereinlagerungen führt, verwenden wir in dieser Zeit reinigende, entgiftende und straffende Öle, die einen belasteten Stoffwechsel bei der »Engiftung« unterstützen können. Das sind vor allem:

- Bergamotte
- Kiefer
- Pfeffer
- Rosmarin
- Wacholder
- Zitrone

Unterstützend ist ein Tee aus Frauenmantel (*Alchemilla mollis*) und Mönchspfeffer (*Vitex agnus-castus*) hilfreich, der kurmäßig getrunken werden sollte.

Eine placebokontrollierte klinische Studie an 67 zufällig ausgesuchten Collegestudentinnen mit Menstruationskrämpfen, die jedoch ansonsten gesund waren und keine »Pille« einnahmen, konnte zeigen, dass eine Bauchmassage mit je 1 Tropfen Lavendel, Muskatellersalbei und Rosen-Absolue in 15 ml Mandelöl eine deutliche Verminderung der Krämpfe erbrachte. Die Placebogruppe, die sich nur mit Mandelöl massierte, und die Kontrollgruppe, die keine Behandlung vornahm, konnten diesen Erfolg nicht erreichen.

Gewichtsprobleme

Ganz oben auf der Liste der Frauenwünsche steht das Thema Abnehmen oder zumindest eine unkomplizierte Gewichtskontrolle. Ohne ausreichende Bewegung und bewusste Ernährung kann hier kein Wunder erwartet werden, jedoch scheinen Grapefruitöl und Vanille-Extrakt den Kampf gegen überflüssige Pfunde etwas zu unterstützen.
Im Rahmen der Aromapraktikerinnenausbildung von AiDA International und der Klinik Augustinum in München entstand im Frühjahr 2007 eine Facharbeit der Heilpraktikerin Gesine Revermann über die Wirkung von ätherischen Ölen zur Gewichtsabnahme, für die 13 Frauen und Männer über zwei Wochen beobachtet wurden. Die Teilnehmer sollten jeweils eine halbe Stunde vor den Mahlzeiten ein (nicht kunststoffhaltiges) Pflaster mit zwei Tropfen der unten im Kasten stehenden Abnehm-Mischung auf den Bauchraum kleben. Ansonsten sollten sie alle Ess- und Trinkgewohnheiten beibehalten. In Phasen von Hungergefühlen zwischendurch sollte an der Mischung gerochen werden. Ergebnis war, dass die Teilnehmer durchschnittlich 0,62 Kilogramm (Frauen) bis 1,46 Kilogramm (Männer) abnahmen und eine Reduzierung von Stress empfanden.

Abnehm-Mischung

- 50 % Grapefruitöl
- 33,3 % Vanille-Extrakt
- 16,6 % Zypressenöl

4,5 ml dieser Grundmischung
in 25,5 ml Aloe-vera-Mazerat geben.

Wie erklärt sich nun der erfreuliche Erfolg der Mischung? Grapefruitöl, das den größten Teil der Mischung ausmacht, wirkt stimmungsaufhellend und appetitregulierend. Körperlich sorgt es für eine gute Durchblutung der Haut und regt die Lymphe an. Der Vanilleduft besänftigt bei Ärger, Aggression und Frust. Die Zypresse steht als Sinnbild für das, was viele Menschen heute gerne sein würden: schlank und zentriert. Sie stärkt Nerven und Blutgefäße und hilft, innere Struktur aufzubauen.*

* Text mit freundlicher Genehmigung von Gesine Revermann

Begleitung in der Schwangerschaft

Die Anlagen des werdenden Menschen entstehen vor allem im ersten Schwangerschaftsdrittel (Trimenon), anschließend wachsen und verfeinern sich die angelegten Organe und Körperteile; in diesen nun folgenden beiden Dritteln geht es im Wesentlichen um das Wachstum.
Somit sind besonders in den ersten 12 bis 15 Wochen der Schwangerschaft toxische Substanzen sowie alle Öle zu meiden, die stark durchblutungsfördernd, menstruationsfördernd oder wehenauslösend wirken könnten.

In der Schwangerschaft zu meiden

- Anisöl
- Fenchelöl
- Gewürznelkenöl
- Salbeiöl
- Zimtrinde und Zimtblätteröl
- Zitronenverbeneöl

Da Schwangere einen stark ausgeprägten Geruchssinn haben, sollten sie in dieser Zeit insbesondere ihrer Nase trauen und sich nur mit den Düften umgeben, die ihnen guttun, daraus ergibt sich auch fast immer eine feine Dosierung.
Bei den typischen Schwangerschaftsbeschwerden können etliche ätherische Öle deutlich zur Verbesserung beitragen, daneben sollte unbedingt auch an den Einsatz von Hydrolaten, die milder und doch sehr effektiv sind, gedacht werden.
Massieren Sie bei Risikoschwangerschaften jedoch auf gar keinen Fall die Gegend um das Kreuzbein, denn dort liegen Nerven, die den Uterus versorgen; es könnten Wehen ausgelöst werden. Hier sind leichte Streichmassagen angebracht.

Übelkeit: Bei Übelkeit, vor allem in den ersten drei Schwangerschaftsmonaten, hilft je ein Tropfen folgender Öle, auf ein Papiertaschentuch gegeben und inhaliert:

- Kardamomöl
- Ingweröl (destilliert)
- Neroliöl
- Petitgrainöl
- Pfefferminzöl

Schwangerschaftsstreifen vorbeugen: Ab dem vierten Schwangerschaftsmonat etwa sollten Sie vorbeugend Bauch, Brüste und Hüften, eventuell Oberschenkel (bei starker Gewichtszunahme) zweimal täglich massieren (Zupfmassage). Sheabutter pur oder in Verbindung mit Ölen macht weich und elastisch. Je ein Tropfen folgender Öle im Familienbalsam (siehe Seite 234) macht die Haut ebenfalls elastischer:

- Lavendelöl
- Mandarine-rot-Öl
- Neroliöl
- Karottensamenöl
- Rosenöl (destilliert)

Hämorrhoiden: Geschwollene und schmerzhafte Hämorrhoiden im letzten Drittel der Schwangerschaft sind meistens *mechanisch* bedingt, weil das Baby je nach Lage und Gewicht wichtige Gefäße leicht abdrückt. Hilfreich ist es dann, die Bestandteile der Hämorrhoiden-Mischung gut zu verschütteln und entweder tropfenweise auf einen Wattepad als Kompresse zu geben oder (ohne das Hydrolat) in den Sheabutter-Familienbalsam (Seite 234) einzuarbeiten. Verwenden Sie die Mischung dreimal täglich. Dieser Balsam kann auch zur Pflege von Krampfadern eingesetzt werden.

Hämorrhoiden-Mischung

- 50 ml Hamameliswasser
- 5 Tropfen Rosengeranienöl
- 5 Tropfen Zypressenöl
- 1 Tropfen Sandelholzöl
- 1 Tropfen Mastixharz (wenn vorhanden)

Geburt: Während der Geburt sind Rose und Jasmin beliebt, auch Römische Kamille, Muskatellersalbei, Neroli, Lavendel und Rosengeranie können beim Loslassen helfen. Grundsätzlich ist es wichtig, dass die Gebärende ihrem »Nasengefühl« folgt. Erfahrungsgemäß kann sich ihr Lieblingsöl plötzlich falsch anfühlen und sie mag in dieser besonderen Situation einen völlig anderen Duft als unterstützend empfinden. Zimt und Nelke können eine stockende Geburt voranbringen, müssen jedoch von einer erfahrenen Hebamme eingesetzt werden, da sie bei unsachgemäßer Anwendung dem Baby schaden könnten. Gegen die Schmerzen können Sie sich die Kreuzbeingegend und eventuell den unteren Bauch mit Lavendel (notfalls pur) einmassieren lassen. Bei Blutdruckabfall können die Füße mit Rosmarin- und Zitronenöl massiert werden.

Stillzeit: Um ein Baby zu stillen, ist es unerlässlich, dass reichlich reizarme Flüssigkeit getrunken wird, vor allem Wasser ohne Kohlensäure oder/und dünne Kräutertees sowie stark verdünnte Fruchtsäfte. Für ein Milchbildungsöl mischen wir die folgenden ätherischen Öle und tragen sie immer nach dem Stillen auf, sodass das Baby nicht die volle Ladung abbekommt:

- 2 Tropfen Anisöl
- 2 Tropfen Fenchelöl
- 2 Tropfen Karottensamenöl
- 2 Tropfen Korianderöl
- 2 Tropfen Kümmelöl

… auf 50 ml Trägeröl (Calendula, Schwarzkümmel und/oder Mandel). Eine Quarkauflage (250 g zimmerwarmer Magerquark) mit je 1 Tropfen Rose und Lavendel hilft bei einer *Brustentzündung*.

Unerfüllter Kinderwunsch: Bei unerfülltem Kinderwunsch ohne erklärbare medizinische Ursache können ätherische Öle helfen, das feine hormonelle Gleichgewicht positiv zu beeinflussen. Die Frustrationen und der Stress, den das Thema nach einiger Zeit hervorruft, müssen reduziert werden, sonst klappt es erst recht nicht. Nicht umsonst »bringt der Storch« in traditionell lebenden Dorfgemeinschaften auch heute noch die Babys! Denn vor wenigen Hundert Jahren verhalf die »entgiftend« wirksame Zubereitung aus Storchschnabel (*Geranium robertianum*) Ehepaaren zum Kindersegen. Heute kann eine kurmäßige Anwendung von Rosengeranienöl Seele und Körper in Balance bringen. Der oft überaktive Teil des Nervensystems, der Nervus sympathicus, wird zugunsten des Nervus parasympathicus, der für Ruhe, Regeneration und auch eine entspannte Schwangerschaft sorgt, etwas heruntergefahren. Die Anwendung erfolgt als Badezusatz, Fußbad, Deo, Raumspray oder idealerweise als Partnermassage, beispielsweise in den Familienbalsam eingearbeitet. Oder einfach 5 Tropfen in 50 ml Mandelöl geben, dazu noch 5 Tropfen weiterer Lieblingsöle.
Des Weiteren helfen neben stimmungsaufhellenden Zitrusdüften auch Öle wie Majoran, Petitgrain, Neroli und Cistrose, beispielsweise in der Duftlampe und in Bade- und Körperölen.
Die Enttäuschung über das vermeintlich versagende Frausein sollte mit den Lieblings-Blütenölen so gering wie möglich gehalten werden. Zusätzlich ein Muss für beide Partner: Die kurmäßige Einnahme von Omega-3-Fettsäuren liefert die Bausteine

für die Geschlechtshormone; ohne diese wertvollen Fette kann der Hormonhaushalt nicht reibungslos funktionieren.

Menopause und Klimakterium

Leider gibt es noch nicht viele Erfahrungen über die Wirkung von ätherischen Ölen bei unangenehmen Symptomen des Klimakteriums. Fest steht, dass ätherische Öle diese Zeit des Übergangs deutlich erträglicher machen können, vor allem wenn Sie auf die Einnahme von künstlichen Hormonen verzichten.
Eine große Hilfe kann in einer Bewusstseinsänderung liegen: Wenn nach der letzten Regel das Hormon Testosteron im Körper einer Frau Oberhand gewinnt, können sich die sprachlichen Fähigkeiten besser ausprägen, die Frau wird geradliniger im Erreichen ihrer Ziele und kann auch mehr für sich und ihre Bedürfnisse eintreten. Dadurch, dass in diesem Alter meistens die Kinder aus dem Haus gehen oder es bereits sind, kann durch diese neuen mentalen Qualitäten ein neuer Lebensabschnitt begonnen werden, etwa durch eine berufliche Umorientierung oder neue Hobbys.
Der nach der Menopause erhöhte Spiegel des Hormons FSH wird nicht mehr für die Bereitstellung vom Ei eingesetzt, sondern kann anderweitig schöpferisch wirken: Probieren Sie Hobbys und Tätigkeiten aus, die Sie sich schon immer mal vorgenommen hatten!

Typische Wechseljahresbeschwerden: Im Klimakterium wird vor allem über Hitzewallungen, Reizbarkeit, zusätzliche Pfunde und Haarausfall geklagt. Da viele ätherische Öle sanft *regulierend* auf das Hormongeschehen wirken, haben wir eine wirksame Behandlungsmöglichkeit für all diese Beschwerden an der Hand. In einer Studie beispielsweise behandelten sich 15 Patientinnen nach einer Aromatherapie-Massage 30 Tage lang mit ausgewählten Ölen: Ylang Ylang, Muskatellersalbei, Rosengeranie, Rose destilliert, Melisse und Neroli. Bei allen Patientinnen trat eine deutliche Linderung fast aller Symptome ein.
Bei *Hitzewallungen* und Schweißausbrüchen hilft es, regelmäßig Pfefferminze- oder Rosen-Hydrolat auf Nacken und Handgelenke zu sprühen. Für kühlende Waschungen mischen Sie 100 ml neutrale Waschgrundlage mit 20 Tropfen Salbeiöl, 10 Tropfen Zypressenöl und 5 Tropfen Pfefferminzöl.
Freilich sollte so eine Behandlung mit optimaler Ernährung einhergehen. Eine bewusst positive Lebenseinstellung und körperliche Betätigung (zur besseren Versorgung der Knochen) verstärken all diese Maßnahmen.

Pilzinfektionen: Bei Pilzinfektion und/oder Infektion mit Chlamydien im Vaginalbereich sollte eine Grundmischung hergestellt werden aus:

- 30 Tropfen Thymianöl (Ct. Thujanol)
- 30 Tropfen Lavendelöl
- 20 Tropfen Niaouliöl
- 20 Tropfen Manukaöl

Davon 3 Tropfen in 5 ml Jojobaöl mischen und auf eine Binde oder einen Tampon geben sowie mit 3 Tropfen der Mischung zweimal täglich ein Sitzbad durchführen. Dafür gibt es praktische bidet-artige Einsätze für die Toilette. Wichtig ist es, auch den Partner mit dem Ölmix zu behandeln, damit bei Geschlechtsverkehr kein Pingpong aus Ansteckung und Wiederansteckung stattfindet.

Keine Lust mehr: Bei Rückgang der Libido helfen die auf Seite 248 aufgeführten Blütenöle, dazu je nach »Nasengefühl« noch Spuren von Adlerholzöl, Patchouliöl und Vetiveröl. Sie enthalten pheromonartige Stoffe, ähnlich den Duft- und Lockstoffen im Schweiß, und regulieren deshalb vermutlich das Zusammenspiel der Sexualhormone. Suchen Sie sich Ihre fünf liebsten Düfte daraus aus, mischen Sie je 3 Tropfen in 50 ml Sesam- oder Jojobaöl, geben Sie eventuell noch einige Tropfen des Lieblingszitrusöles dazu und pflegen Sie sich damit regelmäßig. Diese Mischung ist auch als Partner-Massageöl denkbar. Bei trockener Scheide sollten 10 ml Granatapfelsamenöl zugefügt werden.

Starke Blutung: Bei übermäßigen Blutungen, sei es bei Myomen, wegen Endometriose oder wechseljahresbedingt, können Tampons mit einem Tropfen Cistrosenöl (pur oder in etwas Jojobaöl) Linderung verschaffen. Auch die kurmäßige Einnahme von Cistrosen-Hydrolat kann hilfreich sein (dreimal täglich einen Teelöffel, drei Wochen lang, eine Woche Pause, danach nochmals drei Wochen lang).

Myome: Diese gutartigen Wucherungen des Muskelgewebes der Gebärmutter können, soweit bekannt ist, nicht mit ätherischen Ölen therapiert werden, jedoch kann frau oft einen Rückgang durch eine Ernährungsumstellung erreichen. Bei Zysten empfiehlt die bekannte britische Aromatherapeutin Valerie Ann Worwood, folgende Grundmischung herzustellen:

- 10 Tropfen Salbeiöl
- 10 Tropfen Fenchelöl
- 7 Tropfen Rosengeranienöl
- 3 Tropfen Rosenöl

1 Tropfen von dieser Mischung in 1 ml Trägeröl geben und damit den Unterbauch massieren, auch 6 Tropfen davon – emulgiert in etwas Honig – ins Bad geben. Bei Zysten und Myomen raten Naturheilkundlerinnen dringend zu einer zuckerfreien, schleimarmen und basischen Ernährung.

Bedenkliche Pap-Werte durch HPV: Durch Papillomviren können Entzündungen und Hautveränderungen hervorgerufen werden. Einige von ihnen kommen nur beim Menschen vor, darum ihr Name: Humane Papillomviren (HP-Viren oder HPV). Nach Eindringen in die Haut oder Schleimhaut vermehren sie sich im Inneren der Zellen. Diese Viren werden durch direkten Kontakt mit befallenen Haut- oder Schleimhautstellen übertragen, also insbesondere bei intimen Begegnungen.
Frauen bemerken eine Infektion mit HPV meistens nicht, denn sie verursacht keine Beschwerden und heilt meistens von ganz alleine, sofern das Immunsystem intakt funktioniert (dafür ist eine ausreichende Versorgung mit Vitamin D wichtig). Bei jungen Frauen sind HPV-Infektionen sogar sehr häufig und heilen üblicherweise schnell aus. Ein einmalig positiver HPV-Test ist also erst einmal kein Grund zur Besorgnis.
Bei älteren Frauen jedoch kann ein positives Ergebnis des HPV-Tests einen Hinweis auf eine lang anhaltende HPV-Infektion bedeuten. Es wird dann eine schnelle Kontrolle mit Gewebeentnahme (Kolposkopie mit Biopsie) empfohlen. Denn im ungünstigsten Fall kann diese Infektion zum Gebärmutterhalskrebs führen. Er kann erst viele Jahre, wenn nicht gar Jahrzehnte, nach der Infektion ausbrechen. Auch sind Tumore in der Scheide, am Penis, am After sowie im Mund- und Rachenraum möglich. Folgende Zäpfchen können selbst hergestellt werden und konnten schon zahlreichen Frauen helfen, ihre Intimschleimhaut zu regenerieren. Dies wurde von Gynäkologinnen bestätigt.

Vaginalzäpfchen bei HPV (die Mischung ist ausreichend für 30 Stück Ovula à 3 g):

- 90 g Kakaobutter
- 30 Tropfen Rose 10%
- 10 Tropfen Manuka
- 20 Tropfen Teebaum
- 15 Tropfen Melisse 10 %
- 15 Tropfen Cistrose
- 10 Tropfen Rosmarin Ct. Verbenon

Kakaobutter bei circa 37°C im Wasserbad schmelzen, ätherische Öle dazugeben, rühren und mit einer Pipette in 20 Stück à 3-g-Ovula-Formen füllen, abkühlen lassen, danach wird mit der dafür vorgesehenen Klebefolie die Oberseite verschlossen. Sie sind im Kühlschrank circa 4 Monate haltbar. Jeden Abend vor dem Zubettgehen 1 Zäpfchen einführen. Während der Periode pausieren. Empfehlenswert sind mindesten 2 Anwendungszyklen.
Ein ausgeprägter Vitamin D Mangel stellt ein erhöhtes Risiko dar, an einer Infektion mit HPV zu erkranken. Eine zusätzliche Behandlung mit Vitamin-D-Ovula führt erfahrungsgemäß zu erheblich verbesserten Heilungschancen, sodass eine bereits geplante und bevorstehende Operation abgewendet werden kann. Vitamin-D-Ovula sind in Apotheken erhältlich.

Nun hoffe ich, dass Ihnen diese Reise durch das riesige Duft-Universum Freude gemacht hat. Ich wünsche Ihnen Inspiration und auch den Mut, möglichst viele der Öle, Hydrolate und auch der Mischungen auszuprobieren.
Da ein Buch nur alle paar Jahre aktualisiert werden kann, lade ich Sie ein, mein Onlinemagazin (Blog) kostenlos zu abonnieren. Sie finden in weit über 1.000 Artikeln Ergänzungen, Antworten und auch Rezeptideen zu fast jedem Thema. Wenn Sie einen etwas tieferen Einblick in die wissenschaftliche Seite der ätherischen Öle suchen, finden Sie dazu auf meiner Website unzählige Studien: www.aromapraxis.de.

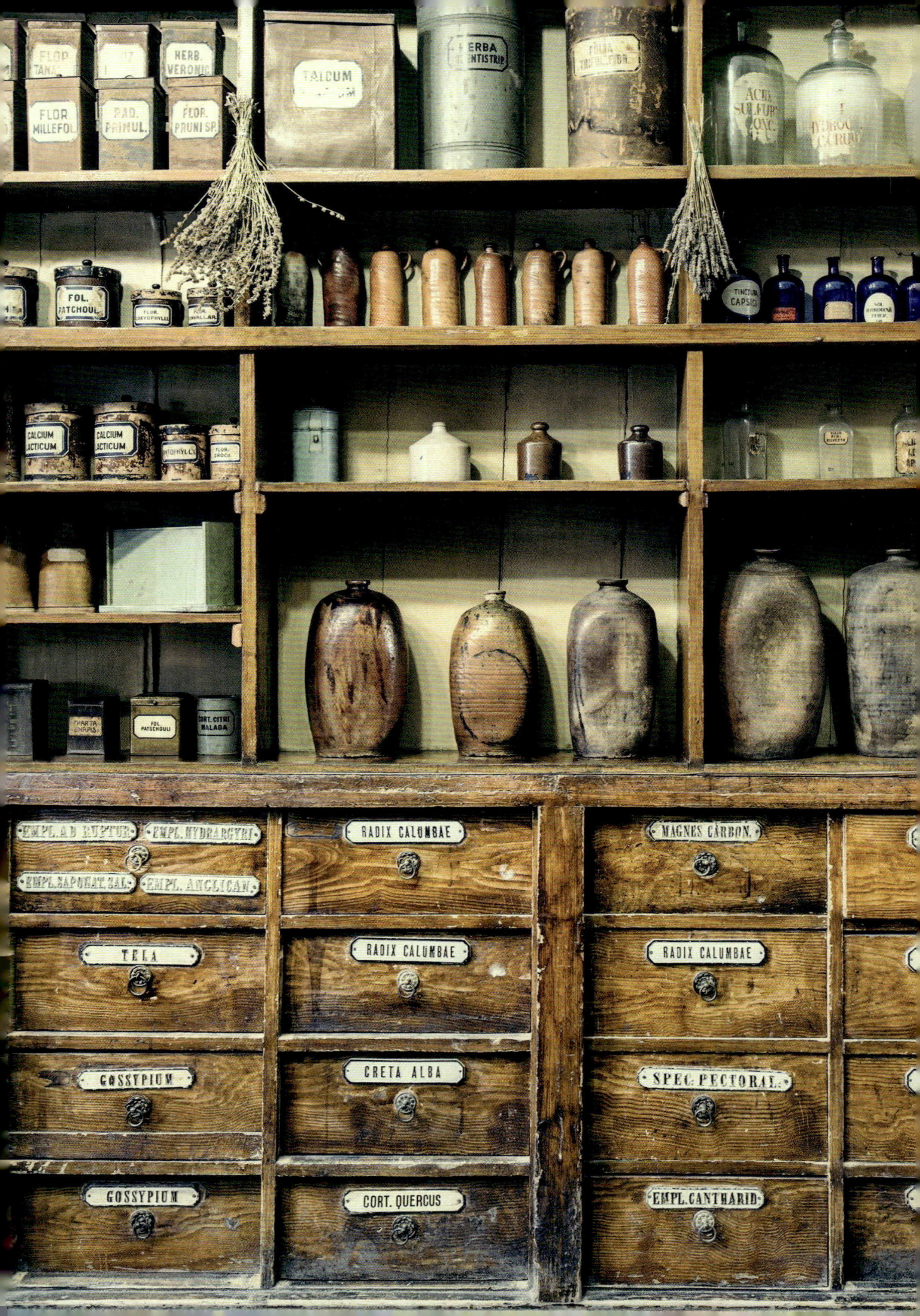

HERB. VERONIC
TALCUM
FLOR MILLEFOL.
RAD. PRIMUL.
FLOR. PRUNI SP.
FOL. PATCHOULI
TINCTUR CAPSICI
CALCIUM LACTICUM
CALCIUM LACTICUM
FOL. PATSCHOULI
CORT. CITRI MALAGA
EMPL. AD RUPTUR
EMPL. HYDRARGYRI
EMPL. SAPONAT. SAL.
EMPL. ANGLICAN.
RADIX CALUMBAE
MAGNES CARBON.
TELA
RADIX CALUMBAE
RADIX CALUMBAE
GOSSYPIUM
CRETA ALBA
SPEC. PECTORAL.
GOSSYPIUM
CORT. QUERCUS
EMPL. CANTHARID.

Anhang

Bezugsadressen

Ich pflege mit folgenden Firmen seit vielen Jahren den Austausch, kenne mindestens einen der GeschäftsführerInnen (GründerInnen, Importeure) persönlich. Ich schätze neben ihrem jeweiligen guten und zuverlässigen Sortiment einige ganz besondere Produkte, die in der rechten Spalte aufgeführt sind.

Bahnhof Apotheke D-87435 Kempten/Allgäu www.bahnhof-apotheke.de	bestens getestete und sichere Mischungen und Fertigprodukte mit ätherischen Ölen, vor allem für Schwangere und Babys, viele kostbare Naturdüfte als preisgünstige Verdünnungen in Jojobaöl
Farfalla CH-8610 Uster www.farfalla.ch	das schönste Zitronenöl weit und breit: Zedrat/Ur-Zitrone Hydrolate mit augenfreundlicher, natürlicher Konservierung
Feeling A-6822 Satteins/Vorarlberg www.feeling.at	ein Dutzend CO_2-extrahierte Öle (u. a. Flieder, Ingwer, Johanniskraut, Kaffee, Majoran), unbeduftetes Duschgel/Shampoo
Florentia CH-3098 Köniz www.florentia.ch	seltene, von Hand abgefüllte Öle von kleinen Produzenten, ästhetischer Aromakoffer, Inhalierstifte zum Befüllen
Jophiel Aromaöle D-93471 Arnbruck www.jophiel-aromaoele.de	Öle in Bioqualität »Made in Germany«, kleine, aber sehr feine Auswahl traumhaftes Melissen-Hydrolat
Maienfelser Naturkosmetik D-71543 Wüstenhof-Maienfels www.maienfelser-naturkosmetik.de	riesige Auswahl an superseltenen ätherischen Ölen die größte Auswahl an fetten Pflanzenölen im deutschsprachigen Raum
Neumond D-82399 Raisting bei München www.neumond.de	AQUAROMA Grapefruit® und andere traumhafte Raumsprays, teilweise mit jeweils nur einem Öl, speziell für Brunnen und Raumbefeuchter sehr hübsche Holzkästchen und -ständer für die Öle

Oshadhi D-77815 Bühl www.oshadhi.de	die größte Auswahl an Hydrolaten im deutschsprachigen Raum (über 70) riesige Auswahl an seltenen Ölen, viele Chemotypen einzelner Pflanzen
Primavera D-87466 Oy-Mittelberg www.primaveralife.com	das schönste Myrtenöl weit und breit: Myrte Anden erfrischender Pfefferminzeroller für unterwegs große Auswahl an Rosenöl-Qualitäten
Vivere Shop (Online und Geschäft) D-55765 Birkenfeld www.shop-vivere.de	Ätherische Öle von diversen Anbietern, Naturkosmetik und Zubehör zum Selbermischen, auch Formen für Zäpfchen

Weitere verlässliche Öleanbieter (ohne Anspruch auf Vollständigkeit):

www.aromalife.ch
www.aromapflege.com
www.arteverde.at
www.bergila.it
www.naturrohstoffe.de
www.phytomed.ch
www.senti-berlin.de
www.sonnenelixier.de
www.vegaroma.de (ätherische Öle – zertifiziert als Lebensmittel)

Fette Pflanzenöle, Rohstoffe & Naturkosmetik:

www.aromapflege.com
www.bioparadies.it
www.brunozimmer.de
www.farfalla.ch
www.dr.hauschka.com
www.lavera.de

www.logona.de
www.mg-naturkosmetik.de
www.nuhrovia.com
www.oelmuehle-solling.de
www.pharmos-natur.de (Aloe vera)
www.primaveralife.com
www.sheathome.com
www.shop-vivere.de

Apotheken, die Produkte mit ätherischen Ölen herstellen

Bahnhof-Apotheke · www.bahnhof-apotheke.de
Hohaus-Apotheke, Christiane Pflug, Lauterbach · www.hohhaus-apotheke-app.de
Die Licht-Apotheke, Christin Haupt, Eckernförde • www.die-licht-apotheke.de
Limes Apotheke, Annette Heertz, Pohlheim · www.limesapotheke.net
Löwen Apotheke, Marcus Niendorf, Lübeck • www.loewen-apotheke-luebeck.de
OK Apotheke, Karlsruhe · www.larome.de

Wickelzubehör und Wanne

Bahnhof-Apotheke · www.bahnhof-apotheke.de
Bärbl Buchmayr · www.baerbl-buchmayr.at
Evelyn Deutsch · www.aromapflege.com
Sabrina Herber • www.shop-vivere.de

Aus- und Fortbildungsmöglichkeiten

Bahnhof Apotheke, Kempten · www.bahnhof-apotheke.de
Evelyn Deutsch, Wien und Tirol · www.aromapflege.com
Peter Germann, Dortmund · www.phytaro.de
Doris Ilg-Hewelt, Kreuzlingen · www.aroma-institut-am-see.de
Doris Karadar, Eppan (Südtirol) • www.bioparadies.it
Sela Zentrum – Schule für integrale Gesundheit und Aromatherapie, Köniz bei Bern · www.sela.info

Jürgen Trott-Tschepe, Berlin · www.lebendige-aromakunde.net
Vivere Aromapflege, Leisel (Hunsrück) · www.vivere-aromapflege.de
Monika Volkmann, Feldafing bei München · www.aromapflege-forum-deutschland.de
Eliane Zimmermann, D, CH, A und IRL · www.aromapraxis.de

Ausbildungen, Onlinekurse, Web-Seminare und e-Learning

Sibylle Broggi-Läubli, Bern · www.sela.info
Sabrina Herber, Hunsrück · www.vivere-aromapflege.de

Web-Magazine und Blogs

Schwerpunkt auf Studien und klinische Aromatherapie: https://aromapraxis.de/aroma-blog
Schwerpunkt auf Rezepturen und einfache Anwendungen: www.vivere-aromapflege.de/aroma-magazin/
Schwerpunkt auf psychologische Wirkung: www.christinelamontain.de
Schwerpunkt Aromatherapie für Hunde: www.duftgefaehrten.de
Grundlagen der verantwortungsvollen Anwendung: www.aroma1x1.com
Ausführliches Nachschlagewerk über ätherische Öle: https://aromapraxis.de/oele-lexikon/

Behandlung und Beratung

Anja Ahl [HP], Hamburg · www.heilpraxis-ahl.de
Peter Bamler & Helge Herwerth, A-Burgenland · www.erbesaponi.at
Christiane Brochier, München · www.chrisoils.de
Sibylle Broggi-Läubli, CH-Gasel bei Bern · www.florentia.ch
Heike Degen-Hientz, Marbach · www.aromatologie-und-gesundheit.de
Sabine Dürrstein, A-Burgenland • www.erbesaponi.at · www.sabine-duerrstein.at
Christine Feik (vormals Steiner), Wien · www.aetherische-oele.at
Rotraud Fischer (HP), Konstanz · www.gesund-und-dufte.com
Cäcilia Frings-Ruland, Linz bei Bonn · www.aroma-atelier.de

Andrea Gündling (HP), Bad Camberg/Limburg · www.gesundheit-badcamberg.de
Sabrina Herber, Schwollen · www. vivere-aromapflege.de
Karin Hollfoth, Obing bei München · www.belladonna-natur.de
Susanne Carla Joos, Hattenhofen · www.aromatelier.de
Doris Karadar, Eppan (Südtirol) · www.bioparadies.it
Barbara Krähmer (HP), Diessen bei München · www.bewusstgesund.net
Huberta Kunkel, Wien · www.duftpraxis.at
Ursula Kutschera, Graz · www.aroma-garten.de
Christine Lamontain, Jena · www.christinelamontain.de
Anja Maurer, 91578 Leutershausen/Rothenburg · https://dufthandwerk.de
Marta Micik, Linz/Österreich · http://aromaoase.wordpress.com
Gudrun Motzny, Wesel · http://lichtzentrum-chaitanya-taradevi.de
Roswitha Münch, Nürnberg · www.aromuench.de
Sabine Nachbauer, Lindau · www.duft-studio.de
ChrisTine Pommerer, Schwäbischer Wald · www.kraeuterzentrum-wasenhof.de
Gesine Revermann (HP), Dreieich bei Frankfurt · www.naturheilpraxis-revermann.de
Monika Volkmann, Feldafing bei München · www.aromapflege-forum-deutschland.de

Ergänzende Literatur

Bernath-Frei, Barbara und Smith, Brigitte: Duft-Meditation. Stadelmann 2012
von Braunschweig, Ruth: Pflanzenöle. Stadelmann 2020
Fischer-Rizzi, Susanne: Himmlische Düfte. AT 2011
Fischer-Rizzi, Susanne: Botschaft an den Himmel. AT 2002
Herber, Sabrina: Basics – Ätherische Öle: Grundwissen, Aromapflege-Mischungen & Co. Joy 2018
Herber, Sabrina und Zimmermann, Eliane: Aromatherapie für Kinder. Schnelle und sanfte Alltagshilfe bei Kinderkrankheiten. Ulmer 2018
Herber, Sabrina und Zimmermann, Eliane: Aromatherapie für Frauen – Mit ätherischen Ölen Zyklus, Körperpflege, Sexualität, Psyche, Wechseljahre ganzheitlich begleiten. Ulmer 2024
Herber, Sabrina und Zimmermann, Eliane: Und plötzlich ist vieles anders – Aromatherapie – Begleitung bei Tumorerkrankungen. Selbstverlag 2019
Herber, Sabrina und Zimmermann, Eliane: Aromatherapie für Kopf und Seele – Mit

ätherischen Ölen gegen Stress, Müdigkeit und trübe Stimmung. Ulmer 2022
Heuberger, Eva, Stappen, Iris, von Rohr, Regula Rudolf: Riechen und Fühlen – Wie Geruchssinn, Ängste und Depressionen zusammen spielen. Fischer & Gann 2017
Käser, Heike: Naturkosmetik selber machen: Das Handbuch, Freya 2012
Kerner, Dagny und Imre: Die Sprache der Pflanzen … und wie wir sie verstehen können. Patmos 2005
Kettenring, Maria: Duftküche: 80 Vitalrezepte mit ätherischen Ölen. Kneipp 2014
Kutschera, Ursula und Hönig, Sabine: Aromaküche: Gaumenfreuden mit ätherischen Ölen. Stocker 2012
Madejsky, Margret: Alchemilla – Eine ganzheitliche Kräuterkunde für Frauen. Goldmann 2000
Stadelmann, Ingeborg: Aromatherapie von der Schwangerschaft bis zur Stillzeit. Stadelmann 2005
Uhlemayr, Ursula: Wickel & Co. – Bärenstarke Hausmittel für Kinder. Urs 2019
Weed, Susun S.: Naturheilkunde für schwangere Frauen und Säuglinge. Orlanda Frauenverlag 2000
Weed, Susun S. und Nissim, Rina: Naturheilkunde für schwangere Frauen und Säuglinge. Orlanda Frauenverlag 2000
Zimmermann, Eliane: Aromatherapie für Sie. Trias 2021
Zimmermann, Eliane: Hydrolate – die vergessene Dimension der Aromatherapie. Aromapflege.com. Lechaschau 2021

Fachbücher

Beier, Christiane / Danner, Holger / Demleitner, Margret / Hamm, Dorothea: Aromapraxis Heute. Urban & Fischer in Elsevier 2022
von Braunschweig, Ruth und Werner, Monika: Praxis Aromatherapie. Haug 2020
Deutsch, Evelyn, Buchmayr, Bärbl und Fink, Marlene: Aromapflegehandbuch. Aromapflege.com 2018
Wabner, Dietrich und Beier, Christine: Aromatherapie-Grundlagen, Wirkprinzipien, Praxis. Urban & Fischer 2011
Zimmermann, Eliane: Aromatherapie für Pflege- und Heilberufe. Haug 2022
Zimmermann, Eliane und Herber, Sabrina: Aromapraxis für Pflege- und Heilberufe. Haug 2024

Zeitschriften und Datenbanken

Forum Essenzia · www.forum-essenzia.de
International Journal of Clinical Aromatherapy (englisch) · www.ijca.net
Datenbank Olionatura · www.olionatura.de

Ergänzende Medien

Herber, Sabrina und Zimmermann, Eliane: aromaMAMA – Magazin mit Inspirationen zur duften Begleitung von Kindern mit Herz und Verstand, drei- bis viermal jährlich
Herber, Sabrina und Zimmermann, Eliane: Lern-Plakate zu unterschiedlichen Themen der Aromatherapie. Eigenverlag, über Shop www.shop-vivere.de
Zimmermann, Eliane: Heilende Düfte – Ätherische Öle für die Seele. 40 Spiel- und Lernkarten. Eigenverlag

Quellen allgemein

Catty, Suzanne: Hydrosols – The Next Aromatherapy. Healing Arts Press. Rochester 2001
Bosson, Lydia und Dietz, Guénolée: L'Hydrolathérapie. Editions Amyris 2005
Erasmus, Udo: Fats that Heal, Fats that Kill. alive books 1995
Franchomme, Pierre und Pénoël, Daniel: L'Aromathérapie Exactement. Edition Roger Jollois, Limoges 1990
Graf, Friedrich P.: Nicht impfen – was dann? Sprangsrade Ascheberg 2008
Holford, Patrick: Optimum nutrition for the mind. Piatkus 2003
Ingraham, Caroline: The Animal Aromatics Worksbook. Eigenverlag 2006
International Journal of Clinical Aromatherapy, Bd. 2, 2–2005. Aromatherapy Today Publications
Kunsch, Konrad: Der Mensch in Zahlen. Gustav Fischer 1997
Price, Len: Carrier Oils for Aromatherapy and Massage. Riverhead 1999
Price, Len und Shirley: Understanding Hydrolats. 2004
Price, Len und Shirley: Aromatherapy for Health Professionals. Churchill Livingstone 2007
Rovesti, Paolo und Fischer-Rizzi, Susanne (Hrsg.): Auf der Suche nach den verlorenen Düften. Eine aromatische Kulturgeschichte. Hugendubel 1997

Schindler-Herrmann, Claudia: Düfte und Salben der Bibel. Selbstverlag. Schopfheim 2000
Stadelmann, Ingeborg: Bewährte Aromamischungen. Stadelmann 2009
Schmitt, Erich: Potenzielle Allergene, die keine sind. Forum Essenzia 31 | 2007
Teuscher, Eberhard: Gewürzdrogen. Wissenschaftliche Verlagsgesellschaft 2003
Tiran, Denise: Clinical Aromatherapy for Pregnancy and Childbirth. Churchill Livingstone 2000
Wildwood, Chrissie: Mood Enhancing Plants. C. W. Daniel. GB-London 2004

Über die Autorin

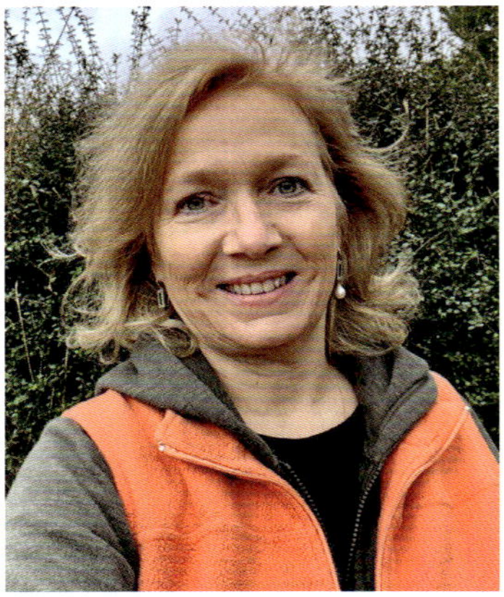

Eliane Zimmermann machte ihr Diplom in Aromatherapie im Jahr 1990 bei der weltweit renommierten Aromatherapeutin Shirley Price. Nach einer dreijährigen Heilpraktikerausbildung und der Arbeit in einer eigenen Aromapraxis in Wiesbaden gründete sie 1992 das Institut AiDA Aromatherapy International, für das sie häufig auf Vortragsreisen im deutschsprachigen Raum unterwegs ist.
Eliane Zimmermann informiert seit 2008 auf der ersten deutschsprachigen Blog-Website über Aromatherapie, sie gibt regelmäßig Kurse in den deutschsprachigen Ländern und führt durch praxisnahe Duft-Erlebnis-Wochen in ihrer Wahlheimat Glengarriff in Südwest-Irland. Sie ist Autorin des Klassikers (sieben Auflagen) sowie anderer Bücher zum Thema und bietet über 30 gleichermaßen unterhaltsame wie anspruchsvolle Online- und E-Learning-Kurse an, dazu gut 1.000 vertiefende Artikel, ein Öle-Lexikon und reichlich aktuelle Hintergrundinformationen. Ihr Podcast »Aromatherapie für die Ohren« erfreut sich einer großen Zuhörerschaft, zwischen 2021 und 2024 entstanden über 130 Folgen, alle zwei Wochen kommt ein neues Thema rund um Anwendungen und Erfolge mit ätherischen Ölen dazu.

Dank

Ich danke meinen drei Männern Markus, Chris und Ben sowie Hanna, Werner und Maria (sowie auch Bosch und Miele) für die wundervolle tägliche Herausforderung, als arbeitende Mutter und Hausfrau tätig sein zu dürfen.
Ich danke Sabrina Herber für das kritische Korrekturlesen und Sven Beier für die konstruktiven Vorschläge bei den »Renovierungsarbeiten«.
Ich danke meinen Eltern für die vielen Wohnorte, Reisen, Sprachen und Möglichkeiten.

Übersicht der ätherischen Öle und ihrer Kosenamen

Öl-Kosename	Pflanze	wissenschaftliche Bezeichnung	
Das Zugang-zur-Tiefe-der-Seele-Öl	Adlerholz/ Oud	Aquilaria malaccensis	Seite 39
Das Schleimlöse-Öl	Alant	Inula graveolens	Seite 40
Das Hier-und-Jetzt-Öl	Angelika (wurzel)	Angelica archangelica	Seite 41
Das Anti-Stress-Öl	Basilikum	Ocimum basilicum, Ocimum tenuiflorum	Seite 42
Das Seelentrost-und-Wundheilungs-Öl	Benzoe	Styrax tonkinensis (Siam), Styrax benzoin (Sumatra)	Seite 43f.
Das Licht-Öl	Bergamotte	Citrus x bergamia	Seite 45f.
Das Kinder-Erkältungs-und-Anti-Schmerz-Öl	Cajeput	Melaleuca cajuputi	Seite 47
Das Samt-für-die-Seele-Öl	Champaca	Magnolia champaca	Seite 48
Das Anti-Trauma-Öl	Cistrose	Cistus ladanifer	Seite 49f.
Das Anti-Insekten-Öl	Citronella	Cymbopogon nardus, Cymbopogon winterianus	Seite 51
Das Schutzmantel-Öl	Eukalyptus	Eucalyptus globulus, Eucalyptus radiata, Eucalyptus smithii	Seite 52
Das Kinder-Schutzengel-Öl	Zitroneneukalyptus	Corymbia citriodora, Eucalyptus staigeriana	Seite 53
Das Anti-Blähungs-Öl	Fenchel	Foeniculum vulgare var. dulce	Seite 54
Das Sorgenfrei-Durchatmen-Öl	Fichte	Picea abies	Seite 55
Das Exotik-und-Erotik-Öl	Frangipani	Plumeria alba	Seite 56
Das Kraftpaket-Öl	Gewürznelkenbaum	Syzygium aromaticum (früher: Eugenia caryophyllata)	Seite 57f.

Das Lächeln-macht-satt-Öl	Grapefruit	Citrus x paradisi	Seite 59
Das Bazillen-Schreck-Öl	Ho-Baum (Ho-Blätter)	Cinnamomum camphora (L.) J.Presl Chemotyp Linalool	Seite 60
Das Anti-Blaue-Flecken-Öl	Immortelle	Helichrysum italicum	Seite 61
Das Anheiz-Öl	Ingwer (wurzel)	Zingiber officinale	Seite 62
Das Seelen-Öl	Iris	Iris pallida, Iris germanica florentina	Seite 63
Das Hingabe-und Loslassen-Öl	Jasmin	Jasminum grandiflorum, Jasminum sambac	Seite 64
Das Zurück-zum-Zentrum-Öl	Deutsche Kamille (blau)	Matricaria recutita (früher: Chamomilla recutica)	Seite 65
Das Psyche-steht-auf-Öl	Römische Kamille	Chamaemelum nobile (früher: Anthemis nobilis)	Seite 66
Das Mund-und-Magen-Öl	Kardamom	Elettaria cardamomum	Seite 67
Das Strahlende-Haut-Öl	Karotten-samen	Daucus carota	Seite 68
Das Waldbaden-Öl	Kiefer	Pinus sylvestris	Seite 69
Das Alles-wird-gut-Öl	Koriander	Coriandrum sativum	Seite 70
Das Spannung-lass-nach-Öl	Kümmel	Carum carvi	Seite 71
Das Tausendsassa-Öl	Lavendel	Lavandula angustifolia	Seite 72ff.
Das Weckt-die-Lebensgeister-Öl	Lemongrass	Cymbopogon flexuosus, Cymbopogon citratus	Seite 75
Das Sonnenschein-Öl	Limette	Citrus aurantiifolia	Seite 76
Das Jungbrunnen-für-die-Haut-Öl	Linaloe	Bursera delpechiana	Seite 77
Das Herz-wird-leicht-Öl	Litsea oder Mai chang	Litsea cubeba	Seite 78

Das Balance-Öl	Rosengeranie	Pelargonium x graveolens	Seite 107
Das Seelentröster-Öl	Rosenholz	Aniba rosaeodora	Seite 108
Das Stimulations-Öl	Rosmarin	Rosmarinus officinalis	Seite 113f.
Das Frauen-Öl	Salbei	Salvia officinalis	Seite 115
Das Seelenbalsam-Öl	Sandelholz	Santalum album	Seite 116f.
Das Begleiter-im-Wandel-Öl	Schafgarbe	Achillea millefolium	Seite 118
Das Breitbandantibiotikum-Öl	Teebaum (Tea Tree)	Melaleuca alternifolia	Seite 119
Das Kraft-Öl	Thymian	Thymus vulgaris	Seite 120f.
Das Glücksbringer-Öl	Tonka	Dipteryx odorata	Seite 122
Das Trost-Öl	Tuberose	Polianthes tuberosa	Seite 123
Das Geborgenheits-Öl	Vanille	Vanilla planifolia	Seite 124
Das Zurück-zu-den-Wurzeln-Öl	Vetiver	Vetiveria zizanioides	Seite 125f.
Das Reinigungs-Öl	Wacholder	Juniperus communis	Seite 127
Das Meditations-Öl	Weihrauch	Boswellia sacra	Seite 128
Das Weihnachtsabend-Öl	Weißtanne	Abies alba	Seite 129
Das Schmerz-lass-nach-Öl	Wintergrün	Gaultheria fragrantissima	Seite 130f.
Das Sinnliche-Stimmung-Öl	Ylang Ylang	Cananga odorata	Seite 132
Das Bronchien-Öl	Ysop	Hyssopus officinalis var. decumbens	Seite 133
Das Stark-wie-ein-Löwe-Öl	Zeder, Atlas-Zeder	Cedrus atlantica, Cedrus deodara	Seite 134f.
Das Wärme-und-Kuschel-Öl	Zimt	Cinnamomum zeylanicum	Seite 136ff.
Das Lebensfreude-Öl	Zitrone	Citrus limon	Seite 139
Das Gute-Laune-Öl	Zitronenmyrte	Backhousia citriodora	Seite 140

Das Stark-bei-Infekten-Öl	Zitronen-Teebaum	Leptospermum petersonii F.M.Bailey	Seite 141
Das Nervenberuhigungs-Öl	Zitronenverbene	Aloysia triphylla (Lippia citriodora)	Seite 142f.
Das Struktur-Öl	Zypresse	Cupressus sempervirens	Seite 144f.

Register

Register allgemein

A

B

C

D

E

M

N

Register Rezepte